A. Felbecker, V. Limmroth, B. Tettenborn (Hrsg.)

ELSEVIER ESSENTIALS

Demenz

In der Reihe ELSEVIER ESSENTIALS sind bis jetzt folgende Titel erschienen:

Arbeitsmedizin (978-3-437-21571-1)

Geriatrie (978-3-437-22841-4)

Onkologie (978-3-437-21431-8)

Parkinson (978-3-437-21023-5)

Rheumatologie (978-3-437-21401-1)

Schlafmedizin (978-3-437-21021-1)

Schlaganfall (978-3-437-21501-8)

Sexualität (978-3-437-21461-5)

Ansgar Felbecker, Volker Limmroth,
Barbara Tettenborn (Hrsg.)

ELSEVIER ESSENTIALS
Demenz

Das Wichtigste für Mediziner aller Fachrichtungen

Mit Beiträgen von

Prof. Dr. Claudio Bassetti L.A., Bern; Dr. Irene Bopp-Kistler, Zürich; Priv.-Doz. Dr. Georg Bosshard, Zürich; Med. pract. Lilian de Cassai, Herisau; Dr. Suzie Diener, St. Gallen; Dr. Ansgar Felbecker, St. Gallen; lic. phil. Severin Früh, St. Gallen; Dr. Kristina Göhl, St. Gallen; Dr. Stefan Hägele-Link, St. Gallen; Prof. Dr. Uwe Herwig, Herisau; Priv.-Doz. Dr. Georg Kägi, St. Gallen; Prof. Dr. Volker Limmroth, Köln; Dr. Tatjana Meyer-Heim, Zürich; Prof. Dr. René Müri, Bern; Dr. Michael Oberholzer, Bern; Dr. Rolf Seeger, Zürich; Prof. Dr. Barbara Tettenborn, St. Gallen; Priv.-Doz. Dr. Paul G. Unschuld, Zürich; Dieter Welz, Herisau; Dr. Dominik Zieglgänsberger, St. Gallen

ELSEVIER

ELSEVIER
Hackerbrücke 6, 80335 München, Deutschland
Wir freuen uns über Ihr Feedback und Ihre Anregungen an books.cs.muc@elsevier.com

ISBN 978-3-437-21243-7
eISBN 978-3-437-18003-3

Wichtiger Hinweis für den Benutzer
Ärzte/Praktiker und Forscher müssen sich bei der Bewertung und Anwendung aller hier beschriebenen Informationen, Methoden, Wirkstoffe oder Experimente stets auf ihre eigenen Erfahrungen und Kenntnisse verlassen. Bedingt durch den schnellen Wissenszuwachs insbesondere in den medizinischen Wissenschaften sollte eine unabhängige Überprüfung von Diagnosen und Arzneimitteldosierungen erfolgen. Im größtmöglichen Umfang des Gesetzes wird von Elsevier, den Autoren, Redakteuren oder Beitragenden keinerlei Haftung in Bezug auf jegliche Verletzung und/oder Schäden an Personen oder Eigentum, im Rahmen von Produkthaftung, Fahrlässigkeit oder anderweitig, übernommen. Dies gilt gleichermaßen für jegliche Anwendung oder Bedienung der in diesem Werk aufgeführten Methoden, Produkte, Anweisungen oder Konzepte.
Obwohl alle Werbemittel mit ethischen (medizinischen) Standards übereinstimmen, stellt die Erwähnung in dieser Publikation keine Garantie oder Anerkennung der Qualität oder des Wertes dieses Produkts oder der Aussagen der Herstellerfirmen dar.

Für die Vollständigkeit und Auswahl der aufgeführten Medikamente übernimmt der Verlag keine Gewähr.
Geschützte Warennamen (Warenzeichen) werden in der Regel besonders kenntlich gemacht (®). Aus dem Fehlen eines solchen Hinweises kann jedoch nicht automatisch geschlossen werden, dass es sich um einen freien Warennamen handelt.

Bibliografische Information der Deutschen Nationalbibliothek
Die Deutsche Nationalbibliothek verzeichnet diese Publikation in der Deutschen Nationalbibliografie; detaillierte bibliografische Daten sind im Internet über http://www.d-nb.de/ abrufbar.

19 20 21 22 4 3 2 1

Um den Textfluss nicht zu stören, wurde bei Patienten und Berufsbezeichnungen die grammatikalisch maskuline Form gewählt. Selbstverständlich sind in diesen Fällen immer Frauen und Männer gemeint.

Planung: Alexandra Frntic, München
Projektmanagement: Sophie Eckart, München
Redaktion: Dr. Antje Kronenberg, Gronau in Westfalen
Satz: abavo GmbH, Buchloe
Druck und Bindung: Drukarnia Dimograf Sp. z o. o., Bielsko-Biała/Polen
Umschlaggestaltung: SpieszDesign, Neu-Ulm
Titelfotografie: ©AdobeStock.com/Mopic

Aktuelle Informationen finden Sie im Internet unter **www.elsevier.de**

Vorwort

Die Bedeutung von Demenzerkrankungen nimmt im medizinischen Alltag in allen westlichen Ländern immer weiter zu. Ein wesentlicher Grund dafür ist die demografische Entwicklung mit einem steigenden Anteil älterer Menschen in der Gesellschaft. Doch auch die Möglichkeiten für eine frühe Diagnose einer Demenz haben sich verbessert. Und nicht zuletzt hat die Wahrnehmung von Demenzerkrankungen in der Bevölkerung zugenommen, sodass immer häufiger Betroffene und Angehörige frühzeitig Abklärung beim Vorliegen von kognitiven Problemen suchen.

Diese verschiedenen Faktoren führen dazu, dass zunehmend auch Nichtspezialisten in ihrem Alltag mit Fragen zu Demenzerkrankungen konfrontiert werden. Es sind dies natürlich in erster Linie die Hausärzte, aber auch Ärzte anderer Fachrichtungen und Fachpersonen, die an anderen Stellen im Gesundheitswesen mit Menschen mit kognitiven Problemen oder Demenz zu tun haben.

In Zeiten einer unüberschaubaren Menge an frei verfügbaren Informationen im Internet kommen viele Patienten und Angehörige bereits mit klaren Vorstellungen und Vorinformationen in die Praxis. In dieser Situation gilt es, sich selbst bei häufig vorkommenden Erkrankungen wie der Demenz ständig weiterzubilden, um einen Wissensvorsprung gegenüber den teils guten, teils aber auch zweifelhaften frei verfügbaren Informationen zu behalten. So lässt sich glaubwürdig in der weiteren Behandlung des Patienten die Führungsrolle behalten.

Das Ziel dieses Buches ist es, eine Lücke zu schließen und das Informationsbedürfnis von Nichtspezialisten zum Thema Demenz zu decken. Fachbücher zum Thema Demenz gibt es schon viele, aber die konsequente Ausrichtung auf eine Zielgruppe, die keine Demenzspezialisten darstellt, ist das Besondere dieser Reihe.

Um dieses Ziel zu erreichen, haben wir konsequent versucht, mit möglichst klaren und eindeutigen Aussagen die Kernaussagen zu den jeweiligen Bereichen zu vermitteln. Gleichzeitig soll es weiterhin ein Buch sein, das den aktuellen Wissensstand zum Thema Demenz widerspiegelt und bei Interesse auch Detailinformationen vermittelt. Letztlich obliegt es dem Leser, zu entscheiden, ob ein schneller Blick in die Kernaussagen zum jeweiligen Thema genügt oder die Lektüre eines weiterführenden Kapitels mit mehr Details gewünscht ist.

Wir wünschen allen Lesern viel Freude und hoffentlich viele neue Erkenntnisse beim Lesen dieses Buches.

St. Gallen und Köln, im November 2018
Dr. Ansgar Felbecker, Prof. Dr. Volker Limmroth und
Prof. Dr. Barbara Tettenborn

Benutzerhinweise

Kernaussagen
Das Wichtigste zu jedem Kapitel in Stichworten

Fallbeispiel
Patientenfälle aus der Praxis

LEITLINIEN
Leitlinien und Empfehlungen der wissenschaftlich-medizinischen Fachgesellschaften

CAVE
Warnhinweise

EVIDENZ
Studien zum Thema

DEFINITION
Begriffserläuterungen

PATIENTENINFO
Tipps für das Beratungsgespräch mit dem Patienten

INTERPROFESSIONELLES TEAM
Tipps für die interprofessionelle Zusammenarbeit

Abbildungsnachweis

Der Verweis auf die jeweilige Abbildungsquelle befindet sich bei allen Abbildungen im Werk am Ende des Legendentextes in eckigen Klammern. Alle nicht besonders gekennzeichneten Grafiken und Abbildungen © Elsevier GmbH, München.

G738	Prince et al.: Dementia UK: second edition. London 2014
H091-001	Rodewald, K., Bartolovic, M., Debelak, R., Aschenbrenner, S., Weisbrod, M. & Roesch-Ely, D. (2012). Eine Normierungsstudie eines Modifizierten Trail Making Tests im deutsprachigen Raum. Zeitschrift für Neuropsychologie, 23(1), 37–48
K115	Andreas Walle, Hamburg
K157	Werner Krüper, Bielefeld
L143	Heike Hübner, Berlin
M643	PD Dr. rer. nat. Guido Knapp, Dortmund
P494	Dr. Ansgar Felbecker, St. Gallen
P495	Severin Früh, St. Gallen
P505	Dr. Suzie Diener, St. Gallen
P506	PD Georg Bosshard, Zürich
R285	Böcker et al.: Pathologie, 5. Auflage, Elsevier Urban & Fischer Verlag, München 2012
T976	Dr. T. Straube, Zürich
T977	Prof. A. Buck, Zürich
T978	Zentrum für Integrative Medizin, Kantonsspital St. Gallen
T979	Dr. Michael Oberholzer, Bern
T980	Kristina Göhl, St. Gallen
T981	Dr. Georg Kägi, St. Gallen
T982	Dr. Dominik Zieglgänsberger, St. Gallen
W1050	www.mocatest.org/Z. Nasreddine MD
W1057	Bundesamt für Statistik, Schweiz

Adressen

Prof. Dr. med. Claudio Bassetti L. A.
Universitätsklinik für Neurologie
Inselspital
Freiburgstrasse
3010 Bern

Dr. med. Irene Bopp-Kistler
Universitäre Klinik für Akutgeriatrie SWZ
Stadtspital Waid
Tièchstr. 99
8037 Zürich

Priv.-Doz. Dr. med. Georg Bosshard
UniversitätsSpital Zürich
Klinik für Geriatrie
Rämistr. 100
8091 Zürich

Med. pract. Lilian de Cassai
Klinik für Psychiatrie und Psychotherapie
Spitalverbund Appenzell Ausserrhoden
Krombach 3
9100 Herisau

Dr. med. Suzie Diener
Kantonsspital St. Gallen
Klinik für Neurologie
Rorschacherstr. 95
9000 St. Gallen

Dr. med. Ansgar Felbecker
Kantonsspital St. Gallen
Klinik für Neurologie
Rorschacherstr. 95
9000 St. Gallen

lic. phil. Severin Früh
Kantonsspital St. Gallen
Klinik für Neurologie
Rorschacherstr. 95
9000 St. Gallen

Dr. med. Kristina Göhl
Kantonsspital St. Gallen
Klinik für Neurologie
Rorschacherstr. 95
9000 St. Gallen

Dr. med. Stefan Hägele-Link
Kantonsspital St. Gallen
Klinik für Neurologie
Zentrum für Integrative Medizin
Rorschacher Str. 95
9007 St. Gallen

Prof. Dr. med. Uwe Herwig
Klinik für Psychiatrie und Psychotherapie
Spitalverbund Appenzell Ausserrhoden
Krombach 3
9100 Herisau

Priv.-Doz. Dr. med. Georg Kägi
Kantonsspital St. Gallen
Klinik für Neurologie
Rorschacherstr. 95
9000 St. Gallen

Prof. Dr. med. Volker Limmroth
Kliniken der Stadt Köln gGmbH
Krankenhaus Merheim
Neurologische Klinik und Poliklinik
Ostmerheimer Str. 200
51109 Köln

Dr. med. Tatjana Meyer-Heim
Universitäre Klinik für Akutgeriatrie SWZ
Stadtspital Waid
Tièchstr. 99
8037 Zürich

Prof. Dr. med. René Müri
Universität Bern
Neurologische Klinik
Inselspital
3010 Bern

Dr. med. Michael Oberholzer
Universitätsklinik für Neurologie
Inselspital
Freiburgstrasse
3010 Bern

Dr. med. Rolf Seeger
Universität Zürich
Institut für Rechtsmedizin
Winterthurer Str. 190/52
8057 Zürich

Prof. Dr. med. Barbara Tettenborn
Kantonsspital St. Gallen
Klinik für Neurologie
Rorschacherstr. 95
9000 St. Gallen

Priv.-Doz. Dr. med. Paul G. Unschuld
Psychiatrische Universitätsklinik Zürich
Klinik für Alterspsychiatrie
Gerontopsychiatrisches Zentrum Hegibach
Minervastr. 145
8032 Zürich

Dieter Welz
Klinik für Psychiatrie und Psychotherapie
Spitalverbund Appenzell Ausserrhoden
Krombach 3
9100 Herisau

Dr. med. Dominik Zieglgänsberger
Kantonsspital St. Gallen
Klinik für Neurologie
Rorschacherstr. 95
9000 St. Gallen

Abkürzungen

AChE	Acetylcholinesterase
ACP	Advance Care Planning
AD	Alzheimer-Erkrankung
ADDTC	Alzheimer's Disease Diagnostic Treatment Center
ADL	Activities of Daily Living
AEM	anthroposophisch erweiterte Medizin
AEP	akustisch evozierte Potenziale
AHV	Alters- und Hinterlassenenversicherung (Schweiz)
ALS	Amyotrophe Lateralsklerose
aMCI	amnestisches MCI
ApoE4	Apolipoprotein ε4
APP	Amyloid Precursor Protein
ARD	Alcohol Related Dementia
ASL	Arterial Spin Labelling
AUC	Area under the Curve
Aβ42	Amyloid-beta 42
BACE	β-Site Amyloid Precursor Protein Cleaving Enzyme
BADL	Basic Activities of Daily Life
BDI	Beck Depression Inventory
BDNF	Brain-derived Neurotrophic Factor
BESD	Beurteilung von Schmerzen bei Demenz
BGB	Bürgerliches Gesetzbuch
BSE	bovine spongiforme Enzephalopathie
BSG	Blutsenkungsgeschwindigkeit
bvAD	behaviorale Variante der Alzheimer-Demenz
bvFTD	behaviorale Variante der frontotemporalen Demenz
BZTP	Blutzuckertagesprofil
CAA	zerebrale Amyloid-Angiopathie
CADASIL	Cerebral Autosomal Dominant Arteriopathy with Subcortical Infarcts and Leukoencephalopathy
CAM	Confusion Assessment Method
CBD	kortikobasale Degeneration
CBF	Cerebral Blood Flow
CBS	Kortikobasales Syndrom
CDR	Clinical Dementia Rating Scale
CDT	Carbohydrat-defizientes Transferrin
CJD	Creutzfeld-Jakob-Erkrankung
CK	Creatinkinase
CMB	Cerebral Microbleeds
COPD	Chronic Obstructive Pulmonary Disease
CRP	C-reaktives Protein
CSF	Liquordiagnostik
CT	Computertomografie
DaT-Spect	Dopamintransporter-Spektroskopie
DD	Differenzialdiagnose
DemTect	Demenz-Detektions-Test
DGN	Deutsche Gesellschaft für Neurologie
DGPPN	Deutsche Gesellschaft für Psychiatrie und Psychotherapie, Psychosomatik und Nervenheilkunde
DLB	Demenz mit Lewy Bodies
DMT	Disease Modifying Therapies
DOSS	Delirium Observation Screening Scale
DSM	Diagnostic and Statistical Manual of Mental Disorders
EASI	Elder Abuse Suspicion Index
ECPA	Echelle comportementale de la douleur pour personnes âgées non communicates
EEG	Elektroenzephalografie
EKT	Elektrokrampf- oder Elektrokonvulsionstherapie
ELD	externe lumbale Drainage
ENMG	Elektroneuro-/Myografie
FAB	Frontal Assessment Battery
FAQ	Functional Activity Questionnaire
FDG-PET	Fluordesoxyglukose-Positronenemissionstomografie
FeM	freiheitseinschränkende Maßnahmen
FLAIR	Fluid Attenuated Inversion Recovery
fMRI	funktionelles MRI
FTD	Frontotemporale Demenz
FTD-CBD	FTD mit kortikobasaler Degeneration
FTD-MND	FTD mit Motoneuronerkrankung
FTD-PSP	FTD mit progressiver supranukleärer Blickparese
FTLD	frontotemporale Lobärdegeneration
FUS	Fused in Sarcoma Protein
fvAD	frontale Variante der Alzheimer-Demenz
FVNF	freiwilliger Verzicht auf Nahrung und Flüssigkeit
GBA	Glukocerebrosidase
GCA	Pasquier-Global-Cortical-Atrophy(-Skala)
GRN	Progranulin
HbA1c	glykosyliertes Hämoglobin
HIV	Humanes Immundefizienzvirus
HSV	Herpes-simplex-Virus
HVLT	Hopkins Verbal Learning Test
IADL	Instrumental Activities of Daily Living
ICD	International Classification of Diseases
IGF-1	Insulin-like Growth Factor-1
IPS	idiopathisches Parkinson-Syndrom
IQ	Intelligenzquotient
IQCODE	Informant Questionnaire on Cognitive Decline in the Elderly
IV	Invalidenversicherung (Schweiz)
lvPPA	logopenische Variante der primär progredienten Aphasie
LNS	Letter-Number Sequenzing
LWK	Lendenwirbelkörper
MAPT	Microtubule-associated Protein Tau
MCI	Mild Cognitive Impairment
MEP	motorisch evozierte Potenziale
MMS	Mini-Mental-Status
MoCA	Montreal Cognitive Assessment
MRI	Magnetic Resonance Imaging
MRT	Magnetresonanztomografie
MS	Multiple Sklerose
MSA	Multisystematrophie
MTA	Duara-Medial-Temporal-Lobe-Assessment(-Skala)
MTL	Mediotemporallappen
naMCI	nicht amnestisches MCI
NCD	Neurocognitive Disorder
NFT	neurofibrilläre Bündel
NGF	Nerve Growth Factor
NINDS-AIREN	National Institute of Neurological Disorders and Stroke – Association Internationale pour la Recherche et l'Enseignment en Neuroscience
NMDA	N-Methyl-D-Aspartat
NPH	Normal Pressure Hydrocephalus
NPI	Neuropsychiatric Inventory
NPS	Neuropsychologie
NRS	Numerische Rating-Skala
NSAR	nichtsteroidale Antirheumatika
PAINAD	Pain Assessment in Advanced Dementia Scale
PCA	posteriore kortikale Atrophie

PD-MCI	Parkinson Disease – Mild Cognitive Impairment
PET	Positronenemissionstomografie
PIGD	Postural-Instability-Gait Difficulty
PNFA	progrediente nichtflüssige Aphasie
PP	Polypropylen
PPI	Protonenpumpenhemmer
PRNP	Prion Protein Gene
PSEN1, -2	Presenelin-1, -2
PSP	progressive supranukleäre Blickparese
RBD	REM Sleep Behaviour Disorder
RPR	Rapid Plasma Reagin
SD	semantische Demenz
SGB	Sozialgesetzbuch
SHT	Schädel-Hirn-Trauma
SNAP	Suspected Non-Alzheimer Pathology
SNCA	Alpha-Synuclein-Gen
SREAT	steroidresponsive autoimmune Enzephalopathie
SSEP	somatosensorisch evozierte Potenziale
SSRI	selektive Serotonin-Wiederaufnahmehemmer
SVD	Small Vessel Disease
SVG	Strassenverkehrsgesetz (Schweiz)
SWI	Susceptibility-Weighted Imaging
TARDBP	TAR DNA-Binding Protein Gene
TCM	Traditionelle chinesische Medizin
TDCS	Transcranial Direct Current Stimulation
TDP-43	TAR DNA-Binding Protein 43
TMS	transkranielle Magnetstimulation
TMT	Trial Making Test
TSH	Thyreoidea-stimulierendes Hormon
VAS	Visuelle Analog-Skala
VCP	Valosin-containing Protein
VEP	visuell evozierte Potenziale
VGKC	Voltage-gated Potassium Channels
VNS	Vagusnervstimulation
VZV	Varizella-Zoster-Virus
VZV	Verkehrszulassungsverordnung (Schweiz)
WCST	Wisconsin Card Sorting Test
WMH	White Matter Hyperintensities
ZGB	(schweizerisches) Zivilgesetzbuch
ZNS	Zentralnervensystem

Literaturverzeichnis

KAPITEL 1

[1] Bundesamt für Gesundheit (BAG) der Schweiz, Bundesamt für Statistik. Anzahl Arztbesuche insgesamt (12 Monate) nach Alter, Geschlecht, Sprachgebiet, Bildungsniveau. Datengrundlage: Schweizerische Gesundheitsbefragung. 2012. Aus: https://www.bfs.admin.ch/bfs/de/home/statistiken/kataloge-datenbanken/tabellen.assetdetail.250255.html (letzter Aufruf: 1.10.2018).

KAPITEL 2

[1] EuroCoDe European Collaboration on Dementia. Report of Workpackage 7. Prevalence of Dementia in Europe. 2013. Aus: https://www.alzheimer-europe.org/Research/European-Collaboration-on-Dementia/Prevalence-of-dementia/Prevalence-of-dementia-in-Europe (letzter Zugriff: 26.7.2018).

[2] Höfler S et al. Österreichischer Demenzbericht 2014. Bundesministerium für Gesundheit und Sozialministerium, 2+015, Wien. Aus: https://www.bmgf.gv.at/cms/home/attachments/6/4/5/CH1513/CMS1436868155908/demenzbericht2014.pdf (letzter Zugriff: 15.5.2018).

[3] Wu YT et al. Dementia in Western Europe: epidemiological evidence and implications for policy making. Lancet Neurol 2016; 15 (1): 116–124.

[4] Elahi FM et al. A clinicopathological approach to the diagnosis of dementia. Nat Rev Neurol 2017; 13: 457–476.

KAPITEL 3

[1] Sperling RA et al. Toward defining the preclinical stages of Alzheimer's disease: Recommendations from the National Institute on Aging. Alzheimer's Association workgroups on diagnostic guidelines for Alzheimer's disease. Alzheimers Dement 2011; 7 (3): 280–292.

[2] Lawton MP, Brody EM. Assessment of older people: Self-maintaining and instrumental activities of daily living. Gerontologist 1969; 9: 179–186.

[3] Ehrensperger MM et al. BrainCheck – a very brief tool to detect incipient cognitive decline: optimized case-finding combining patient- and informant-based data. Alzheimer's Research & Therapy 2014; 6: 69.

[4] Nasreddine ZS et al. The Montreal Cognitive Assessment, MoCA: a brief screening tool for mild cognitive impairment. J Am Geriatr Soc 2005; 53 (4): 695–699.

[5] Folstein MF et al. „Mini Mental State" – A practical method for grading the cognitive state of patients for the clinician. Journal of Psychiatric Research 1975; 12: 189–198.

[6] Cummings JL et al. The Neuropsychiatric Inventory: Comprehensive assessment of psychopathology in dementia. Neurology, 1994; 44: 2308–2314.

[7] Jahn T, Werheid K. Demenzen. In: Thöne-Otto A, Flor H, Gauggel S, Lautenbacher S, Niemann H (Hrsgs.): Fortschritte der Neuropsychologie. Band 15. Göttingen: Hogrefe, 2015.

[8] Jack CR Jr, Bernstein MA, Fox NC et al. The Alzheimer's Disease Neuroimaging Initiative (ADNI): MRI methods. J Magn Reson Imaging 2008; 27 (4): 685–691.

[9] Frisoni GB et al. The clinical use of structural MRI in Alzheimer disease. Nat Rev Neurol 2010; 6 (2): 67–77.

[10] Jeong Y et al., 18F-FDG PET findings in frontotemporal dementia. J Nucl Med 2005; 46 (2): 233–239.

[11] Brown RK et al., Brain PET in suspected dementia: patterns of altered FDG metabolism. Radiographics 2014; 34 (3): 684–701.

[12] Ishii K. PET approaches for diagnosis of dementia. Am J Neuroradiol 2014; 35 (11): 2030–2038.

[13] Zwanenburg JJM et al. Targeting cerebral small vessel disease with MRI. Stroke 2017; 48 (11): 3175–3182.

[14] Haller S et al. Arterial spin labeling perfusion of the brain: emerging clinical applications. Radiology 2016; 281 (2): 337–356.

[15] Teipel S et al. Multimodal imaging in Alzheimer's disease: validity and usefulness for early detection. Lancet Neurol 2015; 14 (10): 1037–1053.

[16] Nakamura A et al. High performance plasma amyloid-β biomarkers for Alzheimer's disease. Nature 2018; 554: 249–254.

KAPITEL 4

[1] Prince M, Knapp M, Guerchet M et al. Dementia UK: Second Edition – Overview. Alzheimer's Society; 2014.

[2] Dubois B, Hampel H, Feldman HH et al. Preclinical Alzheimer's disease: Definition, natural history, and diagnostic criteria. Alzheimers Dement 2016; 12 (3): 292–323.

[3] Langa KM, Levine DA. The diagnosis and management of mild cognitive impairment. JAMA 2014; 312 (23): 2551–2561.

[4] Winblad B, Palmer K, Kivipelto M et al. Mild cognitive impairment – beyond controversies, towards a consensus: report of the International Working Group on Mild Cognitive Impairment. J Intern Med 2004; 256: 240–246.

[5] Deuschl G et al. S3-Leitlinie Demenzen. 2016. Aus: https://www.dgn.org/leitlinien/3176-leitlinie-diagnose-und-therapie-von-demenzen-2016 (letzter Zugriff: 3.9.2018).

[6] Crutch SJ, Lehmann M, Schott JM et al. Posterior cortical atrophy. Lancet Neurol 2012; 11 (2): 170–178.

[7] Ossenkoppele R, Pijnenburg YA, Perry DC et al. The behavioural/dysexecutive variant of Alzheimer's disease: clinical, neuroimaging and pathological features. Brain 2015; 138 (Pt 9): 2732–2749.

[8] Alberici A, Benussi A, Premi E et al. Clinical, genetic, and neuroimaging features of early onset Alzheimer disease: the challenges of diagnosis and treatment. Current Alzheimer Research 2014; 11 (10): 909–917.

[9] Fanny M, Miller BL. A clinicopathological approach to the diagnosis of dementia. Nature Reviews 2017; 13 (8): 457–476.

[10] Niemantsverdriet E, Valckx S, Bjerke M, Engelborghs S. Alzheimer's disease CSF biomarkers: clinical indications and rational use. Acta Neurol Belg 2017; 117 (3): 591–602.

[11] Di Donato I, Bianchi S, De Stefano N et al. Cerebral autosomal dominant arteriopathy with subcortical infarcts and leukoencephalopathy (CADASIL) as a model of small vessel disease: update on clinical, diagnostic, and management aspects. BMC Medicine 2017; 15 (1): 41.

[12] Dichgans M. et al. S1-Leitlinie Vaskuläre Demenzen. In: Deutsche Gesellschaft für Neurologie, Hrsg. Leitlinien für Diagnostik und Therapie in der Neurologie. 2017. Aus: https://www.dgn.org/leitlinien/3381-030-038-vaskulaere-demenzen-2017 (letzter Zugriff: 24.9.2018).

[13] Wallin A, Kapaki E, Boban M et al. Biochemical markers in vascular cognitive impairment associated with subcortical small vessel disease – A consensus report. BMC Neurol 2017; 17 (1): 102.

[14] Aarsland D, Creese B, Politis M et al. Cognitive decline in Parkinson disease. Nat Rev Neurol 2017; 13: 217–231.

[15] Liu G, Locascio JJ, Corvol JC et al. Prediction of cognition in Parkinson's disease with a clinical-genetic score: a longitudinal analysis of nine cohorts. Lancet Neurol 2017 ; 16 : 620–629.

[16] Dubois B, Burn D, Goetz C et al. Diagnostic procedures for Parkinson's disease dementia: recommendations from the movement disorder society task force. Mov Disord 2007; 22 (16): 2314–2324.

[17] Wenning GK, Tison F, Ben Shlomo Y, Daniel SE, Quinn NP. Multiple system atrophy: a review of 203 pathologically proven cases. Mov Disord 1997; 12: 133–147.

[18] Olney NT et al. Frontotemporal dementia. Neurol Clin 2017; 35: 339–374.

[19] Rascovsky K et al. Sensitivity of revised diagnostic criteria for the behavioural variant of frontotemporal dementia. Brain 2011; 134 (9): 2456–2477.

[20] Gorno-Tempini ML et al. Classification of primary progressive aphasia and its variants. Neurology 2011; 76: 1006–1014.

[21] Chui H, Victoroff J, Margolin D et al. Criteria for the diagnosis of ischemic vascular dementia proposed by the State of California Alzheimer's Disease Diagnostic and Treatment Centers. Neurology 1992; 42: 473–480.

[22] Roman GC, Tatemichi TK, Erkinjuntti T et al. Vascular dementia: Diagnostic criteria for research studies: Report of the NINDS-AIREN International Workshop. Neurology 1993; 43: 250–260.

[23] Gold G, Giannakopoulos P, Montes-Paixao C et al. Sensitivity and specificity of newly proposed criteria for the diagnosis of possible vascular dementia. Neurology 1997; 49: 690–694.

[24] Kang HS, Kwon JH, Kim S et al. Comparison of neuropsychological profiles in patients with Alzheimer's disease and mixed dementia. J Neurol Sci 2016; 369: 134–138.

[25] Dong Y, Gan DZ, Tay SZ et al. Patterns of neuropsychological impairment in Alzheimer's disease and mixed dementia. J Neurol Sci 2013; 333 (1–2): 5–8.

[26] Brenowitz WD, Keene CD, Hawes SE et al. Alzheimer's disease neuropathologic change, Lewy body disease, and vascular brain injury in clinic- and community-based samples. Neurobiol Aging 2017; 53: 83–92.

[27] Boyle PA, Yu L, Wilson RS, Leurgans SE, Schneider JA, Bennett DA. Person-specific contribution of neuropathologies to cognitive loss in old age. Ann Neurol 2018; 83: 74–83.

[28] Wilkinson D, Doody R, Helme R et al. Donepezil in vascular dementia: a randomized, placebo-controlled study. Neurology 2003; 61 (4): 479–486.

[29] Allan CE, Valkanova V, Ebmeier KP. Depression in older people is underdiagnosed. Practitioner 2014; 258 (1771): 19–22.

[30] Farina N, Morrell L, Banerjee S. What is the therapeutic value of antidepressants in dementia? A narrative review. Int J Geriatr Psychiatry 2017; 32: 32–49.

[31] Paulus W, Krauss JK et al. S1-Leitlinie Normaldruckhydrozephalus. In: Deutsche Gesellschaft für Neurologie, Hrsg. Leitlinien für Diagnostik und Therapie in der Neurologie. 2018. Aus: https://www.awmf.org/uploads/tx_szleitlinien/030-063_S1_Normaldruckhydrozephalus_2018-03.pdf (letzter Zugriff: 24.9.2018).

[32] Annerbo S et al. A clinical review of the association of thyroid stimulating hormone and cognitive impairment. ISRN Endocrinol 2013; 23: 1–6.

[33] Bien C. et al. S1-Leitlinie Immunvermittelte Erkrankungen der grauen ZNS-Substanz sowie Neurosarkoidose. In: Deutsche Gesellschaft für Neurologie, Hrsg. Leitlinien für Diagnostik und Therapie in der Neurologie. 2015. Aus: https://www.dgn.org/leitlinien/2396-ll-32-2012-immunvermittelte-erkrankungen-der-grauen-zns-substanz-sowie-neurosarkoidose (letzter Zugriff: 24.9.2018).

[34] Zerr I et al. Updated clinical diagnostic criteria for sporadic Creutzfeldt-Jakob disease. Brain 2009; 132: 2659–2668.

[35] Arts NJM, Walvoort SJW, Kessels RPC. Korsakoff's syndrome: a critical review. Neuropsychiatr Dis Treat 2017; 13: 2875–2890.

[36] Faden I et al. Chronic neurodegeneration after traumatic brain injury: Alzheimer disease, chronic traumatic encephalopathy, or persistent neuroinflammation? Neurotherapeutics 2015; 12 (1): 143–150.

[37] Greene-Schloesser D et al. Radiation-induced cognitive impairment – from bench to bedside. Neuro-Oncology 2012; 14: iv37–iv44.

[38] Lovera J, Kovner B. Cognitive impairment in multiple sclerosis. Curr Neurol Neurosci Rep 2012; 12 (5): 618–627.

[39] Schöls L et al. S1-Leitlinie Leukodystrophien und hereditäre Leukencephalopathien im Erwachsenenalter. In: Deutsche Gesellschaft für Neurologie, Hrsg. Leitlinien für Diagnostik und Therapie in der Neurologie. 2017. Aus: https://www.dgn.org/leitlinien/3413-030-118-leukodystrophien-und-hereditaere-leukencephalopathien-im-erwachsenenalter (letzter Zugriff: 24.9.2018).

[40] Inouye SK et al. Delirium in elderly people. Lancet 2014; 8: 911–922.

[41] Hshieh TT et al. Effectiveness of multi-component non-pharmacologic delirium interventions: A Metaanalysis. JAMA Intern Med 2015; 175: 512–520.

[42] Neufeld KJ et al. Antipsychotics for prevention and treatment of delirium in hospitalized adults: a systematic review and meta-analysis. J Am Geriatr Soc 2016; 64: 705–714.

[43] Wang HR et al. Atypical antipsychotics in treatment of delirium. Psychiatry Clin Neurosci 2013; 67: 323–331.

KAPITEL 5

[1] Maio G. Den kranken Menschen verstehen. Für eine Medizin der Zuwendung. Freiburg im Breisgau: Herder, 2015: 62–84.

[2] Gesellschaft Anthroposophischer Ärzte in Deutschland (GAÄD), Medizinische Sektion der Freien Hochschule für Geisteswissenschaft (Dornach, Schweiz). Vademecum anthroposophische Arzneimittel. 4. A. Der Merkurstab – Zeitschrift für Anthroposophische Medizin; 2017.

[3] Li F et al. Tai Chi and postural stability in patients with Parkinson's disease. N Engl J Med 2012; 366 (6): 511–519.

[4] Akhondzadeh S et al. Melissa officinalis extract in the treatment of patients with mild to moderate Alzheimer's disease: a double blind, randomised, placebo controlled trial. J Neurol Neurosurg Psychiatry 2003; 74 (7): 863–866.

[5] Savaskan E et al. Empfehlungen zur Diagnostik und Therapie der behavioralen und psychologischen Symptome der Demenz (BPSD). Praxis 2014; 103: 135–148.

[6] Kales HC et al. Risk of mortality among individual antipsychotics in patients with dementia. Am J Psychiatry 2012; 169: 71–79.

[7] Morrison RS, Siu AL. A comparison of pain and its treatment in advanced dementia and cognitively intact patients with hip fracture. J Pain Symptom Manage 2000; 19 (4): 240–248.

[8] AGS Panel on persistent pain in older persons. The management of persistent pain in older persons. J Am Geriatric Soc 2002; 50 (Suppl 6): 205–224.

[9] Achterberg WP, Pieper MJC, van Dalen-Kok AH et al. Pain management in patients with dementia. Clin Interv Aging 2013; 8: 1471–1482.

[10] Gibson SJ. IASP global year against pain in older persons: highlighting the current status and future perspectives in geriatric pain. Expert Rev Neurother 2007; 7: 627–635.

[11] Cummings J, Lee G, Mortsdorf T, Ritter A, Zhong K. Alzheimer's disease drug development pipeline 2017. Alzheimers Dement (NY) 2017; 3 (3): 367–384.

[12] Schilling S, Rahfeld JU, Lues I, Lemere CA. Passive Aβ immunotherapy: current achievements and future perspectives. Molecules 2018; 23 (5): pii: E1068.

[13] Li C, Götz J. Tau-based therapies in neurodegeneration: opportunities and challenges. Nat Rev Drug Discov 2017; 16 (12): 863–883.

[14] Medina M. An overview of the clinical development of tau-based therapeutics. Int J Mol Sci 2018; 19: 1160–1174.

KAPITEL 6

[1] Groot C, Hooghiemstra AM, Raijmakers PG et al. The effect of physical activity on cognitive function in patients with dementia: A meta-analysis of randomized control trials. Ageing Res Rev 2016; 25: 13–23.

[2] Train the Brain Consortium. Randomized trial on the effects of a combined physical/cognitive training in aged MCI subjects: the Train the Brain Study. Nature Sci Rep 2017; 7: 39471.

[3] Satizabal CL, Beiser AS, Chouraki V, Chêne G, Dufouil C, Seshadri S. Incidence of dementia over three decades in the Framingham Heart Study. N Engl J Med 2016; 374: 523–532.

[4] Felbecker A, Tettenborn B, Reimers CD, Knapp G. Kognitive Störungen. In: Prävention und Therapie durch Sport. Band 2: Neurologie, Psychiatrie/Psychosomatik, Schmerzsyndrome. 2. A. München: Elsevier; 2015.

[5] Moll van Charante EP, Richard E, Eurelings LS et al. Effectiveness of a 6-year multidomain vascular care intervention to prevent dementia (preDIVA): a cluster-randomised controlled trial. Lancet 2016; 388: 797–805.

[6] Ngandu T, Lehtisalo J, Solomon A et al. A 2 year multidomain intervention of diet, exercise, cognitive training, and vascular risk monitoring versus control to prevent cognitive decline in at-risk elderly people (FINGER): a randomised controlled trial. Lancet 2015; 385: 2255–2263.
[7] Felbecker A, Tettenborn B. Rolle vaskulärer Risikofaktoren für die Entstehung und Progression der Alzheimer-Demenz. Akt Neurol 2016; 43: 309–317.
[8] Vagelatos NT, Eslick GD. Type 2 diabetes as a risk factor for Alzheimer's disease: the confounders, interactions, and neuropathology associated with this relationship. Epidemiol Rev 2013; 35: 152–160.
[9] Knopman D, Boland LL, Mosley T et al. Cardiovascular risk factors and cognitive decline in middle-aged adults. Neurology 2001; 56: 42–48.
[10] Anstey KJ, von Sanden C, Salim A et al. Smoking as a risk factor for dementia and cognitive decline: a meta-analysis of prospective studies. Am J Epidemiol 2007; 166: 367–378.
[11] Wu YT, Fratiglioni L, Matthews FE et al. Dementia in Western Europe: epidemiological evidence and implications for policy making. Lancet Neurol 2016; 15 (1): 116–124.
[12] Barnes DE, Yaffe K. The projected effect of risk factor reduction on Alzheimer's disease prevalence. Lancet Neurol 2011; 10: 819–828.
[13] Norton S, Matthews FE, Barnes DE et al. Potential for primary prevention of Alzheimer's disease: an analysis of population-based data. Lancet Neurol 2014; 13: 788–794.

KAPITEL 7

[1] Schneider Williams S. The terrorist inside my husband's brain. Neurology 2016; 87: 1308–1314.
[2] Bopp-Kistler I. Diagnoseeröffnung und Begleitung. Therapeutische Umschau 2015; 72 (4): 225–229.
[3] Carpenter B et al. Reaction to a dementia diagnosis in individuals with Alzheimer's disease and mild cognitive impairment. Journal of American Geriatric Society 2008; 56 (3): 405–412.
[4] Boss P. Loving someone who has dementia: How to find hope while coping with stress and grief. Hoboken NJ: Wiley, John and Sons Ltd.; 2011.
[5] Alzheimervereinigung Schweiz. Finanzielle Ansprüche bei Demenzkrankheiten. 2017. Aus: https://www.alzheimerurischwyz.ch/pdf/Finanzielle_Ansprueche_Demenz.pdf (letzter Zugriff: 20.9.2018).
[6] Schweizerische Bundesbahnen SBB. Ausweiskarte für Reisende mit einer Behinderung (Begleiterkarte). Aus: https://www.sbb.ch/de/bahnhof-services/reisende-mit-handicap/fahrverguenstigung/ausweiskarte-behinderung.html (letzter Zugriff: 20.9.2018).
[7] Sherman C. Cannabinoids for the treatment of neuropsychiatric symptoms, pain and weight loss in dementia. Curr Opin Psychiatry 2018; 31 (2): 140–146.
[8] Amador XF. I am not sick, I don't need help! How to help someone with mental illness accept treatment. 10th anniversary ed. Tallinn: Vida Press; 2011.
[9] Deutscher Ethikrat.Demenz und Selbstbestimmung – Stellungnahme. 2012. Aus: http://www.ethikrat.org/dateien/pdf/stellungnahme-demenz-und-selbstbestimmung.pdf (letzter Zugriff: 20.9.2018).
[10] Schweizerische Akademie der Medizinischen Wissenschaften SAMW. Medizinethische Richtlinien zur Betreuung und Behandlung von Menschen mit Demenz. 2017. Aus: https://www.samw.ch/de/Publikationen/Richtlinien.html (letzter Zugriff: 20.9.2018).
[11] Feil N. Validation – Ein Weg zum Verständnis verwirrter alter Menschen. München: Reinhardt Verlag; 2005.
[12] Koczy P et al. Effectiveness of a multifactorial intervention to reduce physical restraints in nursing home residents. J AM Geriatr Soc 2011; 59: 333–339.
[13] Yaffe MJ et al. Development and validation of a tool to improve physician identification of elder abuse: the Elder Abuse Suspicion Index (EASI). J Elder Abuse Negl 2008; 20: 276–300.
[14] Van der Steen JT et al. White paper defining optimal palliative care in older people with dementia: a Delphi study and recommendations from the European Association for Palliative Care. Palliat Med 2014; 28: 197–209.
[15] Van den Block L et al. Comparing palliative care in care homes across EUROPE (PACE): protocol of a cross-sectional study of deceased residents in 6 European countries. JAMDA 2016; 17 (566): e1–e7.
[16] Mitchell SL et al. The clinical course of advanced dementia. N Engl J Med 2009; 361: 1529–1538.
[17] Koppitz A et al. Type and course of symptoms demonstrated in the terminal and dying phases by people with dementia in nursing homes. Z Geront Geriat 2015; 48: 176–183.
[18] Sampson EL et al. Enteral tube feeding for older people with advanced dementia. Cochrane Database Syst Rev 2009; 2: CD007209.
[19] Lunney JR, Lynn J, Foley DJ, Lipson S, Guralnik JM. Patterns of functional decline at the end of life. JAMA 2003; 289: 2387–2392.
[20] Breitschmid Peter. Der nicht entscheidungsfähige Patient: Patientenverfügung, keine Patientenverfügung, unklare oder überholte Weisungen. Pflegerecht 2016; 5: 194–207.
[21] Gillick MR. Reversing the code status of advance directives? N Eng J Med 2010; 362: 1239–1240.
[22] Detering KM et al. The impact of advanced care planning on end of life care in elderly patients; a randomised controlled trial. BMJ 2010; 340: c1345.
[23] Der Schweizerische Bundesrat. Verordnung über die Zulassung von Personen und Fahrzeugen zum Strassenverkehr (Verkehrszulassungsverordnung, VZV) vom 27. Oktober 1976 (Stand am 1. Oktober 2016). Aus: https://www.admin.ch/opc/de/classified-compilation/19760247/201610010000/741.51.pdf (letzter Zugriff: 20.9.2018).
[24] Iverson DJ, Gronseth GS, Reger MA, Classen S, Dubinsky RM, Rizzo M. Practice parameter update: evaluation and management of driving risk in dementia: report of the Quality Standards Subcommittee of the American Academy of Neurology. Neurology 2010; 16: 1316–1324.
[25] Seeger R. Fahreignung bei Demenz-Erkrankungen. Therapeutische Umschau 2015; 72 (4): 239–245
[26] Seeger R. Fahreignung bei kognitiven Einschränkungen. Hausarzt Praxis 2010; 19–20: 31–33.
[27] Wagner JT, Muri RM, Nef T, Mosimann UP. Cognition and driving in older persons. Swiss Med Wkly 2011; 140: w13136.
[28] Wolter DK. Beginnende Demenz und Fahreignung. Zeitschrift für Gerontologie und Geriatrie 2014; 4: 345–353.
[29] Man-Son-Hing M, Marshall SC, Molnar FJ, Wilson KG. Systematic review of driving risk and the efficacy of compensatory strategies in persons with dementia. J Am Geriatr Soc 2007; 55: 878–884.
[30] Schwartzberg JG. Physician's guide to assessing and counceling older drivers. Chicago: American Medical Association; 2010.
[31] Morris JC. The Clinical Dementia Rating (CDR): Current version and scoring rules. Neurology 1993; 43: 2412–2414.
[32] Mosimann UP, Bächli-Biétry J, Boll J et al. Konsensusempfehlungen zur Beurteilung der medizinischen Mindestanforderungen für Fahreignung bei kognitiver Beeinträchtigung. Praxis 2012; 101: 451–464.
[33] Felix Platter-Spital. Die Neuropsychologische Testbatterie CERAD-Plus – Memory Clinic Basel. Aus: https://www.memoryclinic.ch/de/main-navigation/neuropsychologen/cerad-plus/ (letzter Zugriff: 20.9.2018).
[34] Thalmann B, Monsch AU, Ermini-Fünfschilling D et al. Combining the clock drawing test and the mini-mental status examination to improve GP's screening for dementia. In: The Challenge of dementias. Edinburgh: The Lancet Conference; 1996: 62.
[35] Reitan RM. The relation of the trail making test to organic brain damage. J Consult Psychol 1955; 5: 393–394.
[36] Anliker M. Mini-Mental-Status und Uhrentest – Manual zur Durchführung und Auswertung. 2011. Aus: www.congress-info.ch/khm2011/upload/File/handouts/Seminar A5_Markus Anliker/Test.pdf (letzter Zugriff: 20.9.2018).
[37] Bundesversammlung der Schweizerischen Eidgenossenschaft. Strassenverkehrsgesetz (SVG) vom 19. Dezember 1958 (Stand am 1. Januar 2018).

Aus: https://www.admin.ch/opc/de/classified-compilation/19580266/index.html (letzter Zugriff: 20.9.2018).
[38] Petermann FT. Urteilsfähigkeit. Zürich: DIKE Verlag; 2008.
[39] Dreßing H, Habermeyer E. Venzlaff/Foerster – Psychiatrische Begutachtung. München: Elsevier; 2015.
[40] Folstein MF, Folstein SE, McHugh PR. „Mini-mental state". A practical method for grading the cognitive state of patients for the clinician. J Psychiatr Res 1975; 12 (3): 189–198.
[41] Stemmler M, Horn R. SKT nach Erzigkeit. SKT Manual Edition 2015. Erlangen: Universität Erlangen-Nürnberg; 2015.
[42] Morris JC, Mohs RC, Rogers H, Fillenbaum G, Heyman A. Consortium to establish a registry for Alzheimer's disease (CERAD) clinical and neuropsychological assessment of Alzheimer's disease: Psychopharmacol Bull 1988; 24 (4): 641–652.
[43] Rosen WG, Mohs RC, Davis KL. A new rating scale for Alzheimer's disease. Am J Psychiatry 1984; 141 (11): 1356–1364.
[44] Kessler J, Calabrese P, Kalbe E, Berger F. DemTect. Ein neues Screening-Verfahren zur Unterstützung der Demenzdiagnostik. Psycho 2000; 6: 343–347.
[45] Ihl R, Grass-Kapanke B, Lahrem P et al. Entwicklung und Validierung eines Tests zur Früherkennung der Demenz mit Depressionsabgrenzung (TFDD). Fortschr Neurol Psychiat 2000; 68: 413–422.
[46] Ihl R. Die Reisberg-Skalen. Weinheim: Beltz-Verlag; 1991.

WEITERFÜHRENDE LITERATUR

Alzheimer Gesellschaft Baden-Württemberg e. V. Autofahren und Demenz. Tipps für Menschen mit beginnender Demenz. 2015. Aus: https://www.alzheimer-bw.de/infoservice/infomaterial-bestellen/detailansicht/kategorie/ich-lebe-mit-einer-demenz/produkt/autofahren-und-demenz/ (letzter Zugriff: 20.9.2018).
Bopp-Kistler I. Demenz. Zürich: Rüffer und Rub Verlag; 2016.
Braak H et al. Stages in the development of Parkinson's disease-related pathology. Cell Tissue Res 2004; 318: 121–134.
Bundesamt für Gesundheit BAG, Sektion für Nationale Gesundheitspolitik, Schweiz. Zahlen & Fakten zu Demenz. https://www.bag.admin.ch/bag/de/home/service/zahlen-fakten/zahlen-fakten-demenz.html (letzter Zugriff: 14.5.2018).
Bundesministerium für Arbeit und Soziales. Service. Aus: https://www.bmas.de/DE/Service/service.html (letzter Zugriff: 20.9.2018).
Bürge M et al. Die Empfehlungen der Swiss Memory Clinics für die Diagnostik der Demenzerkrankungen. Praxis 2018; 107 (8): 435–451.
Corey-Bloom J, Galasko D, Hofstetter CR et al. Clinical features distinguishing large cohorts with possible AD, probable AD, and mixed dementia. J Am Geriatr Soc 1993; 41: 31–37.
Deuschl G et al. S3-Leitlinie Demenzen. 2016. Aus: https://www.dgn.org/leitlinien/3176-leitlinie-diagnose-und-therapie-von-demenzen-2016 (letzter Zugriff: 3.9.2018).
Deutsche Alzheimer Gesellschaft e. V. Aus: https://www.deutsche-alzheimer.de/fileadmin/alz/pdf/factsheets/infoblatt1_haeufigkeit_demenzerkrankungen_dalzg.pdf (letzter Zugriff: 14.5.2018).
Deutsche Alzheimer Gesellschaft. Informationsblatt 19: Autofahren und Demenz. 2017. Aus: https://www.deutsche-alzheimer.de/fileadmin/alz/pdf/factsheets/Infoblatt19_Autofahren_und_Demenz.pdf (letzter Zugriff: 20.9.2018).
DGPPN, BÄK, KBV, AWMF, AkdÄ, BPtK, BApK, DAGSHG, DEGAM, DGPM, DGPs, DGRW (Hrsg) für die Leitliniengruppe Unipolare Depression. S3-Leitlinie/Nationale VersorgungsLeitlinie Unipolare Depression – Langfassung, 1. Auflage. Version 5. 2009, zuletzt verändert: Juni 2015. Aus: www.depression.versorgungsleitlinien.de (letzter Aufruf: 24.9.2018).
Dubois B et al. Advancing research diagnostic criteria for Alzheimer's disease: the IWG-2 criteria. Lancet Neurol 2014; 13 (6): 614–629.
Falkai P. Diagnostisches und Statistisches Manual Psychischer Störungen – DSM-5®. Göttingen, Bern, Wien [u. a.]: Hogrefe; 2015.
Fazekas F et al. CT and MRI rating of white matter lesions. Cerebrovasc Dis 2002; 13 (Suppl 2): 31–36.
Gierke M. Innere Medizin. Grundlagen und therapeutische Konzepte der anthroposophischen Medizin. 2. A. Berlin: Salumed-Verlag; 2012.
Hofmann W. Demenz und internistische Komorbidität. Der Internist 2017; 58 (2): 105–116.
Linn J et al. Prevalence of superficial siderosis in patients with cerebral amyloid angiopathy. Neurology 2010; 74: 1346–1350.
Livingston G, Sommerlad A, Orgeta V et al. Dementia prevention, intervention, and care. Lancet 2017; 6736 (17): 31363–31366.
McKhann GM et al. The diagnosis of dementia due to Alzheimer's disease: recommendations from the National Institute on Aging-Alzheimer's Association workgroups on diagnostic guidelines for Alzheimer's disease. Alzheimer's Dement 2011 ; 7 (3): 263–269.
Monsch AU, Büla C, Hermelink M et al: Konsensus 2012 zur Diagnostik und Therapie von Demenzkranken in der Schweiz. Praxis 2012; 101: 1239–1249.
Neumann M et al. Ubiquitinated TDP-43 in frontotemporal lobar degeneration and amyotrophic lateral sclerosis. Science 2006; 314: 130–133.
Petersen RC. Mild cognitive impairment as a diagnostic entity. J Intern Med 2004; 26 (3): 183–194.
Rockwood K, Macknight C, Wentzel C et al. The diagnosis of "mixed dementia" in the consortium for the investigation of vascular impairment of cognition (CIVIC). Ann N Y Acad Sci 2000; 903: 522–528.
Roth W. Erbfall und Betreuungsrecht: Ein Leitfaden für die Betreuungspraxis. Köln: Bundesanzeiger Verlag; 2016.
Schmoeckel M. Demenz und Recht: Bestimmung der Geschäfts- und Testierfähigkeit. Baden-Baden: Nomos-Verlag; 2010.
Schweizerische Akademie der Medizinischen Wissenschaften SAMW. Medizinethische Richtlinien zur Betreuung und Behandlung von Menschen mit Demenz. 2017. Aus: https://www.samw.ch/de/Publikationen/Richtlinien.html (letzter Zugriff: 20.9.2018).
Schweizerische Alzheimervereinigung. Informationsbroschüre „Autofahren und Demenz". 2018. Aus: www.alz.ch/index.php/alltagsgestaltung.html (letzter Zugriff: 20.9.2018).
Seeger R. Verkehrsmedizin in der Grundversorger-Praxis. Therapeutische Umschau 2011; 5: 235–241.
Van der Flier WM et al. Vascular cognitive impairment. Nat Rev Dis Primers 2018; 4: 18003.
Wallesch C, Förstl H. Demenzen. Stuttgart: Thieme; 2017.
Wetterling T. Freier Wille und neuropsychiatrische Erkrankungen: Ein Leitfaden zur Begutachtung der Geschäfts- und Testierfähigkeit. Stuttgart: Kohlhammer; 2016.
WHO. ICD-10. 2016. Aus: http://apps.who.int/classifications/icd10/browse/2016/en#/F00-F09 (letzter Zugriff: 24.9.2018).
WHO. ICD-11, Beta-Version. 2018. Aus: https://icd.who.int/browse11/l-m/en (letzter Zugriff: 24.9.2018).
Zimmermann W. Erbrecht und Betreuung. 2. A. Bielefeld: Gieseking-Verlag; 2012.

Inhaltsverzeichnis

KAPITEL

1 Einleitung

Ansgar Felbecker, Volker Limmroth und Barbara Tettenborn

Menschen mit Demenz und ihre Angehörigen suchen Beratung zum Thema Demenz oft nicht zuerst in spezialisierten Abklärungsstellen wie einer Memory Clinic, sondern eher beim Hausarzt oder bekannten Ärzten anderer Fachrichtungen, denen die Beantwortung von Fragen rund um das Thema Demenz zugetraut wird. Die Fragen der Patienten und Angehörigen sind vielfältig und drehen sich oft um die Themen Diagnostik, Differenzialdiagnosen, Prognose und natürlich auch Therapie.

Neben den genannten Interessen stehen häufig weitere Fragen im Mittelpunkt: Wie gehe ich mit einem Menschen mit Demenz am besten um? Was wissen wir über die Verbreitung und die genetischen oder pathologischen Grundlagen der Erkrankung? Was heißt überhaupt „Demenz"? Welche Demenzformen außer der Alzheimer-Erkrankung gibt es? Und was bedeutet die Demenzdiagnose am Ende für den Alltag des Betroffenen? Kann man mit Demenz noch Auto fahren oder einen Vertrag unterschreiben? Wie kann die letzte Lebensphase mit Demenz gestaltet werden, passen Palliativmedizin und Demenz zusammen?

Zudem kommt insbesondere den Hausärzten beim Thema Demenz eine weitere zentrale Rolle zu: Sie können und sollen Patienten in ihrer Praxis zum Thema Demenzprävention beraten, lange bevor sich erste Symptome einer Demenz abzeichnen. Hier läge noch ein großes Potenzial für die Reduktion von Demenzerkrankungen in der Bevölkerung, wenn alle heute bekannten Möglichkeiten der Demenzprävention optimal genützt würden.

1.1 Demenz in der Hausarztpraxis

Die Situationen, in denen Hausärzte und Spezialisten anderer Fachrichtungen in Kontakt mit Menschen mit Demenz kommen, sind vielfältig. Der wahrscheinlich kleinste Teil sind Patienten, welche sich gezielt mit dem Wunsch nach einer Abklärung melden. Etwas häufiger dürften Situationen sein, in denen sich hinter anderen Symptomen aus der Perspektive des Hausarztes der Verdacht entwickelt, dass auch kognitive Defizite ein Teil des Problems sein könnten. Dann gilt es, in empathischen Gesprächen die Tür zu weiteren Abklärungen bezüglich einer Demenz zu öffnen.

Noch viel häufiger dürften hingegen in den meisten Arztpraxen Situationen sein, in denen Menschen mit Demenz wegen ganz anderer gesundheitlicher Probleme Hilfe suchen. Hier gilt es, die Fragen rund um das Thema Demenz im Hinterkopf zu behalten und bei der Beratung der Patienten einfließen zu lassen. Denn Menschen mit Demenz haben die gleichen Rechte auf generelle medizinische Versorgung wie Menschen ohne Demenz, und doch ist ihre Situation bei der Frage nach weitreichenden diagnostischen oder therapeutischen Maßnahmen in vielerlei Hinsicht besonders.

1.1.1 Kognitive Defizite erkennen

Oft sind nicht Spezialisten die erste Anlaufstelle für Menschen mit Fragen zu ihren kognitiven Fähigkeiten oder auch deren Angehörigen. Es wird vielmehr zunächst der Kontakt zu Ärzten oder anderen Personen gesucht, die von anderen Behandlungen her bekannt sind und zu denen ein Vertrauensverhältnis besteht. Häufig ist dies der Hausarzt der Betroffenen.

Die Hemmschwelle, Defizite zu thematisieren, ist für Menschen mit kognitiven Problemen und ihre Angehörigen besonders groß. Ein Grund hierfür ist sicherlich die immer noch weitverbreitete Angst vor einer Demenzdiagnose. Es gilt deshalb, Fragen nach einer Abklärung frühzeitig ernst zu nehmen und die Sorgen dieser Menschen nicht zu beschönigen. Je nach Kenntnissen und Interesse der jeweiligen Fachpersonen stehen verschiedene Instrumente zur Verfügung, um erste Abklärungen vorzunehmen oder zumindest den Kontakt zu einer geeigneten Abklärungsstelle herzustellen (➤ Kap. 3.2). Ob und an welchem Punkt eine Zuweisung in eine spezialisierte Abklärungsstelle wie eine Memory Clinic erfolgt, hängt dann von Erfahrung und Interesse des Arztes und sicherlich auch der Komplexität des Falles ab.

1.1.2 Ältere Menschen in der Arztpraxis

Die Anzahl von Arztkontakten nimmt mit steigendem Lebensalter zu (➤ Abb. 1.1). Dies gilt nicht nur für Hausarztbesuche, sondern auch für Kontakte zu Ärzten vieler anderer Fachrichtungen.

Gleichzeitig nimmt auch die Prävalenz von Demenzen mit steigendem Alter deutlich zu (➤ Kap. 2.1). Aus diesen Zah-

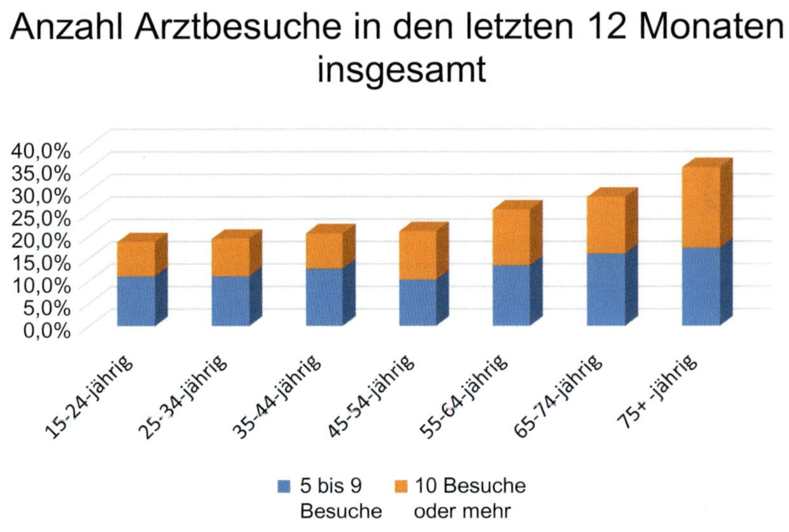

Abb. 1.1 Der Anteil von Menschen, die pro Jahr mindestens 5-mal einen Arzt aufgesucht haben, lag in der Schweiz im Jahr 2012 in der Altersgruppe der über 75-jährigen mit ca. 35 % mit Abstand am höchsten. (Quelle: Schweizerisches Bundesamt für Statistik [1]) [W1057]

len ergibt sich automatisch, dass Menschen mit Demenz in Hausarztpraxen und in vielen weiteren Bereichen der Gesundheitsversorgung einen wachsenden Anteil ausmachen.

1.2 Frühe Diagnose hilft

Hausärzte und andere Nichtspezialisten haben einen entscheidenden Vorteil: Sie kennen die Patienten oft schon lange und konnten so ein Vertrauensverhältnis aufbauen. Dieser Vorteil hilft, um zum richtigen Zeitpunkt eine Demenzabklärung in die Wege zu leiten. Dabei ist die Frage nach dem „richtigen Zeitpunkt" nicht immer einfach.

Insgesamt setzt sich aber klar die Empfehlung durch, eine Diagnose einer Demenz möglichst früh zu stellen. Nur so können Wünsche bei entscheidenden Themen wie einer Vorsorgevollmacht oder Patientenverfügung noch von den Betroffenen selbst mitgestaltet werden. Und nur so kann möglichst früh der Druck aus den sozialen Beziehungen genommen werden, der sich oftmals durch die Defizite im Alltag entwickelt. Eine Demenzdiagnose kann in solchen Situationen Klarheit liefern und führt oftmals sogar zu einer gewissen Erleichterung, da Probleme nun einer Erkrankung zugeordnet werden können.

1.3 Gezielte Beratung

Im Verlauf einer Demenzerkrankung stellen sich häufig Fragen, auf die auch von einem Nichtspezialisten zumindest eine orientierende Antwort verlangt wird. Beispiele hierfür sind vielfältig:

- Gibt es neue therapeutische Angebote?
- Wie gehe ich mit der Erkrankung bei mir oder einem Angehörigen um?
- Liegt eventuell zusätzlich eine Depression vor, die behandelt werden kann?
- Ist die Fahreignung noch gegeben?
- Kann die Urteils- bzw. Geschäftsfähigkeit noch bestätigt werden?
- Ist das Risiko für Familienmitglieder erhöht, an einer Demenz zu erkranken?
- Welche Hilfsangebote kann ich noch nutzen?
- Wie gehe ich mit herausforderndem Verhalten um, wenn die Demenz fortschreitet?
- Wann ist der Zeitpunkt, dass eine häusliche Versorgung an Grenzen stößt?

Sicherlich muss kein Hausarzt alle Fragen im Detail beantworten können. Aber die Entscheidung, bis zu welchem Punkt er selbst die Beantwortung der Fragen übernimmt und wann er eine Zuweisung zu einem Spezialisten veranlasst, liegt bei ihm. Und für diese Entscheidung ist ein breites Wissen und ein Nachschlagewerk rund um das Thema Demenz ein entscheidender Vorteil.

1.4 Langfristige Begleitung

Auch nach Diagnose einer Demenz bleiben die Hausärzte in einer Schlüsselrolle für die weitere Behandlung der Patienten. Sie sind die ersten Ansprechpartner, wenn es um Unterstützungsangebote zu Hause oder die Vermittlung von Therapien in Wohnortnähe geht. Sie verschreiben oft die notwendigen Medikamente und müssen die Indikation überprüfen. Und nicht zuletzt sind sie es, die den langfristigen Krankheitsverlauf am besten überschauen und so ein gutes Gefühl dafür haben, welche Abklärungen und Therapien an welcher Stelle noch sinnvoll sind oder besser unterlassen werden.

Um dieser Schlüsselrolle in der Beratung gerecht zu werden, ist ein vertieftes Verständnis von Fragen rund um das Thema Demenz sehr hilfreich. So werden nicht selten aus „Nichtspezialisten" mit der Zeit dann doch Spezialisten, was der Versorgung der Patienten am Ende zugutekommt.

KAPITEL

2 Grundlagen

Barbara Tettenborn und Ansgar Felbecker

Kernaussagen

Epidemiologie

- Demenz ist eine Volkskrankheit.
- Die Versorgung aller Demenzkranken stellt eine Herausforderung dar.
- Die Prävalenz der Demenzerkrankungen steigt altersabhängig stark an.
- Neue Studien zeigen eine Abflachung der Prävalenz in Westeuropa.

Neuropathologie und Genetik

- Die Neuropathologie der verschiedenen Demenzen ist sehr heterogen.
- Der Wissenszuwachs bei Histopathologie und Genetik ist rasant.
- Die Korrelation zwischen Genetik und Klinik ist relativ schlecht.
- Nicht selten liegen mehrere Pathologien gleichzeitig vor.
- Viele Erkenntnisse basieren auf Tier- oder Autopsiestudien.
- Im Verständnis von Pathologie und Genetik liegt therapeutisches Potenzial für die Zukunft.

2.1 Einführung

Barbara Tettenborn

Das Wort Demenz kommt aus dem Lateinischen und heißt übersetzt „unsinnig, ohne Verstand, ohne Denkkraft“. Nach der aktuell gültigen Internationalen Klassifikation der Krankheiten (ICD-10) ist die Demenz ein Syndrom als Folge einer meist chronischen oder fortschreitenden Krankheit des Gehirns mit Störung vieler höherer kortikaler Funktionen, einschließlich Gedächtnis, Denken, Orientierung, Auffassung, Rechnen, Lernfähigkeit, Sprache und Urteilsvermögen. Symptome müssen für die sichere Diagnosestellung mindestens ein halbes Jahr vorhanden sein. Das Bewusstsein ist nicht getrübt. Die kognitiven Beeinträchtigungen werden gewöhnlich von Veränderungen der emotionalen Kontrolle, des Sozialverhaltens oder der Motivation begleitet; gelegentlich treten diese auch eher auf. Dieses Syndrom kommt bei Alzheimer-Krankheit, bei zerebrovaskulären Störungen und bei anderen Zustandsbildern vor, die primär oder sekundär das Gehirn betreffen.

Aus neuropathologischen Untersuchungen ist bekannt, dass die ersten demenztypischen Veränderungen im Gehirngewebe bereits im jungen Erwachsenenalter auftreten können und mit zunehmendem Lebensalter stetig zunehmen. Somit steigt im höheren Lebensalter die Prävalenz organisch bedingter Hirnleistungsstörungen. Verbesserte Lebensbedingungen und die Fortschritte in der medizinischen Versorgung haben seit Jahrzehnten zu einer kontinuierlich steigenden Lebenserwartung geführt. Damit nimmt auch die Gesamtzahl der Menschen in der Weltbevölkerung zu, die von einer Demenz betroffen sind. Betroffen sind aber nicht nur die Patienten selbst, sondern aufgrund der mit Dauer der Erkrankung zunehmenden und oft gravierenden sozialen Auswirkungen einer Demenz ebenso das gesamte persönliche Umfeld des Patienten sowie letztendlich aufgrund der direkten und vor allem indirekten Krankheitskosten die Gesamtbevölkerung.

Demenz ist eine Syndrom-Diagnose, für die es verschiedene Ursachen gibt. Bei der fortschreitenden Demenz älterer Menschen liegt zu 50–60 % eine Alzheimer-Krankheit, in ca. 20 % eine vaskuläre Ursache und in ca. 15 % eine Mischform von beiden vor. Seltenere Demenzformen sind z. B. die Lewy-Body-Erkrankung, die frontotemporale Demenz mit der Pick-Krankheit als bekannteste Unterform, die Creutzfeldt-Jakob-Krankheit, Demenz beim Parkinson-Syndrom und viele andere seltenere Demenzen bei anderen Primärerkrankungen.

Wenn von der Häufigkeit von Demenzerkrankungen in der Bevölkerung die Rede ist, werden meist alle Demenzformen zusammengefasst. Die Diagnose wird zumeist anhand der Symptomatik und Zusatzdiagnostik gestellt. In selteneren Fällen erfolgt die genaue Einordnung durch eine Obduktion nach dem Tod des Patienten. Als Leitsymptom gilt die Gedächtnisstörung. Am Anfang der Erkrankung stehen Störungen des Kurzzeitgedächtnisses und der Merkfähigkeit, später folgen Störungen in der Orientierungsfähigkeit. Im weiteren Verlauf einer Demenz kann der betroffene Mensch immer weniger auf bereits eingeprägte Inhalte des Langzeitgedächtnisses zurückgreifen, sodass er die während seines Lebens erworbenen Kenntnisse, Fähigkeiten und Fertigkeiten verliert. Hinzu kommen Veränderungen der Persönlichkeit, die oft nur fremdanamnestisch durch Angehörige und Bekannte zu eruieren sind.

Die Folge all dessen ist eine Beeinträchtigung der Selbstständigkeit im Alltag. In der ICD-10-Definition ist festgelegt, dass all diese Symptome mindestens ein halbes Jahr vorhanden sein müssen, wenn man eine sichere Diagnose stellen will. Dies ist deshalb sinnvoll, weil manchmal nur vorübergehend solche Symptome auftreten, z. B. bei einem Delir nach einer Operation, durch falsch eingenommene Medikamente und vieles mehr.

Da die therapeutischen Möglichkeiten bei der Demenz bis heute sehr begrenzt sind, kommt den präventiven Maßnahmen eine besondere Bedeutung zu.

2.2 Epidemiologie

Ansgar Felbecker

Die epidemiologische Bedeutung von Demenzerkrankungen ist erheblich. So lange es keine wirksamen Therapieansätze gibt, steigt die Zahl der Demenzkranken weltweit nur schon aufgrund der demografischen Entwicklung unaufhaltsam. Insbesondere in den westlichen Gesellschaften zeigt sich eine stetige Zunahme der älteren Bevölkerungsgruppen, in denen aufgrund der mit dem Alter stark steigenden Inzidenz Demenzerkrankungen entsprechend zunehmen.

Volkskrankheit Angesichts der Häufigkeit und der gesellschaftlichen Dimensionen trifft für die Demenz der Begriff einer Volkskrankheit sicherlich zu. Dies spiegelt sich auch in nationalen politischen Initiativen wider, wie es sie in den meisten westeuropäischen Ländern gibt. Als Beispiele seien insbesondere die Nationale Demenzstrategie in der Schweiz, die Zukunftswerkstatt Demenz in Deutschland und die Demenzinitiative in Österreich genannt, die das Thema Demenz auf nationaler Ebene in den Fokus rücken sollen.

2.2.1 Inzidenz und Prävalenz

DEFINITION

- Prävalenz: Vorliegen einer Erkrankung pro 100 000 Einwohner (zu einem Zeitpunkt oder in einem Zeitraum)
- Inzidenz: Neuauftreten einer Erkrankung pro 100 000 Einwohner pro Zeitraum (in der Regel pro Jahr)

Wenn von der Häufigkeit von Demenzerkrankungen in der Bevölkerung die Rede ist, werden meist alle Demenzformen zusammengefasst. Dies ist einerseits problematisch angesichts der variablen klinischen Präsentation der einzelnen Erkrankungen. Andererseits lassen sich Untersuchungen auf Bevölkerungsebene und gesellschaftliche Projekte besser umsetzen, wenn die Gesamtgruppe aller Demenzerkrankungen gemeinsam betrachtet wird.

Erhebung von Prävalenz- und Inzidenzzahlen Dies ist bei den Demenzerkrankungen gar nicht so einfach. Die Erkrankung wird gerade im hohen Lebensalter nicht mehr unbedingt zuverlässig diagnostiziert, da andere gesundheitliche Probleme im Vordergrund stehen und Abklärungen mit zunehmendem Alter zurückhaltender veranlasst werden. Zudem können die gleichen kognitiven Probleme z. B. im Rahmen einer großen Familie mit viel Unterstützung erheblich länger kompensiert werden als bei allein lebenden Menschen. Dies führt zu variablen Zeitpunkten der Diagnosestellung und damit zu Unschärfen in epidemiologischen Studien, die sich nur auf ärztliche Diagnosen stützen.

Die beste Zahlengrundlage gibt es für Europa, wo große bevölkerungsbasierte Studien recht zuverlässige Zahlen zur Demenzepidemiologie erbracht haben. Die meisten nationalen Demenzberichte orientieren sich an diesen Zahlen und wenden sie auf ihre nationalen Bevölkerungszahlen an.

Altersabhängigkeit Die Demenzprävalenz ist stark altersabhängig (➤ Abb. 2.1). Diese Erkenntnis lässt sich in allen epidemiologischen Demenzstudien reproduzieren.

Weshalb Frauen in Europa (wie auch in anderen Industrienationen) nach diesen Daten ein deutlich höheres Risiko haben, an einer Demenz zu erkranken, ist nicht gänzlich geklärt. Ein Faktor ist sicherlich, dass in den jeweils höchsten Altersgruppen tendenziell mehr Frauen vertreten sind, da sie eine höhere Lebenserwartung haben. Somit sind sie bei einer altersabhängigen Erkrankung wie der Demenz scheinbar stärker betroffen, vor allem wenn die Analysen in Altersblöcken (z. B. 75–84 Jahre) erfolgen. Rein mit solchen statistischen Effekten ist die weibliche Dominanz bei den Demenzerkrankungen aber nicht zu erklären, es werden noch weitere geschlechtsspezifische Faktoren vermutet.

Lebenszeitrisiko Das Lebenszeitrisiko, an einer Demenz zu erkranken, beträgt in Westeuropa etwa 1:5. Diese Zahl spiegelt die hohe Lebenserwartung und die hohen Prävalenz-

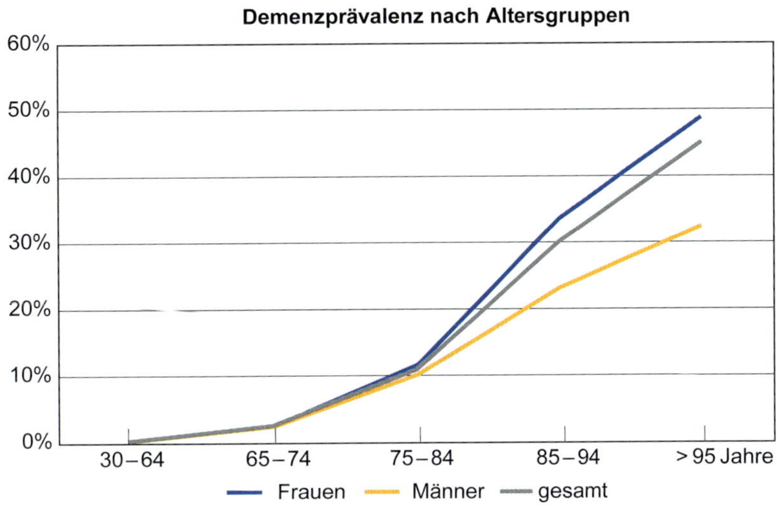

Abb. 2.1 Die Demenzprävalenz steigt für Frauen und Männer mit dem Alter an; Frauen sind häufiger betroffen. Datengrundlage: BAG Schweiz (auf Basis der Daten aus [1]) [L143]

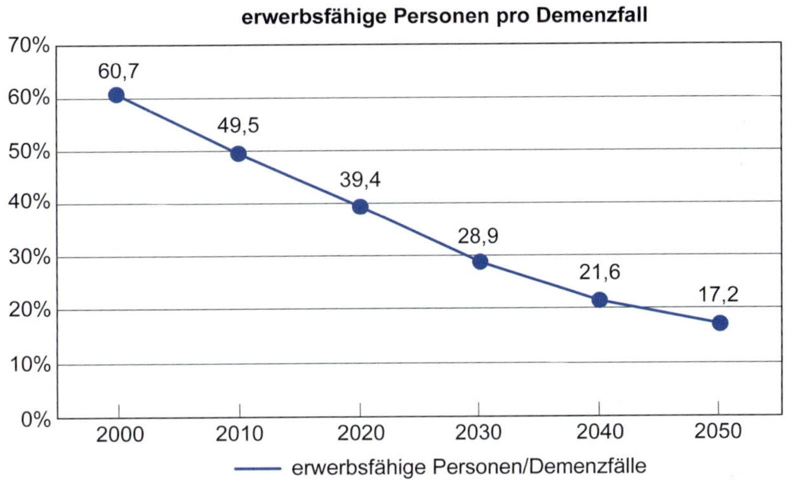

Abb. 2.2 Der Anteil der erwerbsfähigen Personen im Verhältnis zu einem Demenzfall sinkt kontinuierlich. Datengrundlage: Österreichischer Demenzbericht 2014 (auf Basis von Daten von Wancata [2]) [L143]

zahlen in den höchsten Altersgruppen wider. Wer das 65. Lebensjahr gesund erreicht hat, bei dem steigt das Risiko in der verbleibenden Lebenszeit gar auf etwa 1:3 bis 1:4, je nach Geschlecht. Es ist immer wieder eindrücklich, wenn man sich in einer Gruppe Menschen bewusst macht, dass mindestens 20 % der Anwesenden von einer Demenz direkt betroffen sein werden. Die Chance, dass man zumindest im engeren Familienkreise irgendwann im Leben mit einer Demenz konfrontiert wird, liegt bei nahezu 100 %. Insofern sollte es im Interesse jedes Einzelnen liegen, gute Strukturen für Menschen mit Demenz zu schaffen.

Gesellschaftliche Herausforderung Die Prävalenz- und Inzidenzzahlen der Demenzerkrankungen an sich sind schon beeindruckend. Die gesellschaftliche Herausforderung, die dahintersteckt, wird aber erst richtig klar, wenn man sich vor Augen führt, dass wegen der demografischen Entwicklung nicht nur Demenzen zunehmen werden, sondern auch der Anteil der arbeitenden Bevölkerung in den westlichen Staaten kontinuierlich abnimmt (➤ Abb. 2.2). Sollte nicht entweder bei der Prävention und Therapie der Demenzerkrankungen ein Durchbruch gelingen oder die Zahl der erwerbsfähigen Personen steigen, wird die Bewältigung der durch Demenz verursachten Kosten von der erwerbsfähigen Bevölkerung in Zukunft kaum getragen werden können.

Schweiz In der Schweiz leben im Jahr 2018 ca. 148 000 Menschen mit Demenz. Jährlich erkranken durchschnittlich 28 100 Menschen neu an Demenz. Für das Jahr 2040 rechnet man mit etwa 300 000 Erkrankten. Die gesamtgesellschaftlichen Kosten für Demenz in der Schweiz werden auf etwa 7 Milliarden Franken geschätzt, wovon der mit Abstand größte Teil für direkte und indirekte Pflegekosten zu Buche schlägt.

Deutschland Für Deutschland ist aktuell von 1,7 Millionen Menschen mit Demenz auszugehen. Die jährlichen Neuerkrankungen belaufen sich auf etwa 300 000 Menschen. Bis zum Jahr 2050 wird die Zahl der Demenzbetroffenen voraussichtlich auf ca. 3 Millionen ansteigen, sofern kein Durchbruch bei den Therapien oder der Prävention gelingt.

Österreich Auch in Österreich sind die Zahlen in etwa vergleichbar mit anderen westeuropäischen Ländern. Der österreichische Demenzbericht 2014 geht von aktuell etwa 135 000 Menschen mit Demenz aus. Die Zahl wird sich auch hier bis zum Jahr 2050 auf etwa 262 000 fast verdoppeln.

Weltweit Die Prävalenzzahlen und Prognosen sind weltweit viel ungenauer als in europäischen Ländern, da noch größere Unsicherheiten in der Bevölkerungsentwicklung und schlechtere Zahlengrundlagen bestehen. Aktuell geht man von knapp 50 Millionen Menschen mit Demenz weltweit aus. Diese Zahl wird sich bis zum Jahr 2050 auf etwa 130 Millionen mehr als verdoppeln. Dabei werden die Länder mit der am stärksten steigenden Lebenserwartung und mit der besseren Gesundheitsversorgung die stärksten Anstiege sehen, da unter diesen Voraussetzungen mehr Menschen die Altersbereiche mit der stärksten Demenzprävalenz erreichen.

Prävalenz einzelner Demenztypen Auf die Inzidenz und Prävalenz einzelner Demenztypen wird im ➤ Kap. 4 eingegangen. Allgemein ist zu sagen, dass im Vergleich zur Demenz vom Alzheimer-Typ die anderen Demenzformen bei der Betrachtung der Gesamtbevölkerung einen relativ kleinen Teil ausmachen. Dementsprechend liegen auch für viele seltenere Demenzursachen keine genauen Inzidenz- oder Prävalenzzahlen auf Bevölkerungsebene vor. Einzig für die vaskuläre Demenz, die weltweit derzeit die zweithäufigste Demenzursache ausmacht, gibt es noch relativ gute epidemiologische Zahlen.

2.2.2 Zukünftige Entwicklung

Wie bereits erwähnt, gibt es für die verschiedenen Länder und Regionen zahlreiche Schätzungen der Demenzprävalenz in 30 oder 40 Jahren. Solche Zahlen sind wichtig, um gesellschaftliche Projekte anzustoßen und die Bedeutung der Thematik zu vermitteln. Aber gleichzeitig muss man sie auch kritisch beleuchten, da sie mit vielen Unsicherheiten behaftet sind:

- Wirksame Demenztherapien könnten die Zahlen massiv senken.
- Die Beeinflussung von Risikofaktoren könnte einen Einfluss auf die Zahlen haben.
- Die Bevölkerungsentwicklung könnte sich anders als erwartet verhalten (z. B. Zuwanderung, Epidemien, Kriege).

Aktuelle Studien Dass solche Überlegungen nicht nur theoretischer Natur sind, zeigten verschiedene Studien zur Demenzepidemiologie in Westeuropa. In einer Metaanalyse wurden von Wu et al. [3] fünf große europäische Studien zusammenfasst, die sich mit der Veränderung der Epidemiologie von Demenzerkrankungen über einen Beobachtungszeitraum von bis zu 30 Jahren beschäftigten. Das Prinzip all dieser Studien war vergleichbar: Eine geografisch und altersmäßig klar definierte Kohorte wird zu einem ersten Zeitpunkt hinsichtlich der Inzidenz und/oder Prävalenz von Demenz und diversen weiteren Faktoren untersucht. Zu einem zweiten Zeitpunkt viele Jahre später wird nochmals eine vergleichbare Kohorte mit den gleichen Einschlusskriterien und gleichem Alter aus der gleichen Region untersucht.

Beispiel

Als Beispiel sei hier die CFAS-Studie aus England erwähnt, nach deren erster Erhebung in den Jahren 1990–1993 die statistischen Modelle für die zweite Erhebung in den Jahren 2008–2011 für Menschen ≥ 65 Jahre eine Demenzprävalenz von 8,3 % vorhergesagt hatten. Tatsächlich wurde aber eine statistisch signifikant rückläufige Demenzprävalenz von 6,5 % gemessen.

Als Gründe für eine Abflachung der Dynamik bei der Demenzprävalenz in Europa werden z. B. eine flächendeckende Optimierung der Behandlung von vaskulären Risikofaktoren und ein verbesserter Zugang zu Bildung für breite Schichten in der neueren Generation diskutiert. Dabei kann schon eine leichtgradige Reduktion der Demenzprävalenz wie um 1,8 % in der CFAS-Studie in England viel bewegen. Übertragen auf Deutschland, würde es bei einem aktuellen Anteil an Menschen über 65 Jahren von 21 % oder etwa 17 Millionen Menschen eine Abnahme um gut 300 000 Demenzpatienten bedeuten.

2.3 Neuropathologie und Genetik

Ansgar Felbecker

Die Neuropathologie und die Genetik der Demenzerkrankungen hängen eng zusammen. Beide Gebiete haben sich in den letzten Jahren entscheidend weiterentwickelt und unterliegen einer bemerkenswerten Dynamik. Was gestern noch sicher erschien, wird morgen vielleicht durch eine neue Erkenntnis infrage gestellt.

Dies ist die große Herausforderung der Forschung am menschlichen Gehirn allgemein und an Demenzerkrankungen im Besonderen: Das Gehirn ist in vivo relativ schlecht zugänglich, weshalb viele Erkenntnisse auf Autopsiestudien beruhen. Bei denen ist aber die klinisch-pathologische Korrelation relativ schlecht. Außerdem sind mit diesem Ansatz echte Zusammenhänge schwierig zu erkennen, da es im Gehirn wie in kaum einem anderen Organ die Möglichkeit gibt, vorhandene Auffälligkeiten zu kompensieren, sodass klinisch bei einer Gruppe Betroffener unter Umständen keine oder vielleicht nur atypische Symptome entstehen.

Während das Gebiet der Genetik erst mit den Erkenntnissen der letzten 20–30 Jahre entstanden ist und sich weiterhin fast exponentiell entwickelt, sind neuropathologische Zusammenhänge auf der Basis von Autopsiestudien teilweise bereits seit mehr als 100 Jahren bekannt. So sind z. B. die entscheidenden Erkenntnisse von Alois Alzheimer hinsichtlich der nach ihm benannten Erkrankung durchaus heute noch aktuell. Doch auch die Kenntnisse in der Neuropathologie haben sich in den letzten Jahren mit der Entdeckung neuer histopathologischer Zusammenhänge wie z. B. bei der frontotemporalen Demenz deutlich erweitert.

2.3.1 Neuropathologie

Die Pathologie der Demenzerkrankungen ist sehr heterogen. Es gibt teilweise große Überlappungen zwischen verschiedenen Krankheitsbildern. Mit anderen Worten: Die klinisch-pathologische Korrelation ist oft nicht sehr gut. Grundsätzlich lassen sich makroskopische pathologische Befunde (pathologische Anatomie) von histopathologischen Befunden unterscheiden.

Pathologische Anatomie

Die makroskopischen pathologischen Befunde bei Autopsien oder (in seltenen Fällen) bei neurochirurgischen Eingriffen spiegeln wider, was heute mit einer modernen strukturellen Bildgebung mittels MRI in der Regel schon in vivo bekannt war. Eine regionale Atrophie des **Frontallappens** findet sich in der Regel bei der frontotemporalen Lobärdegeneration (FTLD), und zwar vor allem bei der behavioralen Variante und oftmals mit leichter Seitenbetonung. Hingegen findet sich eine Atrophie der **Temporallappen** eher bei den Sprachvarianten der FTLD, jedoch auch bei der Demenz vom Alzheimer-Typ. Hier beginnt die Atrophie im typischen Fall im Bereich der medialen Temporallappen mit den Hippocampi, dehnt sich dann aber über den **Parietallappen** letztlich auf das ganze Gehirn aus.

Der **Okzipitallappen** ist bei der Lewy-Body-Demenz am stärksten betroffen, wobei makroskopisch hier oft nur sehr diskrete Befunde zu erheben sind. Ebenso involviert die posteriore Variante der Alzheimer-Demenz vorwiegend den Okzipitallappen, jedoch auch die Parietalregion. Bei der vaskulären Demenz finden sich die makroskopischen Befunde je nach Typ eher **subkortikal** oder kortikal im Bereich von Schlaganfällen. Schließlich kann auch das **Mittelhirn** eine Atrophie zeigen, wie es typischerweise bei einigen atypischen Parkinson-Syndromen (PSP, MSA) der Fall ist.

Histopathologie

Im Vergleich zur pathologischen Anatomie sind die histopathologischen Befunde viel komplexer und teilweise auch recht heterogen. Für den untersuchenden Pathologen sind klinische Angaben von großer Bedeutung, da einige Veränderungen sehr subtil sein können und nur bei entsprechender Aufbereitung des Präparates die entscheidenden Befunde erhoben werden. Die „Routinediagnostik", die alle histopathologischen Befunde am Gehirn umfassen würde, gibt es nicht bzw. wäre zu aufwendig. Im Folgenden werden die häufigsten histopathologischen Befunde und ihre klinischen Korrelationen (➤ Abb. 2.3) erläutert [4].

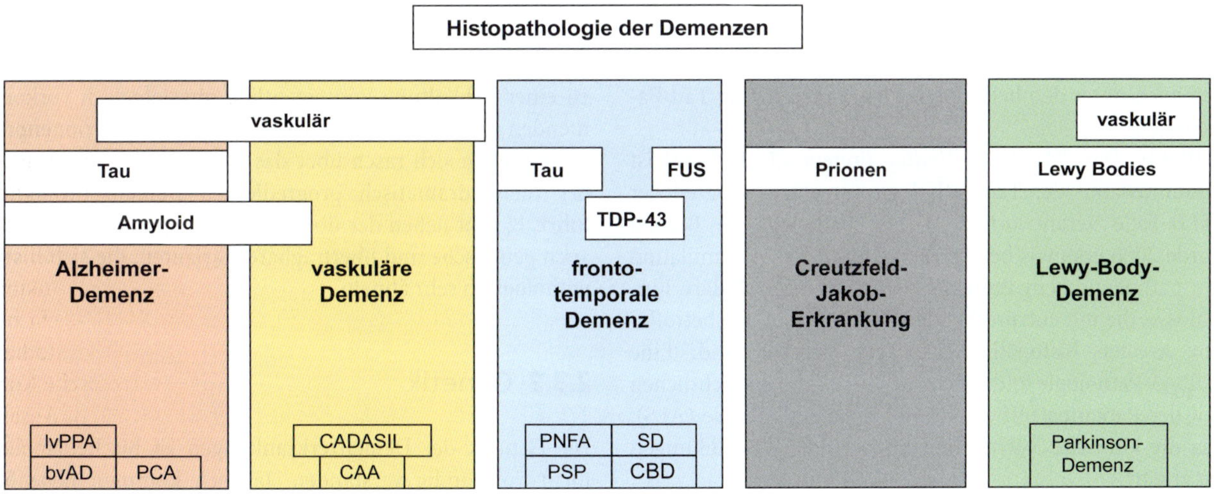

Abb. 2.3 Korrelation der häufigsten Demenzformen mit den zugrunde liegenden Pathologien. Zum Teil kann die gleiche Pathologie verschiedene Demenzen auslösen. Umgekehrt kann eine Demenzform durch verschiedene pathologische Prozesse bedingt sein. lvPPA = logopenische Variante der primär progredienten Aphasie; bvAD = behaviorale Variante der Alzheimer-Demenz; PCA = posteriore kortikale Atrophie; CADASIL = Cerebral Autosomal Dominant Arteriopathy with Subcortical Infarcts and Leukoencephalopathy; CAA = zerebrale Amyloid-Angiopathie; PNFA = progrediente nichtflüssige Aphasie; SD = semantische Demenz; PSP = progressive supranukleäre Blickparese; CBD = kortikobasale Degeneration; FUS = Fused in Sarcoma Protein; TDP-43 = TAR DNA-Binding Protein 43 [L143]

Amyloid-Pathologie Extrazelluläre Aggregate von Amyloid, und zwar in erster Linie Amyloid-β42-Fibrillen, sind ein wesentlicher Teil der typischen **Alzheimer**-Pathologie. Diese neuritischen Plaques breiten sich unaufhaltsam im Gehirn eines Alzheimer-Patienten aus. Bei Auftreten der ersten Symptome sind die Amyloidablagerungen meist schon ausgedehnt vorhanden, was die Amyloiddiagnostik (mittels Liquordiagnostik oder Amyloid-PET) zu einem sensitiven Abklärungswerkzeug macht. Andererseits erschwert die Tatsache, dass gerade in den Gehirnen älterer Menschen ausgedehnte Amyloidablagerungen ohne klinische Demenz zu finden sein können, auch die histopathologische Diagnose einer Alzheimer-Demenz.

Tau-Pathologie Es gibt mehrere Demenzerkrankungen, bei denen pathologische Tau-Aggregate gefunden werden. Sie werden auch als **Tauopathien** bezeichnet. Ein Sonderfall ist die **Demenz vom Alzheimer-Typ,** bei der immer eine duale Pathologie mit Amyloidablagerungen zusammen mit der Tau-Pathologie vorliegt. Aggregate von hyperphosphoryliertem Tau finden sich intrazellulär; sie formen die *neurofibrillären Tangles.* Es gibt Hinweise darauf, dass die Tau-Pathologie der Amyloidpathologie vorausgeht. Jedenfalls scheint die Ausbreitung der Tau-Pathologie besser mit dem Krankheitsverlauf zu korrelieren als die Amyloidpathologie. Diese Tatsache macht Tau auch als Ziel für Therapien und Bildgebung (PET) interessant.

Weitere Tauopathien Dazu gehören die **progressive supranukleäre Blickparese (PSP),** die **kortikobasale Degeneration (CBD)** und knapp die Hälfte der Fälle einer **frontotemporalen Lobärdegeneration (FTLD).** Das klinische Syndrom der frontotemporalen Demenz ist histopathologisch allerdings sehr heterogen. Es lässt sich bisher anhand der Pathologie kaum vorhersagen, welcher klinische Subtyp vorliegt. Am häufigsten korreliert eine Tau-Pathologie mit der nichtflüssigen Aphasie-Variante (nfaFTD), jedoch finden sich auch unter den behavioralen Varianten häufig Tau-Pathologien.

TDP-43 Das *TAR DNA-Binding Protein 43* (TDP-43) ist zusammen mit der Tau-Pathologie für einen Großteil der **FTLD**-Fälle verantwortlich. Dieser pathologische Befund wurde 2006 erstmals beschrieben. Durch die Akkumulation von pathologischem Protein bilden sich intrazelluläre Einschlüsse, die mit entsprechenden Färbungen in den betroffenen Arealen histopathologisch gut sichtbar sind. Eine TDP-43-Pathologie findet sich auch bei einem beträchtlichen Teil der Patienten mit Amyotropher Lateralsklerose (ALS), was die klinische Korrelation dieser beiden Erkrankungen gut erklärt.

FUS Dies steht für *Fused-in-Sarcoma,* ein weiteres pathologisches Protein, das sich bei einem kleinen Teil (5–10 %) der FTLD-Fälle findet.

Vaskuläre Pathologie Sie kann histopathologisch sehr verschieden aussehen. Beim subkortikalen Typ der **vaskulären Demenz** finden sich eine Störung der Blut-Hirn-Schranke mit Flüssigkeitsaustritt in die perivaskulären Räume, zudem pathologische Befunde in den Gefäßwänden und viele kleine mikrovaskuläre Infarkte. Hingegen zeigen sich bei der Multiinfarkt-Demenz in den infarzierten Arealen die typischen Befunde nach Schlaganfällen. Ein Sonderfall ist die **zerebrale Amyloidangiopathie (CAA),** bei der die Ablagerung von Amyloid in den Gefäßwänden nachweisbar ist. Als Folge finden sich multiple kleine und größere hämorrhagische Areale. Allen vaskulären Pathologien ist gemeinsam, dass es viele Überlappungen mit anderen Demenzformen gibt und dass hier keine extra- oder intrazellulären Proteinaggregate zu finden sind.

Lewy-Bodies Sie sind das histopathologische Korrelat der **Lewy-Body-Demenz** und des **idiopathischen Parkinson-Syndroms.** Beide Erkrankungen sind im fortgeschrittenen Stadium histopathologisch nicht zu unterscheiden. Pathologisch beinhalten die Lewy Bodies Aggregate von α-Synuclein, weshalb man auch von α-Synucleinopathien spricht. Der Beginn ist jedoch bei beiden Erkrankungen verschieden: Bei der Lewy-Body-Demenz breiten sich die Lewy-Körperchen früh kortikal vor allem im Okzipital- und Parietallappen aus und führen zu den typischen Demenzsymptomen mit späteren Parkinson-Symptomen. Umgekehrt verhält es sich beim idiopathischen Parkinson-Syndrom: Hier breiten sich die Lewy-Körperchen zunächst im Hirnstamm von der Medulla oblongata bis in die Substantia nigra aus und verursachen die Bewegungsstörung. Erst später werden kortikale Areale involviert, was die hohe Demenzprävalenz im fortgeschrittenen Parkinson-Stadium erklärt.

Prionen Eine Sonderstellung bei der Histopathologie der Demenzerkrankungen nehmen die Prionenerkrankungen mit ihrem häufigsten Vertreter, der **Creutzfeld-Jakob-Erkrankung,** ein. Hier ist die klinisch-pathologische Korrelation sehr gut und es gibt wenige Überlappungen zu anderen Demenzformen. Durch ungeklärte Mechanismen kommt es zu einer Fehlfaltung von eigentlich physiologisch vorkommenden Prionenproteinen. Diese fehlgefalteten Prionenproteine breiten sich rasch über das ganze Gehirn aus, was zu der meist dramatisch progredienten Demenzerkrankung führt. Es gibt neben der überwiegenden sporadischen Form auch genetische und übertragbare Varianten, die sich histopathologisch sehr ähneln.

2.3.2 Genetik

Die Genetik der Demenzerkrankungen ist bis heute noch nicht vollständig verstanden. Jährlich kommen neue Erkenntnisse hinzu, die teilweise etablierte Hypothesen wieder infrage stellen. Die Zusammenfassung des momentanen Kenntnisstandes kann insofern kaum vollständig und dauerhaft aktuell sein. In diesem Sinne ist dieses Thema im Rahmen des vorliegenden Buches sicherlich nicht abschließend zu behandeln. Es geht vielmehr darum, dieses in der heutigen Zeit immer wichtiger werdende Thema möglichst anschaulich auch interessierten Nichtspezialisten zugänglich zu machen.

Der besseren Übersicht wegen wird dieser Abschnitt nicht nach Art der Genmutation, sondern nach Erkrankungsbildern gegliedert (➤ Abb. 2.4).

Alzheimer-Demenz

Bei der familiären Alzheimer-Demenz sind im Wesentlichen drei krankheitsverursachende Genmutationen bekannt, die alle einem autosomal dominanten Erbgang folgen:

- APP = *Amyloid Precursor Protein*
- PSEN1 = *Presenelin-1*
- PSEN2 = *Presenelin-2*

Alle führen zu einer frühen pathologischen Akkumulation von Amyloid im Hirngewebe. Die Bestimmung dieser Genmutationen ist sinnvoll bei sehr frühem Erkrankungsalter und auffälliger Familienanamnese mit Verdacht auf einen autosomal dominanten Erbgang.

Für die sporadische Alzheimer-Demenz ist kein direkter Gendefekt bekannt. Allerdings existiert mit dem **Apolipoprotein E** ein genetischer Risikofaktor. Dieses kann in verschiedenen Varianten vorliegen. Einen Risikofaktor stellt die Variante ε4 dar, die bei heterozygotem Vorkommen das Risiko für eine Alzheimer-Demenz etwa 3-fach erhöht, bei homozygotem Vorliegen sogar 15-fach. Hingegen stellen die häufigste Variante ε3 und die Variante ε2 kein Risiko dar.

Vaskuläre Demenz

Für die vaskuläre Demenz an sich ist kein kausaler Gendefekt bekannt. Sie wird im Wesentlichen durch Umwelteinflüsse und Risikofaktoren getriggert. Lediglich eine Variante, genannt **CADASIL** *(Cerebral Autosomal Dominant Arteriopathy with Subcortical Infarcts and Leukoencephalopathy)*, hat eine genetische Ursache. Hier liegt eine Mutation im **Notch-3**-Gen vor. Neben der früh auftretenden Leukenzephalopathie mit mikrovaskulären Infarkten besteht oft eine Migräne mit Aura.

Frontotemporale Demenz

Die Gruppe der frontotemporalen Demenzen ist genetisch genauso schwierig zu fassen wie histopathologisch. Bei den durch eine Tauopathie verursachten FTLD-Formen findet sich manchmal eine Mutation in dem Gen **MAPT** *(Microtubule-associated Protein Tau)*, das auch für die normale Produktion von Tau mit den verschiedenen Isoformen zuständig ist.

Bei den FTLD-Formen, die durch TDP-43 verursacht sind, finden sich verschiedene Genmutationen. Hier ist die Wahrscheinlichkeit eines positiven Befundes bei einer genetischen Testung am höchsten. Am häufigsten findet sich eine Mutation im nichtcodierenden Teil des **c9orf72**-Gens, wobei es zur pathologischen Wiederholung einer Abfolge von 6 Nukleotiden kommt. Ebenfalls zu einer TDP-43-FTLD können Mutationen in den Genen **Progranulin, VCP** *(Valosin-con-*

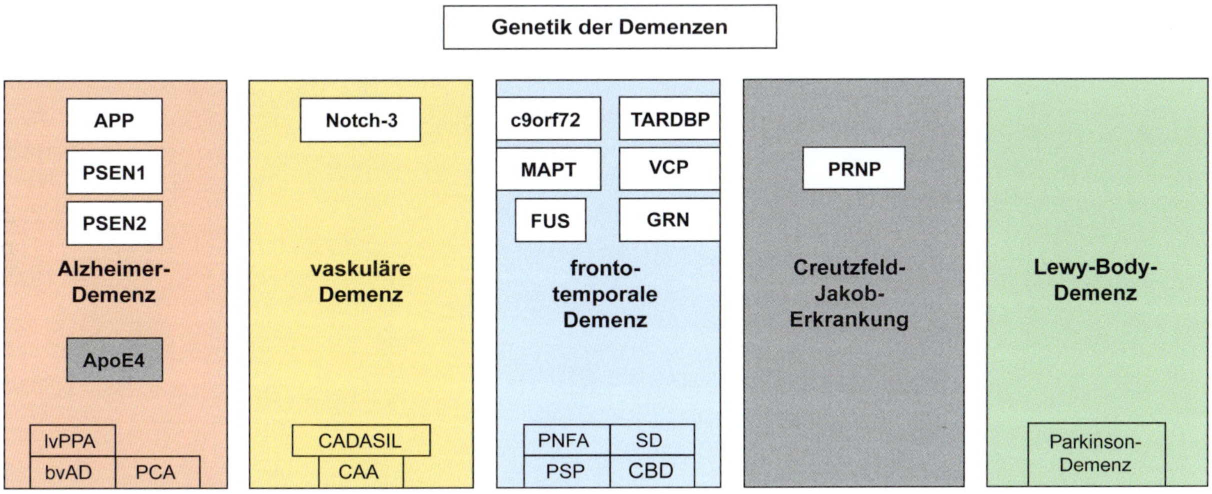

Abb. 2.4 Genetische Ursachen der häufigsten Demenzformen. lvPPA = logopenische Variante der primär progredienten Aphasie; bvAD = behaviorale Variante der Alzheimer-Demenz; PCA = posteriore kortikale Atrophie; CADASIL = Cerebral Autosomal Dominant Arteriopathy with Subcortical Infarcts and Leukoencephalopathy; CAA = zerebrale Amyloid-Angiopathie; PNFA = progrediente nichtflüssige Aphasie; SD = semantische Demenz; PSP = progressive supranukleäre Blickparese; CBD = kortikobasale Degeneration; FUS = Fused in Sarcoma Protein; TDP-43 = TAR DNA-Binding Protein 43; APP = Amyloid Precursor Protein; PSEN1 = Presenelin-1; PSEN2 = Presenelin-2; ApoE4 = Apolipoprotein ε4; Notch-3 = Notch-3 Gen; MAPT = Microtubule-associated Protein Tau; c9orf72 = c9orf72-Gen; GRN = Progranulin; VCP = Valosin-containing Protein; TARDBP = TAR DNA-Binding Protein Gene; PRNP = Prion Protein Gene [L143]

taining Protein) und **TARDBP** *(TAR DNA-Binding Protein)* führen.

Mutationen im **FUS***(Fused in Sarcoma)*-Gen führen zu der FUS-Variante in der Histopathologie.

Lewy-Body-Demenz/Parkinson-Demenz

Die Lewy-Body-Demenz ist in der Regel nicht erblich und es sind dementsprechend auch keine direkt krankheitsverursachenden Gene bekannt. Wie auch bei der Alzheimer-Demenz spielt **ApoE4** als Risikofaktor eine Rolle. Andere risikomodifizierende Gene wurden ebenfalls beschrieben. Beim idiopathischen Parkinson-Syndrom ist zwar eine zunehmende Zahl an genetischen Ursachen bekannt, keine zeigt jedoch eine spezifische Assoziation mit dem Auftreten einer Parkinson-Demenz.

Creutzfeld-Jakob-Erkrankung (CJD)

Bei der CJD findet sich auch bei den idiopathischen Formen oft eine spontane Mutation im **PRNP***(Prion Protein)*-Gen. Hingegen ist die genetische Ursache der eigentlich familiären Formen sehr heterogen; es sind über 20 verschiedene Mutationen in diversen Genen beschrieben. Eine genetische Testung macht in dieser Situation in der Regel keinen Sinn.

KAPITEL

3 Diagnostik

Ansgar Felbecker, Severin Früh, Paul G. Unschuld und Suzie Diener

Kernaussagen

- Demenzdiagnostik erfolgt immer multimodal.
- Die Basis sind eine gute Anamnese und klinische Untersuchung.
- Eine neuropsychologische Diagnostik ist von zentraler Bedeutung.
- Biomarker spielen eine wichtige Rolle bei der Demenzdiagnostik.
- Biomarker dürfen nicht ohne klinischen Kontext interpretiert werden.
- Eine frühe Diagnose ermöglicht noch selbstbestimmte Entscheidungen.

Anamnese und klinische Untersuchung

- Die Eigenanamnese kann bei Amnesie und Anosognosie irreführend sein.
- Die Fremdanamnese durch Bezugspersonen ist von zentraler Bedeutung.
- Die klinische Untersuchung kann wichtige Hinweise auf Differenzialdiagnosen und Ätiologie der Demenz geben.

Screening und Abklärungen

- Ein universelles Screening auf Demenz wird nicht empfohlen.
- Aufgabe des Hausarztes ist die Identifizierung von Verdachtsfällen.
- Kognitive Kurztests wie der MoCA können beim Hausarzt erfolgen.
- Eine Demenzabklärung in einer Memory Clinic ist von Vorteil.

Neuropsychologische Diagnostik

- Sie dient der Objektivierung von kognitiven Beeinträchtigungen.
- Neuropsychologische Befunde helfen bei spezifischen Fragestellungen:
  - Fahreignung
  - Urteilsfähigkeit
- Mit fortschreitender Klinik wird die ätiologische Einteilung unsicher.

Labor und Liquor

- Eine Basis-Labordiagnostik ist bei jeder Demenzabklärung notwendig.
- Im Labor können einige behandelbare Demenzursachen gefunden werden.
- Erweiterte Labordiagnostik kann gezielt ergänzt werden.
- Liquordiagnostik ist als Zusatzuntersuchung sicher und hilfreich.
- Demenzmarker im Liquor sind bei der Demenzdiagnostik hilfreich.

Bildgebung

- Als strukturelle Bildgebung wird ein zerebrales MRT empfohlen.
- Auf fokale Atrophien und Ischämien ist besonders zu achten.
- Eine metabolische Bildgebung (FDG-PET) kann ergänzt werden.

Weitere Zusatzdiagnostik

- Bei atypischen Symptomen kann Zusatzdiagnostik ergänzt werden.
- Zusatzdiagnostik bei klinisch klaren Fällen sollte vermieden werden.
- Ein EEG kann bei manchen Fragestellungen wichtige Hinweise liefern.

Zusatzdiagnostik bei bekannter Demenz

- Bei jeder Diagnostik sollte die Lebensqualität im Fokus stehen.
- Menschen mit Demenz haben die gleichen Rechte auf Abklärungen.
- Unnötige Zusatzdiagnostik ist zu vermeiden.

3.1 Einführung

Ansgar Felbecker

Die Diagnostik bei Verdacht auf eine Demenzerkrankung umfasst in der Regel mehrere Untersuchungen. Das Ziel ist zum einen, behandelbare Differenzialdiagnosen zu identifizieren, zum anderen sollte hinsichtlich des Vorliegens einer Demenz eine möglichst große diagnostische Sicherheit erreicht werden. Auch die Festlegung auf die Art der Demenz hat für die Therapie und Führung der Betroffenen sowie der Angehörigen große Bedeutung.

Abklärungswunsch Immer sollte am Anfang einer Demenzdiagnostik ein empathisches Gespräch mit dem Betroffenen und den Bezugspersonen stehen. Es gilt zunächst die Fragen zu beantworten: Wer will was wissen? Und warum? Möchte der Betroffene Gewissheit? Sind es eher die Angehörigen? Was fängt man hinterher mit der möglichen Antwort an? Schließlich gibt es auch ein Recht auf Nicht-Wissen, das gerade bei einer möglichen Demenzdiagnose zu respektieren ist. Es ist selten sinnvoll, gegen den Willen eines potenziell Betroffenen Abklärungen durchzuführen. Hier bedarf es manchmal einiger Überzeugungsarbeit vonseiten der Angehörigen oder des Hausarztes, den Sinn von Abklärungen auch dem Betroffenen klar zu machen. Manchmal verbergen sich hinter einer Verweigerungshaltung ganz banale Ängste (z. B. *„Die wollen mich doch nur in ein Heim stecken"*), die sich in vertrauensvollen Gesprächen abbauen lassen.

Aber selbst bei fehlendem Einverständnis des Betroffenen kann es Situationen geben, in denen trotzdem Abklärungen durchgeführt werden sollten, wenn z. B. gefährliche Situationen zu erwarten sind. Ein Beispiel hierfür ist die Abklärung der Fahreignung bei Demenz oder die Einschätzung der Urteils- bzw. Geschäftsfähigkeit.

Multimodale Diagnostik In der Demenzdiagnostik gibt es nicht **den** einen Test, der eine Demenz beweist oder ausschließt. Kein Biomarker hat eine derart hohe Sensitivität und Spezifität, dass er allein für eine Diagnose einer Demenz ausreichend wäre. Natürlich haben Biomarker trotzdem ihren Stellenwert. Aber sie müssen sich in ein Puzzle von Bausteinen einfügen, die sich am Ende zum Gesamtbild zusammensetzen (➤ Abb. 3.1). In diesem Puzzle bilden eine sorgfältige Anamnese und klinische Untersuchung sowie die neuropsychologische Untersuchung die Basis, gefolgt von weiterer Routinediagnostik wie Laboruntersuchungen und einer zerebralen Bildgebung. Im Anschluss folgt ggf. weitere sinnvolle Zusatzdiagnostik. Diese multimodale Diagnostik variiert von Fall zu Fall, was jede Demenzabklärung anders und spannend macht.

Zusatzdiagnostik Welche Art von Zusatzdiagnostik zu welchem Zeitpunkt nötig ist, um eine ausreichend hohe diag-

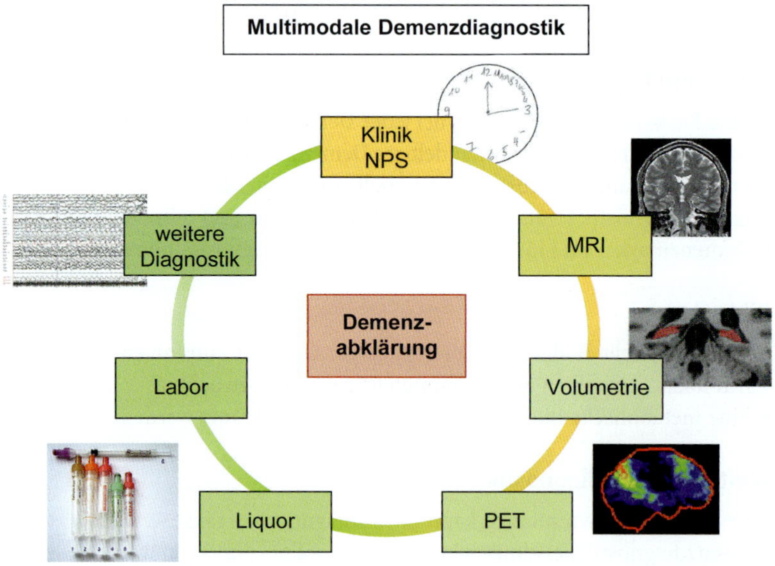

Abb. 3.1 Die Diagnostik bei Demenzabklärungen ist immer multimodal, da es keinen einzelnen Test gibt, der eine Demenz nachweist oder ausschließt. Welche Untersuchungen notwendig und sinnvoll sind, unterscheidet sich von Fall zu Fall. NPS = Neuropsychologie; PET = Positronenemissionstomografie; MRI = Magnetresonanztomografie [L143]

nostische Sicherheit zu erreichen, hängt stark von der klinischen Präsentation, vom Stadium der Erkrankung und auch ein wenig von der Erfahrung des Untersuchers ab. Als Faustregel lässt sich festhalten: Je früher im Krankheitsprozess die Abklärungen gemacht werden, desto mehr Zusatzdiagnostik ist notwendig, um die notwendige Sicherheit bei der Diagnose zu erreichen. Es muss einem jedoch bewusst sein, dass einige Biomarker bereits lange vor Ausbruch der klinischen Demenzsymptomatik pathologisch werden (➤ Abb. 3.2). Dies macht ihre Interpretation anspruchsvoll.

CAVE

Wenn keine objektivierbare klinische Symptomatik vorliegt, sollte auf eine Biomarker-Diagnostik (z. B. mittels Liquoruntersuchung oder Bildgebung) verzichtet werden. So lange keine kausale Therapie zur Verfügung steht, lösen pathologische Befunde ohne Klinik nur unnötige Unsicherheit aus.

Ein pathologischer Befund in der Zusatzdiagnostik (z. B. pathologische Demenzmarker im Liquor) ohne klinische Symptomatik schafft viel Unsicherheit. Nach heutigem Stand lässt sich damit nicht vorhersagen, ob und wann eine Demenz ausbrechen wird.

Zeitpunkt Daraus folgt jedoch nicht, dass die Diagnose einer Demenz immer möglichst spät gestellt werden sollte. Im Gegenteil: Eine frühe Diagnose bietet viele Vorteile. Nur wer relativ früh weiß, dass eine Demenzerkrankung vorliegt, hat die Möglichkeit, alle anstehenden Dinge ganz nach den eigenen Vorstellungen zu regeln. Denn nur in einem frühen Demenzstadium ist die Urteils- bzw. Geschäftsfähigkeit noch vollständig gegeben. (➤ Abb. 3.3). In dieser Phase können z. B. Patientenverfügungen, eine Erbschaft oder eine Vorsorgevollmacht selbstständig geregelt werden. Der Verlust dieser Selbstbestimmung ist es, vor dem viele Menschen im Zusammenhang mit Demenz Angst haben. Eine frühe Demenzdiagnose kann dieses Problem verringern und die Lebensqualität der Betroffenen sogar günstig beeinflussen.

Organisation Wenn die Entscheidung zur Durchführung einer Demenzabklärung getroffen ist, stellt sich die Frage, wie und wo die Diagnostik durchgeführt werden sollte. Grundsätzlich gibt es dafür mehrere Wege. Wichtig ist, dass die Abklärungsstelle Erfahrung im Umgang mit Demenzabklärungen hat. Denn bei vielen Details ist Erfahrung in der Durchführung von Demenzabklärungen von Vorteil:

- Auswahl der richtigen Diagnostik zum richtigen Zeitpunkt
- Durchführung der richtigen Tests (z. B. Demenzprotokoll im MRI mit optimaler Darstellung der Hippocampi, 3D-Sequenzen für Volumetrie und blutsensitiven Sequenzen)
- Führung der Patienten in der Abklärungssituation
- Vermittlung der passenden Therapie- und Betreuungsangebote

Diese Expertise kann durchaus auch in einer Hausarztpraxis oder einer Spezialarztpraxis vorhanden sein. Besonders empfehlenswert, da auf Demenzabklärungen spezialisiert, ist

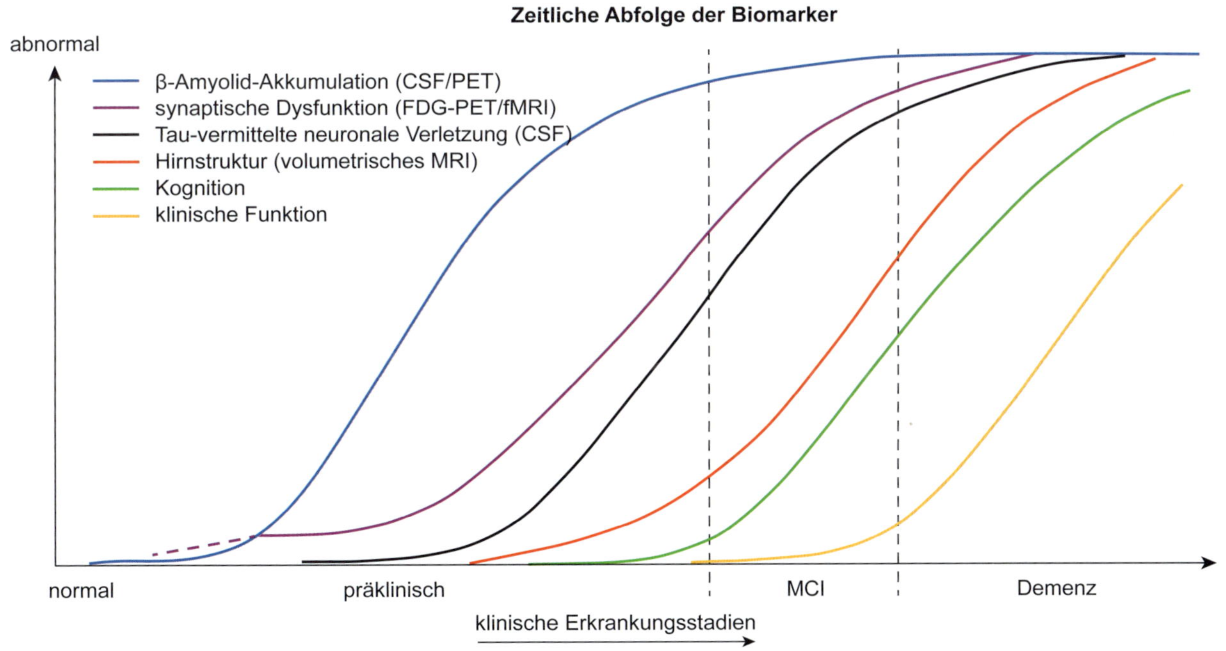

Abb. 3.2 Die zeitliche Abfolge von Biomarkern in Korrelation zur klinischen Symptomatik zeigt, dass einzelne Biomarker wie die Amyloid-Diagnostik in Liquor oder PET viele Jahre vor Ausbruch einer Demenz pathologisch werden. Andere, wie die strukturelle Diagnostik im MRI, korrelieren besser mit dem Beginn der klinischen Demenzsymptomatik. CSF = Liquordiagnostik; MRI = Magnetresonanztomografie; fMRI = funktionelles MRI; FDG-PET = Fluordesoxyglukose-Positronenemissionstomografie; MCI = Mild Cognitive Impairment (aus [1]) [L143]

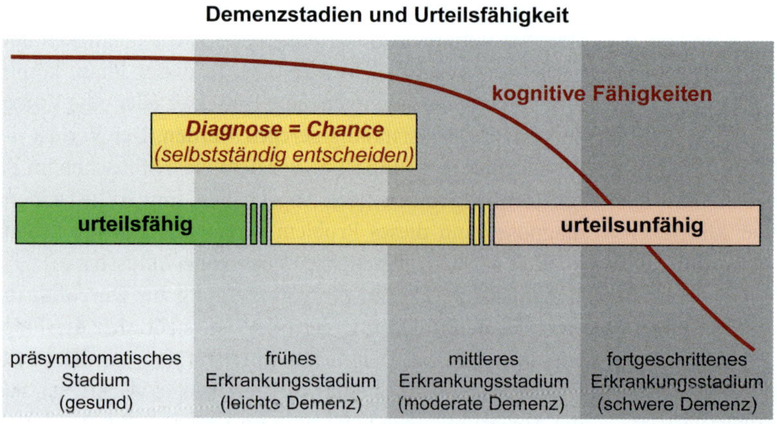

Abb. 3.3 Im Verlauf einer Demenzerkrankung nehmen die kognitiven Fähigkeiten ab. Parallel geht mit Fortschreiten der Demenz die Urteils- bzw. Geschäftsfähigkeit langsam verloren. Wenn eine Demenzdiagnose früh im Verlauf der Erkrankung gestellt wird, ergibt sich meist noch ein Zeitfenster, in dem der Betroffene Dinge selbstständig regeln kann, für die eine erhaltene Urteils- bzw. Geschäftsfähigkeit notwendig sind. [L143]

aber eine der flächendeckend vorhandenen Memory Clinics. Ein großer Vorteil ist hier, dass die unterschiedlichen Spezialisten an einem Ort zusammenkommen und beispielsweise in einer interdisziplinären Diagnosekonferenz die Diagnose und das Prozedere festlegen.

3.2 Anamnese und klinische Untersuchung

Ansgar Felbecker

Eine sorgfältige Anamnese und klinische Untersuchung bilden die Basis jeder Demenzabklärung. Ein erfahrener Untersucher hat meist schon nach diesen beiden Schritten eine klare Hypothese bezüglich des Vorliegens einer Demenz im Kopf. Die weiteren Abklärungen dienen dann vor allem der Bestätigung oder allenfalls dem Widerlegen dieser Hypothese.

3.2.1 Anamnese

Das Anamnesegespräch sollte von einer im Umgang mit Demenzpatienten erfahrenen Fachperson und in einem ruhigen und empathischen Rahmen erfolgen. Manchmal hilft es, sich in die Situation des Betroffenen hineinzuversetzen: Eine Demenzdiagnose wird das Leben unweigerlich verändern. Die Angst davor ist oft riesig, auch wenn sie aus Sicht des Spezialisten vielleicht nicht in diesem Ausmaß gerechtfertigt sein mag.

Es ist wichtig, gleich am Anfang des Anamnesegespräches Vertrauen aufzubauen und Ängste abzubauen. Dabei kann helfen, den Betroffenen klar ins Zentrum zu stellen. Die Kommunikation sollte immer direkt mit ihm erfolgen. Falls Fragen an Angehörige gerichtet werden, sollte der Patient darüber informiert und sein Einverständnis eingeholt werden. Wenn ein Mensch mit kognitiven Defiziten kein Vertrauen in die Untersuchungssituation gewinnt, wird seine Mitarbeit bei den anstehenden Tests möglicherweise nicht optimal sein, was die Testergebnisse beeinflussen kann.

Einen Überblick über die wichtigsten Bereiche, die im Anamnesegespräch bei Demenzverdacht abgedeckt werden sollten, gibt ➢ Abb. 3.4.

Aktuelle Problematik und persönliche Anamnese

Die persönliche Anamnese mit dem Patienten muss immer im Kontext mit der Fremdanamnese erhoben werden, da die Angaben des Betroffenen möglicherweise bereits durch die Demenz verfälscht sein können. Wichtige Details der persönlichen Krankengeschichte werden eventuell nicht erinnert (Amnesie) und das Bewusstsein für Probleme ist oft nicht vorhanden (Anosognosie).

Dennoch ist es wichtig, die **Sicht des Betroffenen** selbst zu hören: Was ist für ihn das zentrale Problem? Wo bemerkt er selbst, dass im Alltag etwas nicht mehr so funktioniert wie früher? Nimmt er Konflikte wahr? Was wünscht er sich für die Zukunft oder von seinen Mitmenschen? Diese Details sind der Anker, an dem später der Zugang für therapeutische Angebote und Unterstützung im Alltag aufgehängt werden kann. Auch der an Demenz erkrankte Mensch möchte ernst genommen werden und hat durchaus noch ein feines Gespür dafür, falls Dinge an ihm vorbei besprochen werden.

Besonderes Augenmerk ist natürlich auf das Vorliegen von **Gedächtnisstörungen** im engeren Sinne zu legen:

- Was wird vergessen?
- Werden Termine eingehalten, wird eine Agenda geführt?
- Werden mehr Dinge aufgeschrieben als früher?
- Werden bereits weitere (unbewusste) Kompensationsstrategien genutzt, um Dinge zu erinnern?
- Kam es zu Problemen, weil Dinge vergessen wurden? Gab es z. B. Mahnungen wegen vergessener Rechnungen?

Hilfreich für die spätere ätiologische Einordnung sind spezifische Symptome, die über die reine Gedächtnisproblematik

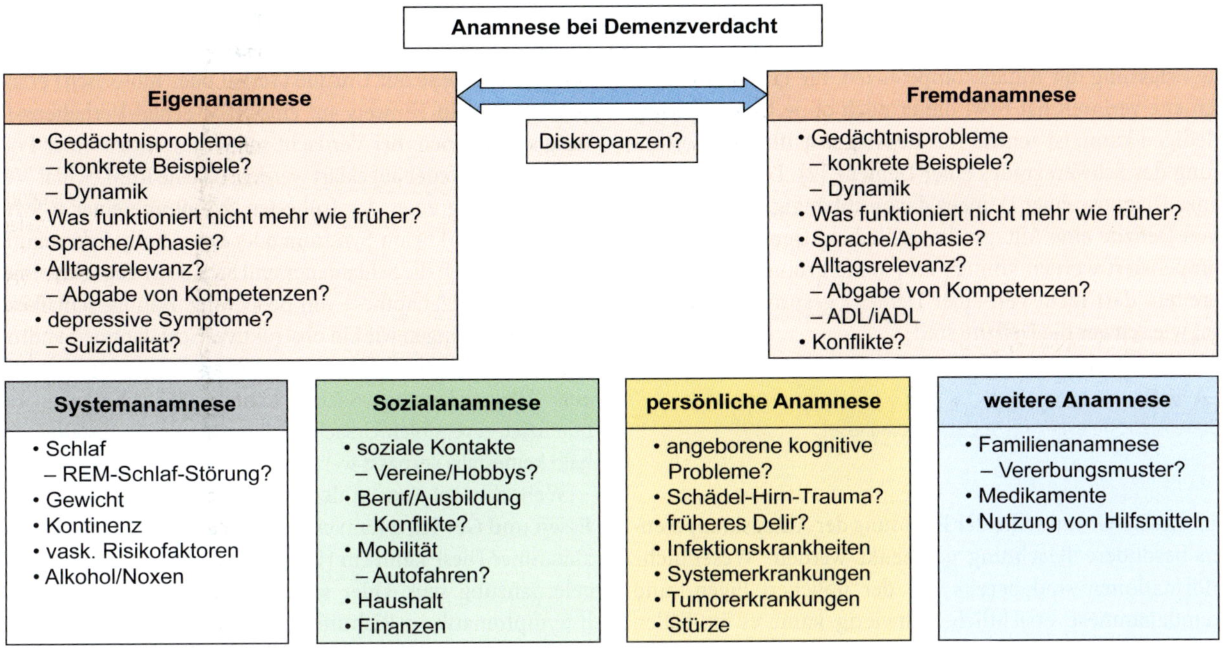

Abb. 3.4 Übersicht der wichtigsten Bereiche im Anamnesegespräch bei Demenzverdacht. Weitere Inhalte ergeben sich individuell. [L143]

hinausgehen und teils bereits in der Untersuchungssituation auffallen, jedoch auch gezielt erfragt werden sollten:

- Sprachstörungen (flüssige/nichtflüssige Aphasie)
- Verhaltensauffälligkeiten
- Apathie/sozialer Rückzug
- Visuelle Wahrnehmungsstörungen
- Apraktische Störungen (z. B. Probleme bei Werkzeuggebrauch)
- Bewegungsstörungen

Sozialanamnese In der Sozialanamnese finden sich oft Hinweise darauf, ob soziale Kontakte, Vereinsaktivitäten oder Hobbys reduziert bzw. aufgegeben wurden. Dies kann ein Hinweis auf eine kognitive Überforderung sein, auch wenn die Gründe manchmal anders wahrgenommen werden.

PATIENTENINFO

In der ganzen Anamneseerhebung mit dem Patienten und den Angehörigen steht die Frage im Zentrum, ob sich Details im Leben durch eine Beeinträchtigung der Kognition verändert haben. Dies wird meist nicht spontan berichtet, sondern muss erfragt bzw. herausgehört werden: Waren die kognitiven Probleme dafür verantwortlich, dass sich der Betroffene in seinem Leben angepasst hat? Ein Beispiel kann die Frage nach Veränderungen in den sozialen Aktivitäten sein: Wurde die regelmäßige Teilnahme im Musikverein vielleicht nicht – wie spontan berichtet – wegen fehlender Freude am Musizieren beendet? Sondern weil es zunehmende Schwierigkeiten gab, neue Stücke zu lernen und den Gesprächen zu folgen? Gab es dadurch unangenehme Situationen?

Weiterhin gehören zur Sozialanamnese die **familiäre** sowie die **berufliche Situation.** Mögliche Konflikte dort können Hinweise sein auf Fehlleistungen, die nicht spontan berichtet wurden. Der berufliche Werdegang sollte bis zurück zur Schulbildung, Studium und berufsbezogenen Ausbildung erfragt werden. Die Anzahl der **Bildungsjahre** ist auch an anderer Stelle für die Wertung der neuropsychologischen Befunde und als Risikofaktor für das Auftreten einer Demenz von Bedeutung.

Fremdanamnese

Bei jeder Demenzabklärung sollte organisiert werden, dass mindestens ein Angehöriger oder eine enge Bezugsperson des Patienten vor Ort für eine Befragung zur Verfügung steht. Am besten gibt es dafür einen fixen Rahmen, der bereits aus der Einladung zur Abklärung ersichtlich ist. Alternativ können Informationen auch telefonisch erfragt werden. Sollte ein Betroffener die Befragung von Angehörigen explizit ablehnen, ist der Wille des Patienten natürlich zu berücksichtigen.

Ziel der Fremdanamnese ist vor allem, eine Veränderung der kognitiven Fähigkeiten des Betroffenen festzustellen. Als Zeitrahmen für die Veränderung werden oft die letzten 2 Jahre angegeben. Gerade bei Demenzerkrankungen werden viele Symptome, die wichtige Hinweise für das Vorliegen einer Demenz geben und bei der Differenzialdiagnose helfen, nicht von den Betroffenen wahrgenommen und damit auch nicht im Gespräch angegeben. Insbesondere auf Diskrepanzen bei der Schilderung der aktuellen Problematik durch den Betroffenen im Vergleich zur Fremdanamnese ist folglich zu achten.

Alltagskompetenzen

Die Erfassung der Alltagskompetenzen, die ein Mensch mit Demenz verloren hat bzw. die er noch ohne Unterstützung erledigen kann, ist zentral für die Diagnose und die Bestimmung des Schweregrades einer Demenz [2]. Letztlich ist die ganze Diagnose einer Demenz davon abhängig, ob die kognitiven Defizite eine Alltagsrelevanz haben. Denn so lange sie kompensiert werden können und keine Probleme im Alltag bereiten, darf nicht von einer Demenz gesprochen werden, egal wie schwer die Defizite sind.

CAVE
Ohne Alltagsrelevanz keine Demenzdiagnose!

Aus diesem Grund sollte der Erfassung der Alltagskompetenzen besondere Beachtung geschenkt werden. Wesentliche Informationen sind bereits aus der üblichen Eigen- und Fremdanamnese ersichtlich. Schwierig kann es in Fällen sein, in denen ältere Personen schon vor der Diagnose einer möglichen Demenz aus anderen Gründen Alltagskompetenzen abgegeben haben. Wer sich z. B. nicht mehr um das Kochen und Einkaufen kümmern muss, für den fällt auch dieser Bereich einer häufigen Alltagsrelevanz weg. Das Gleiche gilt für Bankgeschäfte, Termine und andere Verpflichtungen, wenn Aufgaben im Alltag z. B. gänzlich von einem Partner übernommen werden. Oft werden hierfür andere Gründe als die kognitiven Probleme angegeben, was die Festlegung der Alltagskompetenz und damit die Diagnose erschwert.

Bei der Überprüfung der Alltagskompetenzen können strukturierte Fragebögen helfen, die im ➢ Kap. 3.3 näher beschrieben werden.

Weitere Anamnese

Medikamente Die Medikamentenanamnese sollte immer vollständig erhoben werden, da es viele Substanzen gibt, die kognitive Symptome auslösen oder verschlechtern können (➢ Kap. 4.10). Außerdem sollte im Hinblick auf die häusliche Versorgung bedacht werden, ob Medikamente dabei sind, bei denen eine vergessene oder doppelte Einnahme gefährlich sein könnte. In diesen Fällen müsste früher sichergestellt werden, dass die Medikamenteneinnahme bei Diagnose einer Demenz überwacht wird.

Familienanamnese Eine Familienanamnese gehört zu jeder Demenzabklärung, aber von besonderer Bedeutung ist sie bei Auftreten der Demenz vor dem 65. Lebensjahr. Denn dann kann eine positive Familienanamnese eher auf das Vorliegen einer genetischen Ursache hinweisen. Sind mehrere Angehörige betroffen, sollte immer ein Stammbaum gezeichnet werden, um einen allfälligen Vererbungsmodus besser erkennen zu können.

Systemanamnese Im Zusammenhang mit einer Demenz besonders interessant ist die **Schlafanamnese.** Hier sollten insbesondere Hinweise auf Unruhe (verbal oder motorisch) erfasst werden, die ein Hinweis auf eine REM-Schlaf-Verhaltensstörung sein können. Bei Verdacht sollte dies mittels einer Polysomnografie weiter abgeklärt werden, da eine REM-Schlaf-Verhaltensstörung eines der frühesten Symptome einer α-Synucleopathie (Parkinson-Syndrom oder Lewy-Body-Erkrankung) sein kann. Auch die Schlafdauer und Schlaf am Tag (Naps) sind für die Demenzanamnese von Bedeutung. Häufige schlafbezogene Erkrankungen wie ein obstruktives Schlafapnoe-Syndrom können zu kognitiven Störungen am Tage führen, die durchaus eine Alltagsrelevanz erreichen können. Sie gehören zu den potenziell reversiblen Ursachen einer Demenz und sollten deshalb keinesfalls verpasst werden.

Weiterhin relevant in der Systemanamnese ist das Thema **Essen und Gewicht:** Kam es in letzter Zeit zu einer Gewichtsabnahme? Diese kann ein Hinweis auf eine beginnende Mangelernährung sein. Oder sie deutet bei Vorliegen weiterer B-Symptomatik in Richtung einer zugrunde liegenden Tumorerkrankung oder allenfalls einer Vaskulitis. Beide können indirekt durchaus Demenzsymptome verursachen. Umgekehrt kann eine Gewichtszunahme ein Hinweis auf eine Enthemmungssymptomatik sein. In diesem Zusammenhang sollten auch Veränderungen im Essverhalten selbst erfragt werden (z. B. Schmatzen oder hastiges Schlingen? Geht man noch gern in Gesellschaft essen? Ist dies peinlich?).

Risikofaktoren Die üblichen vaskulären Risikofaktoren können eine Demenz begünstigen oder den Verlauf beeinflussen (➢ Kap. 6.2) und sollten deshalb bei der Anamnese erhoben werden.

Mobilität und Verkehr Ein weiterer Punkt, der in keiner Demenzanamnese fehlen darf, ist die Frage nach der Selbstständigkeit bei der Nutzung öffentlicher Verkehrsmittel und insbesondere nach dem Autofahren. Dabei sollte detailliert gefragt werden: Wie regelmäßig wird das Auto genutzt? Gibt es viel Routine von früher? Wurde das Fahrverhalten angepasst? Werden z. B. schwierige Situationen wie mehrspurige Straßen mit viel Verkehr oder die benachbarte Großstadt gemieden? Gab es in letzter Zeit Bagatellschäden am Auto oder vermehrte Ordnungsbußen? All diese Faktoren können später bei der Beurteilung der Fahreignung (➢ Kap. 7.8) eine Rolle spielen.

3.2.2 Klinische Untersuchung

Allgemein

Bei der klinischen Untersuchung im Rahmen einer Demenzabklärung geht es nicht in erster Linie um den Nachweis einer Demenz. Hierfür gibt es zumindest bei der häufigsten Demenz vom Alzheimer-Typ keine typischen klinischen Zeichen. Im Gegenteil sollte der klinische Untersuchungsbefund in der Regel unauffällig sein.

Dennoch ist eine sorgfältige klinische Untersuchung mit internistisch-geriatrischer, neurologischer und psychiatrischer Befunderhebung zwingend, um Differenzialdiagnosen aufzudecken und Hinweise auf die Demenzätiologie zu finden.

Neurologisch

Am wichtigsten für die Differenzialdiagnostik und Demenzätiologie ist der neurologische Untersuchungsbefund. Eine neurologische Basisdiagnostik ist mit einfachen Mitteln möglich (➤ Abb. 3.5) und sollte auch im hausärztlichen Rahmen oder bei Demenzabklärungen anderer Disziplinen erfolgen. Bei unsicheren Befunden oder Hinweisen auf neurologische Symptome empfiehlt sich aber immer eine fachärztlich-neurologische Vorstellung.

Eine neurologische Untersuchung sollte in der Regel am bis auf die Unterwäsche entkleideten Patienten stattfinden. Nur so können einige Untersuchungsbefunde wie der Reflexstatus oder die Sensibilitätstestungen valide erhoben werden. Nicht zuletzt gibt die Beobachtung des Patienten beim An- und Entkleiden zusätzliche Informationen bezüglich der Alltagskompetenzen.

Als Mindestanforderung auch in einer orientierenden neurologischen Untersuchung bei Demenzverdacht sind folgende Tests zu empfehlen, bei denen Auffälligkeiten auf die teilweise angegebenen Differenzialdiagnosen (DD) oder Ätiologien hinweisen können:

- Testung der Sprachfunktionen:
  - Aphasie (Ätiologie: primär progrediente Aphasie; DD: Schlaganfall)
  - Dysarthrie (DD: Schlaganfall)
- Hirnnerven:
  - Okulomotorik (Blickparese oder verlangsamte Sakkaden z. B. bei atypischen Parkinson-Syndromen)
  - Visus (DD: Visusstörung als Ursache von visuoperzeptiven Problemen)
  - Gehör (DD: Hypakusis als Ursache für sozialen Rückzug und Verständnisprobleme)
- Motorik: Einzelkraft, Vorhalteversuche, Tonus
  - Hemiparese (DD Schlaganfall/Raumforderung/Trauma)
  - Rigor (Ätiologie: Parkinson-Syndrome mit Demenz)
- Sensibilität:
  - Hemihypästhesie (DD Schlaganfall/Raumforderung/Trauma)
  - Distal-symmetrische Hypästhesie, ggf. schmerzhaft (Ätiologie: Vitamin-B_{12}-Mangel/Lues; DD Polyneuropathie für Gangstörung)
- Koordination/Zeigeversuche/Praxie:
  - Ataxie und Myoklonien (Ätiologie: Creutzfeld-Jakob-Erkrankung oder andere fortgeschrittene Demenzen)
  - Bradykinese/Tremor (Ätiologie: Parkinson-Syndrome mit Demenz)
  - Apraxie (Ätiologie: kortikobasale Degeneration/andere kortikale Demenzformen)
- Reflexe:
  - Reflexasymmetrie und pathologische Reflexe (DD Schlaganfall/Raumforderung)
  - Primitivreflexe (Ätiologie: Demenzen mit frontaler Beteiligung)
- Stand- und Gangprüfung:
  - Gangunsicherheit/apraktische Gangstörung (Ätiologie: bei subkortikalen Prozessen)
  - Spastische Gangstörung (DD Schlaganfall/Raumforderung/Trauma)
  - Posturale Instabilität (Ätiologie: Parkinson-Syndrome mit Demenz)

Internistisch-geriatrisch

Ein internistisch-geriatrischer Untersuchungsbefund gehört ebenfalls zum Standard bei einer Demenzabklärung. Auch hier sollte ein orientierender Befund von allen Ärzten, die eine Demenzabklärung durchführen, zu erheben sein. Und auch hier empfiehlt sich bei Unsicherheiten oder auffälligen Befunden eine fachärztliche Vorstellung.

Der Fokus der internistischen Untersuchung liegt auf der Identifizierung von Ko-Pathologien und System- oder Tumorerkrankungen, die teils kognitive Störungen auslösen können, insbesondere aber auch unabhängig von der Demenzerkrankung weiter abklärungsbedürftig sind.

Nicht vergessen werden sollte eine Blutdruck- und Pulsmessung, da eine arterielle Hypertonie als Risikofaktor für vaskuläre und andere Demenzen sowie eine orthostatische Hypotension als Hinweis auf Parkinson-Syndrome und als

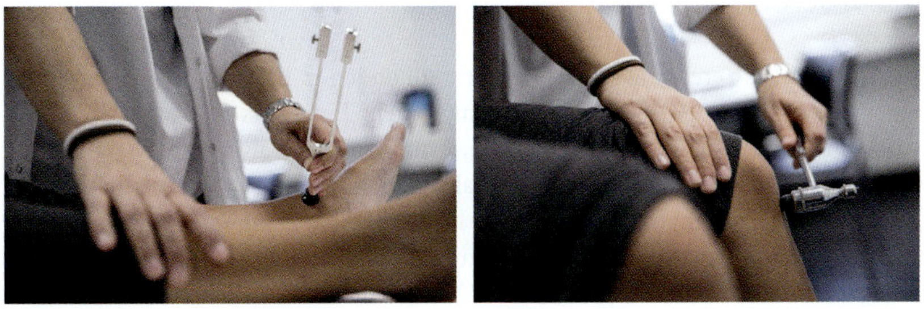

Abb. 3.5 Die neurologische Basisuntersuchung kommt mit wenigen Hilfsmitteln wie einem Reflexhammer und einer Stimmgabel aus. [P494]

Sturzursache zu beachten sind. Ein arrhythmischer Puls kann Hinweis auf ein Vorhofflimmern und damit auf vaskuläre Ereignisse sein. Zudem fallen bei der allgemeinen Untersuchung eine Malnutrition, nutritive Störungen oder Probleme bei der Körperhygiene auf.

Psychiatrisch

Auch eine mindestens orientierende Einschätzung des Psychostatus sollte bei jeder Demenzabklärung erfolgen. Bei zweifelhaften Befunden wird dies oft eine geronto-psychiatrische Untersuchung notwendig machen. Insbesondere ist auf das Vorliegen depressiver Symptome sowie auf Verdachtsmomente für ein Delir zu achten. Details werden an anderer Stelle dieses Buches dargestellt (➢ Kap. 4.9 und ➢ Kap. 4.12).

3.3 Abklärungen in der Hausarztpraxis

Ansgar Felbecker

Der Hausarzt ist oft die erste Anlaufstelle für Menschen mit Verdacht auf eine Demenzerkrankung. In vielen Fällen besteht schon ein langjähriges Vertrauensverhältnis von früheren Behandlungen her, was bei der Einleitung von Abklärungen im Hinblick auf eine Demenzerkrankung von großem Vorteil ist.

Longitudinaler Verlauf Der Hausarzt hat einen weiteren Vorteil gegenüber Spezialärzten, die den Patienten meist nur punktuell sehen: Ihm ist der Verlauf über die Zeit am besten bekannt. Ein Hausarzt, der den Patienten schon länger betreut, kennt ungefähr das kognitive Ausgangsniveau und bemerkt oft relativ früh, wenn ein kognitiver Abbau stattfindet. Ein solcher Verdacht erhärtet sich, wenn auch von Bezugspersonen des Betroffenen Hinweise auf Probleme geschildert werden. In solchen Fällen kann der Hausarzt mit einfachen Mitteln erste Tests veranlassen und so Personen identifizieren, bei denen weitere Abklärungen im Hinblick auf eine Demenz erfolgen sollten.

3.3.1 Screening

Ein universelles Screening auf Demenzerkrankungen, z. B. in einem bestimmten Alter, wird nicht empfohlen. Einerseits sind Sensitivität und Spezifität der heute verfügbaren und als Screeningtest potenziell geeigneten Verfahren nicht hoch genug, andererseits steht bisher noch keine kausale Therapie für die allermeisten Demenzerkrankungen zur Verfügung. Sollte sich dies ändern und Therapien auf den Markt kommen, die im frühesten Stadium einer Demenz eingesetzt werden müssen, könnte sich diese Einschätzung natürlich ändern.

Case-finding Heute zielt das Screening auf Demenzerkrankungen eher in Richtung eines Case-finding. Es sollten mit sehr einfachen und gut zugänglichen Tests Risikopersonen identifiziert werden, bei denen zumindest ein Anfangsverdacht vorliegt und damit die Vortest-Wahrscheinlichkeit *(Pre-Test Probability)* höher ist als in der Normalbevölkerung. Damit wird die Trefferquote bei weiteren Abklärungen erhöht und Ressourcen werden sinnvoll eingesetzt. Ein Tool, das hierfür entwickelt wurde, ist z. B. der **Braincheck** (www.braincheck.ch), der am Universitätsspital Basel von Ehrensberger, Monsch et al. entwickelt wurde [3]. Er steht als App für Smartphones zur Verfügung. Neben 3 einfachen Fragen an den Betroffenen gehören ein Uhrentest und die Kernfragen des IQCODE (➢ Kap. 3.3.2) zum Test. In dieser kombinierten Version erzielt der Test eine exzellente Sensitivität von 97,4 % bei einer immer noch guten Spezifität von 81,6 %.

3.3.2 Kognitive Kurztests

Im Gegensatz zu Tests wie dem Braincheck dienen kognitive Kurztests nicht mehr nur dem Case-finding, sondern stellen einen ersten Abklärungsschritt bei Demenzverdacht dar. Sie eignen sich auch zur Verlaufsbeurteilung.

MoCA-Test

Das **Montreal Cognitive Assessment** (MoCA) hat sich in den letzten Jahren zum bevorzugten kognitiven Kurztest entwickelt (➢ Abb. 3.6). Seine Vorteile gegenüber anderen Tests liegen vor allem in der früheren Erkennung von Demenzerkrankungen und in der besseren Erfassung von kognitiven Problemen, die nicht nur das Gedächtnis betreffen. Beispielsweise vaskuläre Demenzen oder eine frontotemporale Demenz werden im MoCA früher Auffälligkeiten zeigen als in einem Mini-Mental-Status, da unter anderem exekutive Funktionen besser abgebildet sind.

Der MoCA ist in vielen verschiedenen Sprachen verfügbar und validiert und steht in 3 Parallelversionen zur Verfügung. So kann er auch Verwendung finden, wenn der Abstand zum letzten Test kurz ist oder wenn eine Testversion in den Medien publik gemacht wird, weil beispielsweise ein amerikanischer Präsident damit prahlt, dass er den Test bestanden hat.

Die Durchführung ist einfach und mit den auf der Homepage www.mocatest.org verfügbaren Anweisungen problemlos durchführbar. Dort kann man den Test mit den unterschiedlichen Versionen nach Registrierung kostenlos herunterladen. In der Regel sollte die Durchführung nicht länger als 10 Minuten dauern.

MONTREAL COGNITIVE ASSESSMENT (MOCA)

NAME :
Ausbildung : **Geburtsdatum :**
Geschlecht : **DATUM :**

VISUOSPATIAL / EXEKUTIV

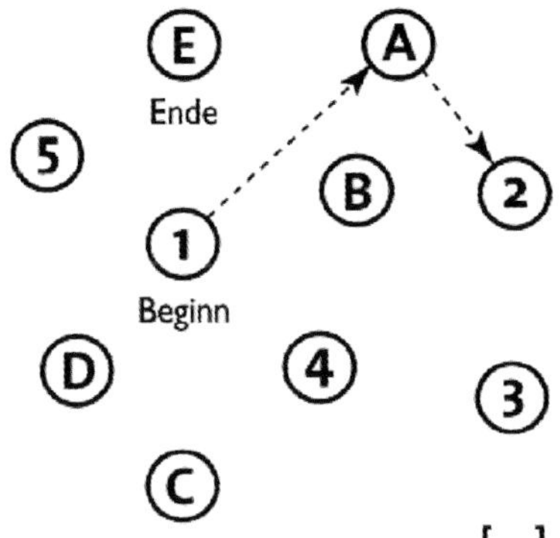

[ ]

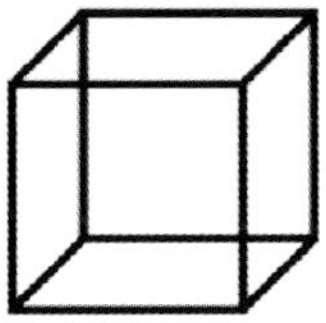

Würfel nachzeichnen [ ]

Eine Uhr zeichnen (Zehn nach elf) (3 Punkte)

[ ] Kontur [ ] Zahlen [ ] Zeiger

PUNKTE ___/5

BENENNEN

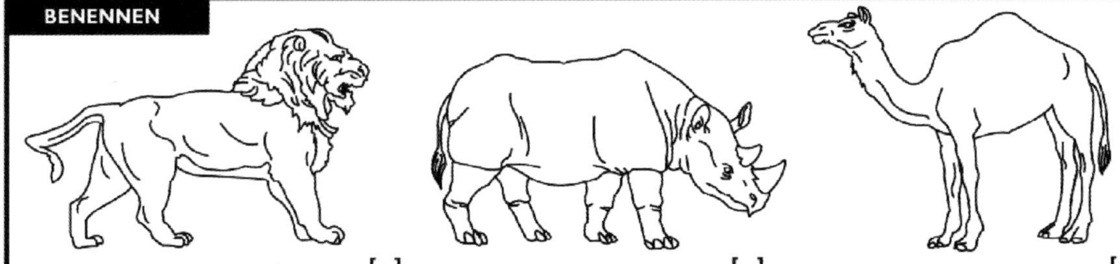

[ ] [ ] [ ] ___/3

GEDÄCHTNIS

Wortliste vorlesen, wiederholen lassen. 2 Durchgänge. Nach 5 Minuten überprüfen (s.u.)

	GESICHT	SAMT	KIRCHE	TULPE	ROT
1. Versuch					
2. Versuch					

Keine Punkte

AUFMERKSAMKEIT Zahlenliste vorlesen (1 Zahl/ Sek.)

In der vorgegebenen Reihenfolge wiederholen [ ] 2 1 8 5 4
Rückwärts wiederholen [ ] 7 4 2 ___/2

Buchstabenliste vorlesen (1 Buchst./Sek.). Patient soll bei jedem Buchstaben „A" mit der Hand klopfen. Keine Punkte bei 2 oder mehr Fehlern
[ ] F B A C M N A A J K L B A F A K D E A A A J A M O F A A B ___/1

Fortlaufendes Abziehen von 7, mit 100 anfangen [ ] 93 [ ] 86 [ ] 79 [ ] 72 [ ] 65
4 oder 5 korrekte Ergebnisse: 3 P., 2 oder 3 korrekt: 2 P., 1 korrekt: 1 P., 0 korrekt: 0 P. ___/3

SPRACHE **Wiederholen:** „Ich weiß lediglich, dass Hans heute an der Reihe ist zu helfen." [ ]
„Die Katze versteckte sich immer unter der Couch, wenn die Hunde im Zimmer waren." [ ] ___/2

Möglichst viele Wörter in einer Minute benennen, die mit dem Buchstaben F beginnen [ ] ____ (N ≥ 11 Wörter) ___/1

ABSTRAKTION Gemeinsamkeit von z.B. Banane und Apfelsine = Frucht [ ] Eisenbahn - Fahrrad [ ] Uhr - Lineal ___/2

ERINNERUNG

		GESICHT	SAMT	KIRCHE	TULPE	ROT	
	Worte erinnern OHNE HINWEIS	[ ]	[ ]	[ ]	[ ]	[ ]	Punkte nur bei richtigem Nennen OHNE Hinweis
Optional	Hinweis zu Kategorie						
	Mehrfachauswahl						

___/5

ORIENTIERUNG [ ] Datum [ ] Monat [ ] Jahr [ ] Wochentag [ ] Ort [ ] Stadt ___/6

© Z Nasreddine MD Version 7. Nov. 2004 deutsche Übersetzung: SM Bartusch, SG Zipper

Normal ≥ 26 / 30 **TOTAL** ___/30
+ 1 Punkt wenn ≤ 12 Jahre Ausbildung

www.mocatest.org Untersucher: ______________________

Abb. 3.6 Der MoCA-Test testet als Kurztest unterschiedliche kognitive Domänen [4]. (© Z. Nasreddine MD. Nachgedruckt mit Erlaubnis. Testversionen sind verfügbar unter www.mocatest.org) [W1050]

Mini-Mental-Status

Der Mini-Mental-Status (MMS) wurde von Folstein et al. 1975 als kognitiver Kurztest publiziert [5] und hat nach wie vor seinen Stellenwert in der Demenzdiagnostik. Er ist allerdings in der Frühphase einer Demenz etwas weniger sensitiv als der MoCA. Folglich erreichen Menschen mit einer Demenz im Anfangsstadium oft noch normale Werte, was für Verunsicherung sorgen kann. Außerdem wurde der MMS schwerpunktmäßig für die Alzheimer-Demenz entwickelt und hat bei anderen Demenzformen eine relativ schlechte Aussagekraft.

DemTect

Ein weiterer weitverbreiteter Test bei Demenzverdacht ist im deutschsprachigen Raum der DemTect. Er ist relativ einfach und schnell durchführbar und zeigt bessere Werte hinsichtlich Sensitivität und Spezifität als der MMS. Mit dem DemTect werden wenige relevante kognitive Domänen getestet. Nachteile sind, dass er vor allem im Hinblick auf Alzheimer-Demenzen untersucht wurde und dass insgesamt bisher weit weniger Daten vorliegen als z. B. für den MoCA.

IQCODE

Der IQCODE ist ein Fragebogen für Bezugspersonen von Menschen mit Demenzverdacht und zeigt eine gute Sensitivität und Spezifität im Hinblick auf Demenzerkrankungen (s. auch ➤ Kap. 3.4.2). Er kann allein oder im Rahmen des Braincheck durchgeführt werden. Erfragt werden 7 Punkte zur Veränderung der geistigen Leistungsfähigkeit im Alltag in den letzten 2 Jahren, die mit 1–5 Punkten gewertet werden können. Ein Abweichen vom Durchschnitt in 2 Bereichen reicht aus, um den Test als pathologisch zu werten.

3.3.3 Weitere Diagnostik

Grundsätzlich können viele weitere diagnostische Maßnahmen, die im ➤ Kap. 3 beschrieben werden, auch aus der Hausarztpraxis heraus veranlasst werden. Ob und wann eine Zuweisung des Patienten an eine spezialisierte Abklärungsstelle (Memory Clinic) erfolgt, hängt sehr von den lokalen Strukturen und der Erfahrung des Hausarztes mit der Diagnose von Demenzerkrankungen ab.

Memory Clinic Gerade bei der Indikationsstellung und Interpretation von Biomarker-Diagnostik ergeben sich immer wieder neue Entwicklungen, sodass an diesem Punkt die Abklärung an einer Memory Clinic sicherlich sinnvoll ist. Außerdem haben Memory Clinics Vorteile in der Vermittlung von Therapie- und Betreuungsangeboten, da regionale Angebote mit aktuellen Ansprechpartnern und Kapazitäten in einem spezialisierten Setting leichter aktuell zu halten sind.

Zusammenarbeit Idealerweise ist der Hausarzt in das diagnostische Netz einer Memory Clinic eingebunden. Je enger diese Vernetzung ist, desto mehr Abklärungen können in der Hausarztpraxis abgeschlossen werden. Eine gute Möglichkeit zum Austausch ist z. B. die Vorstellung von Fällen an gemeinsamen interdisziplinären Diagnosekonferenzen (➤ Kap. 3.4.3). Gerade bei kritischen Fragen, welche die Arzt-Patient-Beziehung belasten können (z. B. die Fahreignung), ist dann punktuell eine Zuweisung an eine externe Abklärungsstelle hilfreich.

INTERPROFESSIONELLES TEAM

Gerade bei der Diagnose und Therapie von Demenzerkrankungen ist eine interdisziplinäre und interprofessionelle Arbeit von großer Bedeutung. Dies spiegelt sich in der Arbeit an Memory Clinics wider. Idealerweise sollte auch der Hausarzt in diesen Teamansatz einbezogen sein.

3.3.4 Langfristige Betreuung

Für die langfristige Betreuung von Menschen mit Demenz bieten die Strukturen einer Hausarztpraxis die ideale Voraussetzung. Meist sind die Patienten dort schon vor der Demenzdiagnose bekannt. Das Vertrauen in den Hausarzt ist in der Regel groß und die Wege zur Praxis sollten kurz sein. So ist der Rahmen für niederschwellige und häufige Kontakte gegeben, was in der Betreuung von Menschen mit Demenz erforderlich ist.

PATIENTENINFO

Menschen mit Demenz und ihre Angehörigen sollten einen engen Kontakt zur Hausarztpraxis pflegen, damit Probleme frühzeitig erkannt und angegangen werden. Die Antizipation und frühzeitige Lösung von Problemen ist ein wesentlicher Faktor, damit die Lebensqualität auch mit einer Demenz als gut empfunden wird.

Es sollten regelmäßige Gespräche mit Patient und Betreuungspersonen vereinbart werden. Wichtig für die Lebensqualität der Betroffenen ist, dass auf Probleme nicht erst reagiert wird, wenn sie groß sind. Vielmehr können mit entsprechender Erfahrung viele Probleme antizipiert und dann rechtzeitig geeignete Maßnahmen empfohlen werden.

Vertrauen Wenn ein Mensch mit Demenz ein langfristiges Vertrauensverhältnis zu einem Arzt hat, kann dies in schwierigen Situationen wie einem Delir von unschätzbarem Wert sein. Diese Rolle nimmt meistens der Hausarzt ein. Zum Beispiel bei beginnenden Delir-Symptomen wird es für den Menschen mit Demenz leichter sein, vom vertrauten Hausarzt eine Medikation anzunehmen als von einer völlig unbekannten Fachperson.

Therapie Es fällt meist in den Aufgabenbereich des Hausarztes, im Verlauf der Demenzerkrankung immer wieder passende therapeutische Angebote zu vermitteln und die Indikationsstellung für Medikamente zu überprüfen. Hierzu gehört auch, Entlastungsangebote für Angehörige von Menschen mit Demenz zu kennen und rechtzeitig anzubieten. Ob zusätzlich in längerfristigen Abständen eine Anbindung an eine spezialärztliche Sprechstunde (z. B. Gedächtnissprechstunde in einer Memory Clinic) erfolgt, hängt von den lokalen Gegebenheiten ab.

3.4 Abklärungen in der Memory Clinic

Ansgar Felbecker

Für die Institution *Memory Clinic* gibt es keine weltweit einheitliche Definition. Beginnend im angloamerikanischen Raum, hat sich jedoch der Trend ausgebreitet, das Wissen rund um die Diagnosestellung und Betreuung von Menschen mit Demenzverdacht an einem Ort zu bündeln. Die Gemeinsamkeit von Memory Clinics ist letztlich die Verpflichtung zu Qualitätsstandards in der Abklärung von Patienten mit Demenzerkrankungen.

Vorteile einer Memory Clinic sind:

- Zusammenführen von verschiedenen Spezialisten an einem Ort
- Interdisziplinäres und interprofessionelles Arbeiten
- Frühe Diagnosestellung
- Hohe Diagnosesicherheit

Natürlich können diese Ziele auch in anderen Abklärungsstellen erreicht werden, wenn entsprechendes Know-how und Interesse vorhanden sind. In diesem Sinne sind im Weiteren jeweils auch andere Demenz-Abklärungsstellen gemeint, wenn von Memory Clinics die Rede ist.

Organisation Es gibt verschiedene Organisationsstrukturen von Memory Clinics. Als Kerndisziplin immer vorhanden ist die klinische Neuropsychologie; zudem sollten Neurologen, Alterspsychiater und Geriater entweder ständig vor Ort verfügbar sein oder konsiliarisch hinzugezogen werden können. In der Regel vervollständigen Mitarbeiter des Sozialdienstes, Pflegefachpersonen und Ärzte weiterer Disziplinen das Team (➤ Abb. 3.7).

3.4.1 Indikationen

Die Abklärung eines Menschen mit Demenzverdacht an einer Memory Clinic kann verschiedene Gründe haben. Diese unterscheiden sich je nach lokalen Gegebenheiten, da die fachliche Führung, Expertise und Schwerpunkte variieren. Einige besonders häufige Fragestellungen sollten jedoch an jeder Memory Clinic beurteilt werden können.

Rasch progrediente Demenz Immer, wenn eine Demenz rasch voranschreitet, sollte eine ausführliche Abklärung an einer Memory Clinic erfolgen. In diesen Situationen ist besonders intensive Diagnostik gefragt, da sich häufiger behandelbare Ursachen wie eine limbische Enzephalitis oder Diagnosen mit weitreichenden Konsequenzen wie z. B. eine Creutzfeld-Jakob-Erkrankung dahinter verbergen können.

Atypische Symptome Nicht nur besonders rasch, sondern auch anderweitig atypisch verlaufende Demenzerkrankungen sollten ein Grund für eine Abklärung in einer Memory Clinic sein. Das Gleiche gilt, falls Symptome auftreten, die nicht gut mit der vermuteten Diagnose zu vereinbaren sind.

Fahreignung Die Einschätzung der Fahreignung gehört in der Regel zu jeder Demenzabklärung. Zwar ist nicht automatisch bei jeder Demenzdiagnose gleich die Fahreignung nicht mehr gegeben, aber im Verlauf der Erkrankung gehen die Kompetenzen, die für die Teilnahme am motorisierten Straßenverkehr notwendig sind, immer verloren. Letztlich geht es darum, den richtigen Zeitpunkt nicht zu verpassen. Da die Beurteilung der Fahreignung gerade in Grenzfällen eine aus-

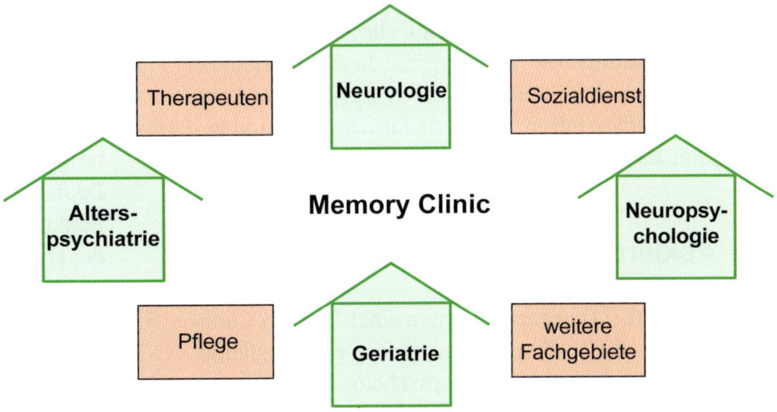

Abb. 3.7 Interdisziplinäre und interprofessionelle Zusammenarbeit in einer Memory Clinic [L143]

führliche neuropsychologische Diagnostik erfordert, der Verlust der Fahreignung für viele Patienten ein sehr einschneidendes Problem darstellt und manchmal die Mitteilung dieser Tatsache das Arzt-Patient-Verhältnis stark belasten kann, hat sich auch hier die Abklärung an einer spezialisierten Stelle bewährt. Falls die Fahreignung am Anfang einer Demenzerkrankung noch als gegeben angesehen wird, sind Verlaufsuntersuchungen nach gestellter Demenzdiagnose zwingend.

Komplexe sozialmedizinische Fragen Auch in diesen Situationen kann es von Vorteil sein, Abklärungen an einem spezialisierten Zentrum vorzunehmen, da dort das Wissen um die regional vorhandenen Unterstützungsangebote meist auf dem aktuellsten Stand ist. So können individuell maßgeschneiderte Angebote vermittelt werden.

Verhaltensauffälligkeiten Falls im Verlauf einer Demenzerkrankung Halluzinationen, Unruhe, Aggressivität oder andere Verhaltenssymptome einer Demenz auftreten, kann es hilfreich sein, eine spezialärztliche Einschätzung bezüglich der Ätiologie und Therapieoptionen einzuholen. Manchmal verbergen sich hinter solchen Symptomen behandelbare Ursachen, die eher durch Fachpersonen erkannt werden können, die regelmäßig mit Menschen mit Demenz arbeiten.

Therapie Oft fragen Menschen in der frühen Phase einer Demenz nach den neuesten Therapieoptionen. Da diese je nach genauer Demenzdiagnose variieren und sich ständig weiterentwickeln, bedarf es für die Ätiologie und stadiengerechte Empfehlung von Therapien einiger Erfahrung. Diese ist an Memory Clinics vorhanden.

Teilnahme an klinischen Studien Gerade im Demenzbereich ist das Angebot zur Teilnahmen an klinischen Studien von großer Bedeutung. Die Demenzforschung entwickelt sich ständig weiter, hat jedoch im Vergleich mit anderen Fachgebieten noch sehr viel Entwicklungspotenzial. Um das Wissen hinsichtlich Ursachen von Demenzerkrankungen und therapeutischen Optionen zu erweitern, ist es wichtig, Probanden für die Teilnahme an klinischen Studien zu rekrutieren. Zwar bietet nicht jede Memory Clinic klinische Studien an, es ist aber in der Regel eine Vermittlung an die passenden Stellen bei Interesse möglich.

Genetische Testung Bei manchen Demenzerkrankungen stellt sich bei entsprechender Anamnese die Frage nach einer genetischen Testung. Die Beratung zu diesem Thema ist komplex und muss im Zweifelsfall durch spezialisierte Ärzte für Humangenetik erfolgen. Eine erste Einschätzung und Beratung kann aber auch in vielen Memory Clinics erfolgen.

3.4.2 Abklärungen

Eine Abklärung bei Demenzverdacht in einer Memory Clinic umfasst immer eine ausführliche Anamnese, eine sorgfältige klinische Untersuchung, eine neuropsychologische Diagnostik, eine zerebrale Bildgebung und eine Labordiagnostik. Je nach Fall und Ergebnissen in der Basisdiagnostik wird weitere Spezialdiagnostik wie eine Liquoruntersuchung oder eine metabolische Bildgebung (z. B. FDG-PET) veranlasst. Selbstverständlich sollte dabei auf bereits zuvor durchgeführte Diagnostik Rücksicht genommen werden.

Strukturierte Fragebögen

In vielen Memory Clinics werden Fragebögen eingesetzt, um die Anamneseerhebung zu unterstützen. Ihr Nutzen im klinischen Alltag ist allerdings oft begrenzt, da eine sorgfältige Anamneseerhebung die gleichen oder mehr Informationen liefert. Sinnvoll sind sie z. B. im Rahmen von klinischen Studien, da sie die Vergleichbarkeit von Daten erhöhen. Außerdem können sie eine Art Minimalstandard definieren.

Häufig gebräuchlich sind in den meisten Memory Clinics Fragebögen, welche die Alltagskompetenzen strukturiert erheben:

- *Activities of Daily Living* (ADL; nach Lawton und Brody [2])
  - Fragen z. B. nach der Körperhygiene, Nahrungsaufnahme, Inkontinenz, Ankleiden
  - Umfasst 6 Kategorien mit je 1–5 möglichen Punkten (gesamt 6–30 Punkte)
  - Deutet bei Auffälligkeiten auf eine mindestens **mittelschwere Demenz** hin
- *Instrumental Activities of Daily Living* (iADL; nach Lawton und Brody [2])
  - Fragt z. B. nach Nutzung des Telefons und Teilnahme am öffentlichen Verkehr, Haushalt, Kochen, Einkaufen und Umgang mit Geld
  - Umfasst 8 Kategorien mit je 1–3 möglichen Punkten (gesamt 8–24 Punkte)
  - Deutet bei Auffälligkeiten auf eine mindestens **leichte Demenz** hin
- Fragebogen zur geistigen Leistungsfähigkeit für ältere Personen (IQCODE; nach Ehrensberger [3])
  - Fragebogen für Angehörige oder andere nahe Bezugspersonen
  - Fragt die Veränderung der geistigen Leistungsfähigkeit in den letzten 2 Jahren ab
  - Umfasst 7 beispielhafte Fähigkeiten, die mit je 1–5 Punkten gewertet werden, wobei 5 die größte Veränderung bedeutet (gesamt 7–35 Punkte, für die Auswertung geteilt durch Fragenanzahl)
  - Deutet ab einem Wert von 23 Punkten (bzw. von 3,29 Punkten im Durchschnitt) auf eine Beeinträchtigung der kognitiven Leistungsfähigkeit, die weiter abgeklärt werden sollte
- *Neuropsychiatric Inventory* (NPI; nach Cummings [6])
  - Fragebogen für Angehörige
  - Erfragt Verhaltenssymptome, die insbesondere auf frontale Demenzvarianten hindeuten können

– Umfasst 12 verschieden Kategorien, die jeweils nach Häufigkeit, Schwere und Belastung im Alltag gewertet werden

Daneben werden auch in einer Memory Clinic kognitive Kurztests wie der Mini-Mental-Status und der MoCA durchgeführt (➤ Kap. 3.3.2).

3.4.3 Demenz-Diagnosekonferenz

Die Demenz-Diagnosekonferenz ist das zentrale Element vieler Memory Clinics, wo die verschiedenen Disziplinen zusammenkommen und gemeinsam die Diagnosen der abgeklärten Fälle besprechen. Das Ziel sollte immer sein, nach dieser Besprechung eine klare Aussage zum Vorliegen einer Demenz mit Ursache und Schweregrad sowie zu allfälligen Differenzialdiagnosen treffen zu können.

Im Anschluss an die Diagnosekonferenzen sollte es immer ein ausführliches Gespräch mit dem Betroffenen und Bezugspersonen geben, in dem die Ergebnisse der Abklärungen erklärt werden und die Diagnose eröffnet wird (➤ Kap. 7.1).

3.4.4 Gedächtnis-Sprechstunden

An den meisten Memory Clinics bestehen Angebote für eine ambulante Beurteilung in einer Gedächtnis-Sprechstunde. Hier können zum einen Ersteinschätzungen bei Demenzverdacht niederschwellig erfolgen und der Bedarf für weitere Abklärungen festgelegt werden. Zum anderen kann hier je nach Wünschen der Zuweiser auch eine weitere Betreuung von Patienten angeboten werden.

3.5 Neuropsychologische Diagnostik

Severin Früh

Leitsymptom bei einer Demenz ist eine Verschlechterung der kognitiven Funktionen gegenüber einem vormals höheren Niveau mit Auswirkung auf die berufliche, soziale oder Alltagskompetenz. Die Objektivierung von eigen- und fremdanamnestisch berichteten oder vermuteten kognitiven Beeinträchtigungen ist Aufgabe der neuropsychologischen Diagnostik.

3.5.1 Indikation

In den derzeit gültigen diagnostischen Klassifikationssystemen ICD-10 und DSM-5 steht in der Definition der Diagnosekriterien der Demenz bzw. der *Major Neurocognitive Disorder* eine erworbene Störung kognitiver Funktionen mit Auswirkung auf die Alltagskompetenz im Zentrum (➤ Kap. 4). Um diese Diagnosekriterien objektiv beurteilen zu können, bedarf es einer neuropsychologischen Untersuchung. Folglich kommt der neuropsychologischen Diagnostik eine zentrale Rolle im „Puzzle" einer Demenzabklärung zu. Neuropsychologische Screeningtests (z.B. MMS, MoCA, Uhrentest) erlauben eine grobe Einschätzung, ob Auffälligkeiten vorliegen (➤ Abb. 3.8).

Eine differenzierte Beurteilung ist so nicht möglich, u.a. weil der Einfluss des Bildungshintergrundes nicht oder zu wenig berücksichtigt wird, weshalb die neuropsychologische Untersuchung damit nicht ersetzt werden kann. Die Stärken der neuropsychologischen Diagnostik liegen in der Objektivierung von subtilen, in einem Gespräch nicht auffälligen Defiziten in der Früh- oder Prodromalphase der Demenzerkrankung und der Abgrenzung gegenüber einem nichtpathologischen kognitiven Leistungsabbau im Rahmen des natürlichen Alterungsprozesses. Am ehesten verzichtet werden kann auf die neuropsychologische Diagnostik bei bereits deutlich fortgeschrittenem kognitivem Abbau im Stadium einer schweren Demenz.

CAVE

Die neuropsychologische Diagnostik ist ein zentrales Element in der Demenzabklärung, da sich nur mit objektivierten kognitiven Defiziten die Diagnosekriterien der Demenz beurteilen lassen. Neuropsychologische Screeningtests können dabei eine neuropsychologische Abklärung nicht ersetzen.

3.5.2 Neuropsychologische Untersuchung

Eine neuropsychologische Untersuchung besteht in der Regel aus einem Anamnesegespräch und der testpsychologischen Untersuchung und nimmt im Rahmen einer Demenzabklärung meist zwischen 1,5 und 2,5 Stunden in Anspruch. Die Dauer variiert je nach Fragestellung und Belastbarkeit der Patienten. Der relativ hohe Zeitbedarf erklärt sich dabei aus der Anwendung mehrerer neuropsychologischer Testverfahren pro zu untersuchendem kognitivem Funktionsbereich.

Nicht selten kommen Patienten mit Vorbehalten und Ängsten zu einer neuropsychologischen Demenzabklärung, häufig auf Druck der Angehörigen. Erfahrene Neuropsychologen sind mit dieser Situation jedoch sehr vertraut, sodass es in der Regel möglich ist, die Untersuchungssituation entsprechend zu gestalten und anzupassen, die Patienten emotional abzuholen und die Untersuchung durchführen zu können. Häufig sind die anfänglichen Befürchtungen nach wenigen Minuten kein Thema mehr.

Anamnesegespräch

Im Anamnesegespräch erfragen Neuropsychologen aktuelle Beschwerden und deren Verlauf. Sie gehen dabei vertieft auf kognitive Beeinträchtigungen und deren Auswirkungen auf

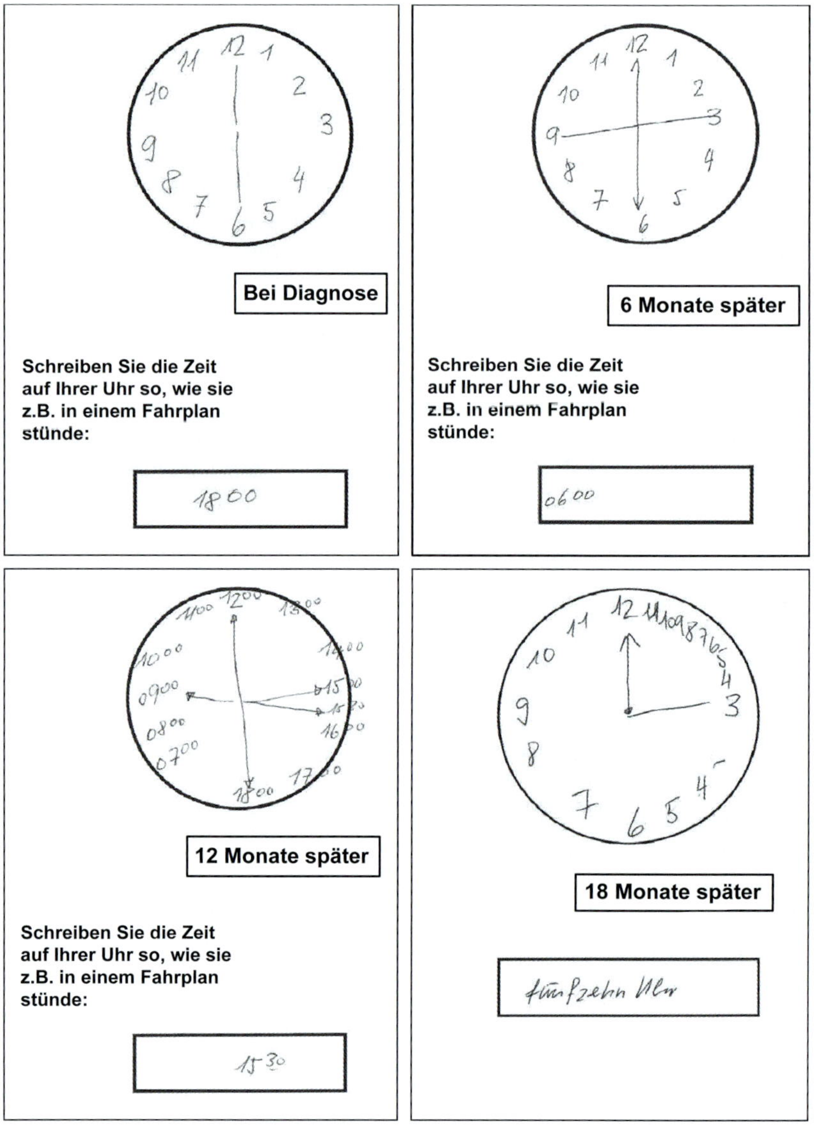

Abb. 3.8 Der Uhrentest zeigt die Entwicklung der kognitiven Defizite im zeitlichen Verlauf bei einer 63-jährigen Patientin mit einer Alzheimer-Demenz. Der erste Test erfolgte bei Diagnosestellung und einem Mini-Mental-Status von 26/30 Punkten. [P495]

die Leistungsfähigkeit im Beruf und die Selbstständigkeit im Alltag ein, daneben aber auch auf den emotionalen und Persönlichkeitsbereich. Da bei Demenzpatienten das Störungsbewusstsein häufig eingeschränkt ist und Defizite bagatellisiert werden, kommt der Fremdanamnese eine besonders große Bedeutung zu.

Entscheidend ist oft das konkrete Erfragen von Problemen anhand von Beispielsituationen, da auf offene Fragen spontan zu wenig berichtet wird. Meistens wird das Sammeln von Informationen zum emotionalen Bereich und Alltagsbeeinträchtigungen durch Fragebögen ergänzt (z. B. Beck Depression Inventory, BDI; Informant Questionnaire on Cognitive Decline in the Elderly, IQCODE). Wichtig ist auch die Erhebung von Informationen, die es erlauben, sich ein Bild des prämorbiden intellektuellen Niveaus, des Ausbildungshintergrunds und des beruflichen Werdeganges machen zu können.

Neuropsychologische Testung

In der neuropsychologischen Testung werden kognitive Funktionsbereiche mithilfe standardisierter Testverfahren untersucht, die wissenschaftlichen Qualitätskriterien bezüglich Validität, Objektivität und Reliabilität genügen. Standardisiert bedeutet, dass zu bearbeitende Aufgaben exakt mit den vorgeschriebenen Instruktionen vorgegeben werden sowie Art und Zeitpunkt von Korrekturen nur wie im Testmanual vorgesehen gemacht werden, um dadurch die Vergleichbarkeit mit einer geeigneten Normstichprobe für die Auswertung zu gewährleisten. In der Regel kommen mündliche, Papier-Bleistift- sowie computergestützte Verfahren zur Anwendung. Verbreitet sind auch in Testbatterien zusammengefasste Untersuchungsverfahren (z. B. CERAD-Plus), die eine gute Basis darstellen können. Erfahrene

Neuropsychologen werden die anzuwendenden Tests aufgrund von Vorinformationen, allenfalls spezifischen Fragestellungen, Bildungs- und kulturellem Hintergrund der Patienten und deren Belastbarkeit zusammenstellen und im Untersuchungsverlauf hypothesengeleitet anpassen.

Die untersuchten kognitiven Funktionen umfassen in der Regel folgende Bereiche:

- **Aufmerksamkeit:** Untersucht wird das allgemeine Aufmerksamkeitsniveau als Basisfunktion im Sinne von Alertness und Wachheit. Zudem wird die Breite des Aufmerksamkeitsfokusses geprüft von der *selektiven Aufmerksamkeit* für bestimmte Reize bis zum Beachten mehrerer, parallel ablaufender Aufgaben in der *geteilten Aufmerksamkeit.* Des Weiteren können zusätzlich z. B. Daueraufmerksamkeit, Flexibilität bei wechselndem Aufmerksamkeitsfokus oder Aspekte der räumlichen Aufmerksamkeit untersucht werden.
- **Lernen und Gedächtnis:** Geprüft werden meist die zu unterscheidenden Gedächtnissysteme Kurzzeitgedächtnis/*Merkspanne, episodisches Gedächtnis* und *semantisches Gedächtnis.* Besondere Bedeutung kommt der Prüfung des episodischen Gedächtnisses zu, also dem Aufnehmen und späteren Abrufen von neuer Information, da eine Funktionseinschränkung in diesem Bereich bei vielen Demenztypen ein frühes kognitives Leitsymptom darstellt. Häufig wird das episodische Gedächtnis in verschiedenen Modalitäten (verbal/figural) und mit unterschiedlichem Material (einfach/komplex, unstrukturiert/im Kontext) untersucht.
- **Exekutivfunktionen:** Hierbei handelt sich um eine heterogene Gruppe von höheren kognitiven Leistungen, die grob als Regulations- und Kontrollmechanismen definiert werden können, welche zielorientiertes und situationsangepasstes Verhalten ermöglichen. In einer Untersuchung werden häufig ein bis zwei Verfahren aus den exekutiven Teilbereichen Arbeitsgedächtnis und Monitoring (Handlungsüberwachung, Zwischenspeichern von Information, die im weiteren Verlauf der Aufgabe wieder gebraucht wird), kognitive Flüssigkeit und Flexibilität (Umstellfähigkeit und Ideenproduktion) sowie planerisches und problemlösendes Denken durchgeführt.
- **Sprache** und sprachassoziierte Funktionen: Untersucht werden neben der Spontansprache das Nachsprechen, das Sprachverständnis, das Benennen sowie die schulischen Fertigkeiten Lesen, Schreiben und Zahlenverarbeitung.
- **Wahrnehmung:** In diesem Bereich wird meist vorwiegend in der visuellen Modalität untersucht bezüglich Figur-Grundwahrnehmung, Objekterkennung und Formerschließung. Seltener kommen Aufgaben zur taktilen und auditiven Wahrnehmung zur Anwendung.
- **Raumkognition und Visuokonstruktion:** In diesem Bereich werden Fähigkeiten in der räumlichen Wahrnehmung und im räumlichen Vorstellungsvermögen untersucht durch Aufgaben, in denen es um Wahrnehmung im Raum, mentales Rotieren von vorgegeben Objekten oder konstruktive Aufgaben mittels Zeichnen oder Nachlegen von Figuren geht.
- **Praxie:** Mögliche Beeinträchtigungen der Handlungssteuerung werden untersucht auf Störungen des Imitierens, der Ausführung kommunikativer Gesten und des Gebrauchs von Werkzeugen und Objekten.
- **Soziale Kognition:** In diesem Bereich geht es um die Verarbeitung von Informationen im sozialen Kontext (Empathie, Erkennen von Handlungsabsichten anderer, Erkennen von sozialen Regelverletzungen u. v. m.). Im DSM-5 ist in den Diagnosekriterien der Demenz die soziale Kognition als eigenständiger kognitiver Bereich aufgeführt. Standardisierte Testverfahren sind bisher aber noch wenig verbreitet.

Während manche neuropsychologische Tests recht selektiv einzelne Fähigkeiten überprüfen, erfordern andere für die Lösung mehrere kognitive Ressourcen (➤ Abb. 3.9). Dies ist bei der Beurteilung der Ergebnisse immer zu beachten.

Auswertung

Die Auswertung der durchgeführten Tests erfolgt, indem die Rohwerte der untersuchten Patienten mit einer geeigneten Normstichprobe von gesunden Probanden verglichen werden. Unter der Prämisse, dass kognitive Leistungen einer Gauß-Normalverteilung unterliegen, wird die Abweichung des individuellen Werts vom Mittelwert der Norm errechnet. Die Einteilung in unauffällige und als beeinträchtigt zu wertende Befunde und deren Schweregrad ist zunächst eine rein statistische. Hierfür kommen in verschiedenen Memory Cli-

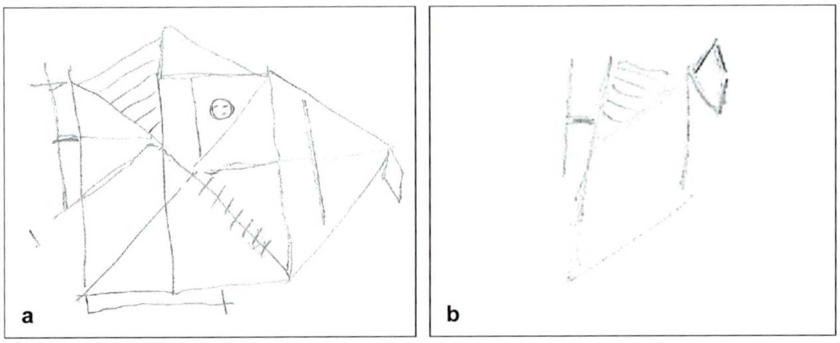

Abb. 3.9 Die Wiedergabe der Rey-Figur testet neben visuokonstruktiven Fähigkeiten auch Gedächtnisleistungen. Zunächst wird der Patient zum Abzeichnen der Vorlage aufgefordert, anschließend zur Wiederholung ohne Vorlage **(a).** Mit einer weiteren freien Wiedergabe 30 Minuten später im Testverlauf wird primär die visuelle Gedächtnisleistung überprüft **(b).** Pathologischer Befund einer Patientin mit Alzheimer-Demenz [P495]

nics oder neuropsychologischen Abklärungsstellen teilweise leicht abweichende Klassifikationssysteme mit unterschiedlicher Terminologie zur Anwendung. Als Faustregel kann jedoch von Folgendem ausgegangen werden:

- Werte innerhalb einer Standardabweichung des Mittelwerts sind durchschnittlich.
- Werte zwischen einer und zwei Standardabweichungen unterhalb des Mittelwerts sind leicht beeinträchtigt.
- Werte zwischen zwei und drei Standardabweichungen unterhalb des Mittelwerts sind mittelschwer beeinträchtigt.
- Werte ab drei Standardabweichungen unterhalb des Mittelwerts sind schwer beeinträchtigt.

Idealerweise sind Testverfahren mehrfach normiert, also z. B. nach Alter, Geschlecht und Bildung, und die Normierung wurde im selben Kulturkreis durchgeführt, in dem der Test angewendet wird. Bei Verfahren, die nur einfach normiert sind, z. B. nach Alter, ist es Aufgabe der Neuropsychologen, die in der Normierung fehlenden Aspekte (Bildung, Geschlecht, kulturelle Unterschiede) bei der Beurteilung zu berücksichtigen.

Beurteilung

Die Basis einer neuropsychologischen Beurteilung bilden die ausgewerteten Testbefunde, wobei diese nicht bloß aufgelistet werden. Vielmehr geht es um eine Zusammenfassung und Gewichtung der erhobenen Befunde. Zudem werden in einer neuropsychologischen Beurteilung Informationen aus der Verhaltensbeobachtung, dem emotionalen und Persönlichkeitsbereich sowie die eigen- und fremdanamnestischen Angaben zu den Beschwerden und Beeinträchtigungen im Alltag integriert und das prämorbide Leistungsniveau berücksichtigt.

Meist wird in der Beurteilung ein Gesamtschweregrad der neuropsychologischen Störung angegeben. Zudem werden die im Vordergrund stehenden beeinträchtigten kognitiven Funktionsbereiche und Auffälligkeiten im Bereich Emotionalität und Verhalten herausgestellt und auf diese Weise das neuropsychologische Störungsmuster beschrieben.

Bei Verlaufsuntersuchungen kann zudem ein Vergleich mit den Befunden der Voruntersuchung vorgenommen werden, falls diese vorhanden sind. Daraus lässt sich eine objektivierte Aussage zum Verlauf ableiten, z. B. hinsichtlich einer Progredienz der Funktionsstörungen in bestimmten kognitiven Bereichen.

Die Frage „Demenz: ja/nein?" ist alleine mit der Objektivierung von kognitiven Defiziten noch nicht zu beantworten. Dafür muss auch gesichert sein, dass die festgestellten kognitiven Einbußen relevante Einschränkungen im Alltag und/oder Beruf verursachen. Mit anderen Worten: Die gleichen neuropsychologisch objektivierten kognitiven Defizite können von verschiedenen Personen im Alltag unterschiedlich gut kompensiert werden. Dabei sind Ressourcen wie die Erfahrung, erlernte Kompensationsstrategien und die Relevanz der Testbereiche mit Defiziten im persönlichen Alltag entscheidend.

CAVE

Defizite in einer neuropsychologischen Testung allein rechtfertigen noch keine Demenzdiagnose. Entscheidend ist, ob diese Defizite im Alltag noch kompensiert werden können und ob folglich eine Alltagsrelevanz besteht oder nicht.

Im Hinblick auf die ebenfalls im Rahmen einer Demenzabklärung zu beantwortenden Fragen nach der Ätiologie und Behandlungsoptionen wird die Demenzdiagnose üblicherweise nicht im neuropsychologischen Abklärungsbericht, sondern interdisziplinär gestellt.

INTERPROFESSIONELLES TEAM

Demenzabklärungen sollten immer in einem interdisziplinären Rahmen erfolgen. Neben einer neuropsychologischen Beurteilung fließen ärztliche, pflegerische und weitere Aspekte in die Gesamtbeurteilung ein. Für diese interdisziplinäre und interprofessionelle Einschätzung haben sich in den Memory Clinics die Demenz-Diagnosekonferenzen bewährt (➤ Kap. 3.4.3).

3.5.3 Neuropsychologische Störungsmuster

Das neuropsychologische Störungsmuster ist die Beschreibung der beeinträchtigten und intakten kognitiven Funktionsbereiche aufgrund der neuropsychologischen Abklärung. Sie kann einen Beitrag leisten zu differenzialdiagnostischen Überlegungen in der Demenzabklärung.

Der Verlauf einer Demenz unterscheidet sich je nach Demenzform und der von der Demenz betroffenen Hirnregionen. So zeigt sich beispielsweise bei der **Demenz vom Alzheimer-Typ** in einem „klassischen" Verlauf zunächst funktionell ein Hypometabolismus und später strukturell eine Atrophie im mediotemporalen Kortex und in hochparietalen Regionen (➤ Kap. 4.3). Entsprechend kommt es zu neuropsychologischen Defiziten in den mit diesen Regionen assoziierten kognitiven Funktionen. Typischerweise zeigen sich im neuropsychologischen Störungsmuster dann eine Lern- und Speicherstörung im episodischen Gedächtnis und Defizite im Abruf von semantischen Gedächtnisinhalten, z. B. im Benennen oder in der semantischen Wortflüssigkeit.

Demgegenüber zeigt sich z. B. bei der Verhaltensvariante der **frontotemporalen Demenz** (FTD; ➤ Kap. 4.6), mit einem anderen Muster der betroffenen Hirnregionen, ein klar unterschiedliches neuropsychologisches Störungsmuster. In der Frühphase stehen Auffälligkeiten und Veränderungen im Verhalten und der Persönlichkeit im Vordergrund (z. B. reduzierte Impulskontrolle, Enthemmung, Antriebslosigkeit), während in neuropsychologischen Tests Beeinträchtigungen im exekutiven Bereich festgestellt werden können. Andere kognitive Funktionsbereiche wie das Gedächtnis können aber lange noch völlig unbeeinträchtigt sein.

Differenzialdiagnostische Überlegungen können angestellt werden, indem objektivierte neuropsychologische Defizite von Patienten mit bekannten neuropsychologischen Charakteristika verschiedener demenzieller Erkrankungen verglichen werden.

Häufig wird in neuropsychologischen Beurteilungen in kortikale und subkortikale Störungsmuster als grobe Einteilungsform unterschieden (➤ Tab. 3.1). Gemeint ist damit die Abgrenzung der Alzheimer-Demenz und anderer kortikaler Demenzformen wie der FTD von typisch subkortikalen Demenzen wie der Parkinson-Demenz, dem Morbus Huntington oder kognitiver Störungen im Rahmen endokriner und metabolischer Enzephalopathien. In diese Gruppe gehören auch andere subkortikale Prozesse wie der Normaldruckhydrozephalus, subkortikale vaskuläre Demenzen oder die HIV-Enzephalopathie. Zu beachten ist, dass bei vielen Krankheiten und damit assoziierten Demenzformen eine Einteilung in dieses Schema nur schwer (z. B. Lewy-Körper-Demenz) oder gar nicht möglich ist (z. B. toxische Enzephalopathien, Multiple Sklerose, Prionenerkrankungen).

Einschränkend ist zu erwähnen, dass ein differenzialdiagnostischer Beitrag der Neuropsychologie nur für die Frühphasen der Erkrankung bis hin zu leicht- bis mittelgradigen Demenzstadien erwartet werden darf. Mit der fortschreitenden Erfassung immer größerer Teile des Gehirns im Verlauf einer Demenz kommt es zu einer Angleichung der Störungsmuster, bis letztlich schwerste Beeinträchtigungen in fast allen kognitiven Funktionsbereichen vorliegen. Auch in der Frühphase kann sich die differenzialdiagnostische Einordnung des neuropsychologischen Störungsmusters schwierig gestalten, da häufig Mischformen von Demenzen und interindividuelle Unterschiede kein eindeutiges Bild ergeben.

Einen wichtigen differenzialdiagnostischen Beitrag leistet die neuropsychologische Diagnostik nicht nur in der Unterscheidung von Demenzformen untereinander, sondern vor allem auch in der Unterscheidung „gesund vs. *Mild Cognitive Impairment* (MCI) vs. Demenz“ sowie in der Abgrenzung von psychiatrischen Erkrankungen wie der Depression.

3.5.4 Beantwortung zusätzlicher Fragestellungen

Im Rahmen von Demenzabklärungen geht es oftmals nicht nur um die Frage, ob eine Demenz vorliegt, sondern auch um zusätzliche Bereiche, die im Verlauf einer Demenzerkrankung beeinträchtigt sind, z. B. die Fahreignung oder die Urteilsfähigkeit. Die neuropsychologische Diagnostik kann zur Beantwortung solcher Fragen wertvolle Informationen liefern, indem sie Grundvoraussetzungen prüft.

Fahreignung Hierfür werden z. B. Tests bezüglich Reaktionsgeschwindigkeit und -konstanz, geteilter Aufmerksamkeit, visueller Explorationsgeschwindigkeit, visueller Wahrnehmung und visuell-räumlicher Verarbeitung verwendet. Zudem werden Fähigkeiten im exekutiven Bereich zu Impulskontrolle, Flexibilität und Interferenzabwehr überprüft. Die abschließende Beurteilung des Risikos für die Teilnahme am Straßenverkehr sollte unter Berücksichtigung der neuropsychologischen und medizinischen Befunde interdisziplinär erfolgen (➤ Kap. 7.9). Länderspezifische Besonderhei-

Tab. 3.1 Charakteristika kortikaler und subkortikaler Demenzen

Funktionsbereich	Kortikale Demenzen	Subkortikale Demenzen
Aufmerksamkeit	Beeinträchtigt	Schwer gestört
Arbeitstempo	Vermindert	Stark verlangsamt
Sprache	Gestört bis aphasisch, reduzierte Wortflüssigkeit, Anomie	Normal bis wenig gestört
Sprechen	Normal bis beeinträchtigt	Hypophonie, Dysarthrie, Mutismus
Gedächtnis	Amnesie einschließlich Rekognition (Speicherdefizit) Vorwiegend anterograd	Vergesslichkeit (Abrufstörung) mit intakter Rekognition Vorwiegend retrograd
Implizites Lernen	Weitgehend intakt	Deutlich vermindert
Denken	Reduziertes Urteilsvermögen, Abstraktionsdefizit, Akalkulie	Verlangsamung, Fragmentierung
Flexibilität	Beeinträchtigt	Stark vermindert
Visuokonstruktion	Gestört	Gestört
Motorik	Haltung, Gang, Tonus und Bewegungen meist altersentsprechend	Extrapyramidalmotorische Symptome, hypo- oder hyperkinetisch
Affekt	Antriebsarm, indifferent oder enthemmt	Apathisch, demotiviert, depressiv
Neuroanatomische Lokalisation	Neurodegeneration vor allem im Hippocampus und den neukortikalen Assoziationsgebieten	Neurodegeneration vor allem in Basalganglien, Thalamus und Hirnstamm

aus [7] mit eigenen Ergänzungen

ten hinsichtlich der rechtlichen Verantwortung und der Einbindung von Verkehrsmedizinern oder Behörden sind bei der Beurteilung zu beachten.

Urteils- und Geschäftsfähigkeit Hier geht es in der neuropsychologischen Diagnostik ebenfalls um die Abklärung von Grundvoraussetzungen. Es erfolgt z. B. eine Prüfung von Funktionen der intellektuellen, sprachlichen und exekutiven Fähigkeiten (Abstraktionsvermögen, logisch-schlussfolgerndes Denken, Sprachverständnis, Lese-Sinnverständnis, Zahlenverarbeitung, sprachliches Ausdrucksvermögen). Bei umschriebener Aphasie wird eine spezifische logopädische Abklärung nötig sein. Die Urteils- und Geschäftsfähigkeit wird dann abschließend meist durch einen Psychiater oder anderen Arzt beurteilt (➤ Kap. 7.10).

Wichtig ist es, allfällige zusätzliche Fragestellungen möglichst spezifisch im Zuweisungsschreiben für die neuropsychologische Abklärung zu formulieren, damit diese bereits in der Planung der Untersuchung berücksichtigt werden können.

3.5.5 Ausgangspunkt für Behandlung und Betreuung

Durch die neuropsychologische Diagnostik können wertvolle Informationen für die Beratung, die Auswahl und Planung von Therapie-, Unterstützungs- und Betreuungsmaßnahmen gewonnen werden. Dabei geht es nicht nur um die Frage, in welchen Bereichen Defizite vorliegen, sondern insbesondere auch um die Ressourcen. Dies erlaubt es, geeignete Therapiesettings und Methoden sowie realistische Therapieziele auszuwählen. Auch Unterstützungs- und Betreuungsmaßnahmen können mit detaillierten Informationen zu den noch bestehenden Kapazitäten der Patienten bedarfsgerecht ausgewählt werden.

Die Effektivität angewandter Therapien kann im Rahmen von neuropsychologischen Verlaufsuntersuchungen evaluiert und entsprechende Anpassungen können vorgenommen werden.

3.6 Bildgebung

Paul G. Unschuld

3.6.1 Einleitung

Sowohl die Magnetresonanztomografie (Magnetic Resonance Imaging, MRI) als auch nuklearmedizinische Bildgebungstechnologien nehmen eine zentrale Rolle in der Differenzialdiagnostik demenzieller Syndrome ein. Dieses Kapitel gibt einen kurzen Überblick, wie moderne Bildgebungstechnologien die klinische Diagnosefindung bei Verdacht auf eine demenzielle Erkrankung unterstützen können. Bildgebungstechnologien sind in der Lage, wertvolle Hinweise auf die zugrunde liegende pathologische Gehirnveränderung zu liefern, und werden zunehmend auch zur Verlaufsbeurteilung eingesetzt. MRI und nuklearmedizinische Verfahren stellen dabei einen wesentlichen Teil des differenzialdiagnostischen Prozesses der Demenzabklärung dar. Ihre Aussagekraft steht in einem engen Zusammenhang mit klinischer Befunderhebung, der Erfassung neuropsychologischer Defizite sowie Ergebnissen aus Labor und anderen Biomarkertests.

Die wesentlichen Fragestellungen, die mittels Bildgebung beantwortet werden sollen, sind zum einen die möglichst frühzeitige Differenzierung von Patienten mit neurodegenerativer Erkrankung von Personen mit als „normal" einzuordnenden, altersbedingten kognitiven Veränderungen. Darüber hinaus soll Bildgebung die Differenzierung der verschiedenen neurodegenerativen Ursachen kognitiver Defizite ermöglichen. Für den Kliniker wichtige **neurodegenerative Ursachen** von kognitivem Abbau und Demenz, die mithilfe von Bildgebung als Ergänzung zur allgemeinen klinischen Untersuchung besser eingeordnet werden können, sind beispielsweise:

- Alzheimer-Erkrankung (AD)
- Frontotemporale Demenz (FTD)
- Demenz mit Lewy Bodies (DLB)
- Kortikobasale Degeneration (CBD)
- Progressive supranukleare Blickparese (PSP)
- Creutzfeld-Jakob-Erkrankung (CJD)

Die frühe und korrekte Diagnose dieser Krankheitsbilder ermöglicht es den Betroffenen und ihrem Umfeld, sich frühzeitig auf den Krankheitsverlauf vorzubereiten sowie gemeinsam mit dem behandelnden Arzt die notwendigen therapeutischen Maßnahmen rechtzeitig zu veranlassen. Da die Diagnose einer Demenz eine weitreichende Bedeutung für die weitere Lebensplanung und Behandlung hat, sollte immer eine möglichst große Diagnosesicherheit angestrebt werden. Hierbei kann die moderne Bildgebung eine entscheidende Hilfe darstellen.

Eine besondere Bedeutung spielt die Bildgebung weiterhin bei der möglichst frühen Erfassung von **nicht neurodegenerativen Ursachen** von kognitiven Defiziten, die teilweise durch geeignete therapeutische Interventionen kausal behandelt werden können. Bildgebungstechnologien können insbesondere hilfreich sein, um Ursachen kognitiver Dysfunktion mit neurochirurgischer Behandlungsindikation rechtzeitig zu diagnostizieren. Hierzu zählen:

- Raumforderungen durch Tumoren
- Subduralhämatome
- Normaldruckhydrozephalus

Auch die Frage, in welchem Umfang vaskuläre Erkrankungen des Gehirns als mögliche Ursachen von kognitiven Defiziten erwogen werden müssen, kann mit Bildgebungstechnologie beantwortet werden. Eine besondere Herausforderung für die klinische Differenzialdiagnostik stellen Mischformen mit gleichzeitigem Vorliegen verschiedener neurodegenerativer Erkrankungen sowie vaskulärer Pathologien dar. Insbesondere bei einer Alzheimer-Erkrankung muss mit einem hohen Grad an Komorbidität anderer Demenzformen, z. B. DLB oder vaskuläre Demenz, gerechnet werden. Geeignete Bildgebungstechnologien können dabei helfen, verschiedene pathologische Gehirnveränderungen anhand charakteristischer Merkmale voneinander abzugrenzen.

Im Folgenden werden die wichtigsten klinisch etablierten MRI-Techniken und nuklearmedizinischen Verfahren hinsichtlich ihrer Bedeutung für die Demenzdiagnostik erläutert. Im Zentrum steht dabei die Identifikation charakteristischer Muster regionaler struktureller und metabolischer Veränderungen, welche die verschiedenen Demenzsyndrome insbesondere in frühen Krankheitsstadien voneinander unterscheiden.

3.6.2 Strukturelle Veränderungen bei Demenz

Der Nachweis charakteristischer Atrophiemuster kann wesentlich zur Diagnosefindung beitragen (➤ Abb. 3.10). Hier haben sich T1- und T2-gewichtete MRI-Sequenzen als Methode der Wahl etabliert, um krankhafte strukturelle Veränderungen des Gehirns abzubilden.

Die Computertomografie wird nur noch in Ausnahmefällen zur Demenzdiagnostik eingesetzt, z. B. beim Vorliegen von Kontraindikationen für das Durchführen eines MRI bzw. zur Abklärung von möglichen Folgen traumatischer Hirnschädigung. Zu den teils relativen, teils absoluten Kontraindikationen für ein MRI gehören metallische Implantate oder Herzschrittmacher, die eine potenzielle Gefährdung des Patienten während der MRI-Untersuchung darstellen können.

Charakteristische MR-Befunde

	Alzheimer-Demenz	DLB	FTD	vaskuläre Demenz
Atrophie des Frontallappens			xxx	x
Atrophie des Temporallappens	xx		xxx	x
Atrophie des Hippocampus	xxx	x	xx	xx
Atrophie des Parietallappens	xx			x
WMH				xxx
lakunäre Infarkte				xxx
Territorialinfarkte				xxx

Abb. 3.10 Charakteristische MR-Befunde bei demenziellen Erkrankungen [8, 9] [L143]

Im Einzelfall muss eine Abwägung zwischen Risiko und diagnostischem Gewinn erfolgen.

Um charakteristische Atrophiemuster zu erkennen und hinsichtlich ihrer Ausprägung zu bewerten, empfiehlt sich ein systematisches Vorgehen bei der Untersuchung struktureller MRI-Befunde. Das Ausmaß globaler Atrophie kann mit der Pasquier-Global-Cortical-Atrophy(GCA)-Skala erfasst werden. Für die Untersuchung des medialen Schläfenlappens kann die Duara-Medial-Temporal-Lobe-Assessment(MTA)-Skala verwendet werden. Die Atrophie des Parietallappens kann standardisiert mit der Koedam-Skala erfasst werden.

Darüber hinaus gibt es einzelne Gehirnregionen, deren isolierte Atrophie und strukturelle Veränderung schon in frühen Stadien neurodegenerativer Demenzen diagnostisch wegweisend sein können.

Alzheimer-Erkrankung Charakteristisch sind frühe Atrophie des Mediotemporallappens (MTL) sowie des Hippocampus und entorhinalen Kortex (➤ Abb. 3.11).

Das Hippocampus-Volumen kann bei Vorliegen von passenden T1–3D-Sequenzen berechnet und mit Normkollektiven verglichen und so als früher Biomarker der Alzheimer-Erkrankung genutzt werden. Fortgeschrittene Stadien der Alzheimer-Erkrankung sind durch strukturelle Gewebsschädigung des gesamten Gehirns und entsprechend im MRI nachweisbare globale Atrophie gekennzeichnet.

Frontotemporale Demenz (FTD) Diese zeigt ein charakteristisches Atrophiemuster des Frontal- und anterioren Schläfenlappens, das die Abgrenzung zur Alzheimer-Erkrankung ermöglicht. Bei spezifischen FTD-Syndromen können einzelne Regionen stärker betroffen sein. So steht bei der behavioralen Variante der frontotemporalen Demenz die Atrophie des Frontallappens im Vordergrund; die FTD mit Er-

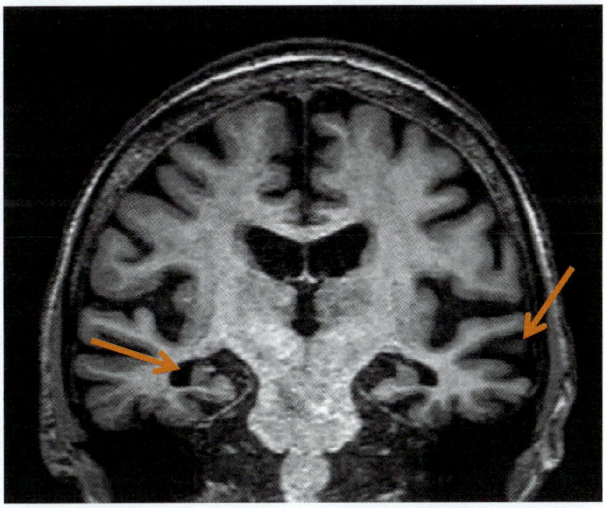

Abb. 3.11 Atrophie des Temporallappens und Hippocampus bei mittelgradiger Alzheimer-Demenz (T1-gewichtetes MRI; freundlicherweise zur Verfügung gestellt von Dr. T. Straube, Zürich) [T976]

kenn- und Sprachverständnisstörungen (semantische Demenz, SD) kann durch einen frühen Verlust von Gehirngewebe im anterioren Schläfenlappen gekennzeichnet sein und bei nichtflüssiger progressiver Aphasie (PNFA) können zusätzlich der prämotorische Kortex sowie subkortikale Strukturen betroffen sein.

Lewy-Body-Demenz (DLB) Bei der DLB bleiben die Gehirnstrukturen vergleichsweise lange erhalten und die ersten pathologischen Veränderungen sind schwierig vom normalen Alterungsprozess abzugrenzen. Mit fortschreitendem Krankheitsverlauf zeigt sich eine zunehmende Atrophie des Hippocampus, des Mittelhirns sowie der Substantia innomi-

Regionaler Hypometabolismus bei neurodegenerativen Syndromen (FDG-PET)

	Parietal-lappen	Latero. temporal	Med. temporal	Frontal-lappen	Okzipital-lappen	Senso-motorischer Kortex	Poster. Cingulum	Basal-ganglien	Thalamus	Hirn-stamm
MCI bei Alzheimer-erkrankung	xx		(x)				xx			
Alzheimer-Demenz	xx	xx	xx	(x)			xxx			
DLB	xx	xx	xx	(x)	xxx		xx	xx		
FTD	(x)	xx		xxx			(x)	(x)		
PSP		(x)		xx				xxx		xx
CBD	xx *	xx *		xx *		xx *	xx	xx *	xx	
vaskuläre Demenz	(x)	(x)	(x)	xx		(x)	(x)	(x)	(x)	

Abb. 3.12 Charakteristische Verteilung von Hypometabolismus (FDG-PET) bei Demenzsyndromen: x = leicht; xx = deutlich; xxx = sehr deutlich; * = hemisphärische Asymmetrie von hypometabolischen Veränderungen [11, 12, 13] [L143]

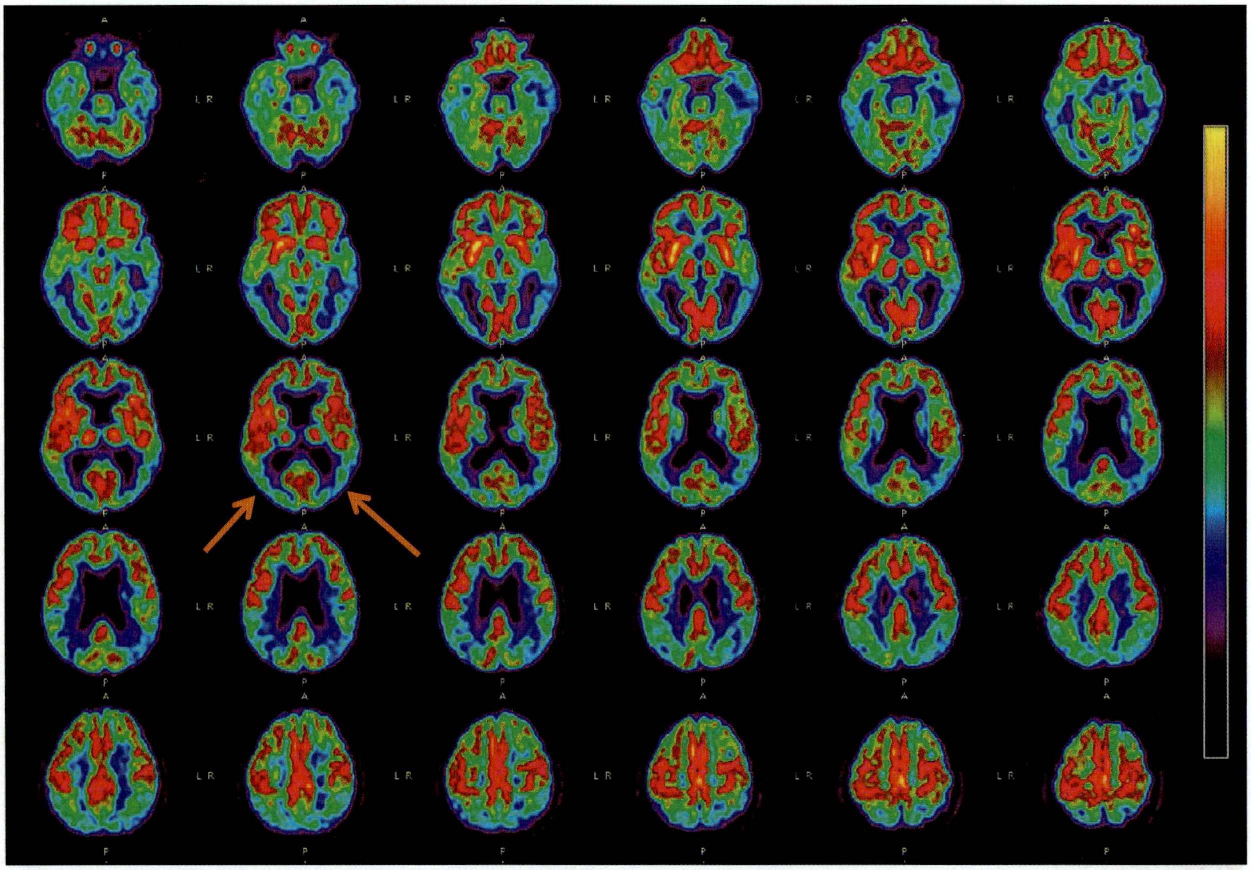

Abb. 3.13 Beidseitig postero-parietaler Hypometabolismus bei V. a. Alzheimer-Demenz ([18F]-FDG-PET; freundlicherweise zur Verfügung gestellt von Prof. A. Buck, Zürich) [T977]

nata. Fortgeschrittene Stadien sind – ähnlich wie bei der Alzheimer-Erkrankung – durch globale Atrophie kortikaler und subkortikaler Gehirnstrukturen gekennzeichnet.

Progressive supranukleäre Blickparese (PSP) Die PSP ist durch Atrophie des Mittelhirns bei erhaltener Struktur der Kleinhirnstiele, deutlicher Atrophie der Colliculi superiores und der Mittelhirnhaube gekennzeichnet („Kolibri"-Zeichen im sagittalen MRT).

Multisystem-Atrophie (MSA) Die strukturelle Veränderung des Pons, die durch eine kreuzförmige Hyperintensität im T2-gewichteten MRI gekennzeichnet ist („Hot Bun Sign"), ist ein charakteristisches Merkmal der Multisystematrophie, aber auch anderer neurodegenerativer Syndrome des Hirnstamms, z. B. der spinocerebellären Ataxie.

Kortikobasale Degeneration (CBD) Bei der CBD zeigen sich früh strukturelle Veränderungen von Putamen und Globus pallidus in Form von Hypointensität im T2-gewichteten MRI sowie eine Vergrößerung der Seitenventrikel. Im weiteren Verlauf ist in der Regel eine parietale Atrophie mit klarer Seitenbetonung zu erkennen.

Creutzfeld-Jakob-Erkrankung (CJD) CJD ist durch Hyperintensitäten im T2- und FLAIR-Bild gekennzeichnet. Diese können kortikal, aber auch subkortikal in Basalganglien sowie im Thalamus auftreten. Hierbei können sowohl bi- als auch unilaterale Verteilungen sowie symmetrische oder asymmetrische Hyperintensitätsmuster auftreten.

3.6.3 Metabolische Veränderungen bei Demenz

Veränderungen im Glukosestoffwechsel gehören zu den frühesten Gehirnveränderungen bei demenziellen Erkrankungen und können mit [18F]-Fluorodesoxyglukose-Positronenemissionstomografie (FDG-PET) abgebildet werden. Interessanterweise lassen sich charakteristische metabolische Veränderungen teilweise bereits vor dem Auftreten von Atrophie und deutlichen kognitiven Defiziten nachweisen (➤ Abb. 3.12).

Bei **Alzheimer-Demenz** können Patienten von gesunden Personen im höheren Lebensalter anhand spezifischer Abnormalitäten im FDG-PET abgegrenzt werden. Für die Alzheimer-Erkrankung ist ein reduzierter Glukosemetabolismus im Parietal- sowie Temporallappen charakteristisch; er ist bereits in prodromalen Stadien (Mild Cognitive Impairment, MCI) nachweisbar.

Eine der frühesten mit FDG-PET nachweisbaren Veränderungen bei Alzheimer-Erkrankung ist der Hypometabolismus des posterioren Cingulums. Das charakteristische Muster von bilateralem posteriorem parieto-temporalem Hypometabolismus (➤ Abb. 3.13) kann bei der Differenzialdiagnose der Alzheimer-Erkrankung gegenüber einer FTD verwendet werden.

Eine **frontotemporale Demenz (FTD)** ist durch Hypometabolismus des Frontallappens gekennzeichnet (➤ Abb.

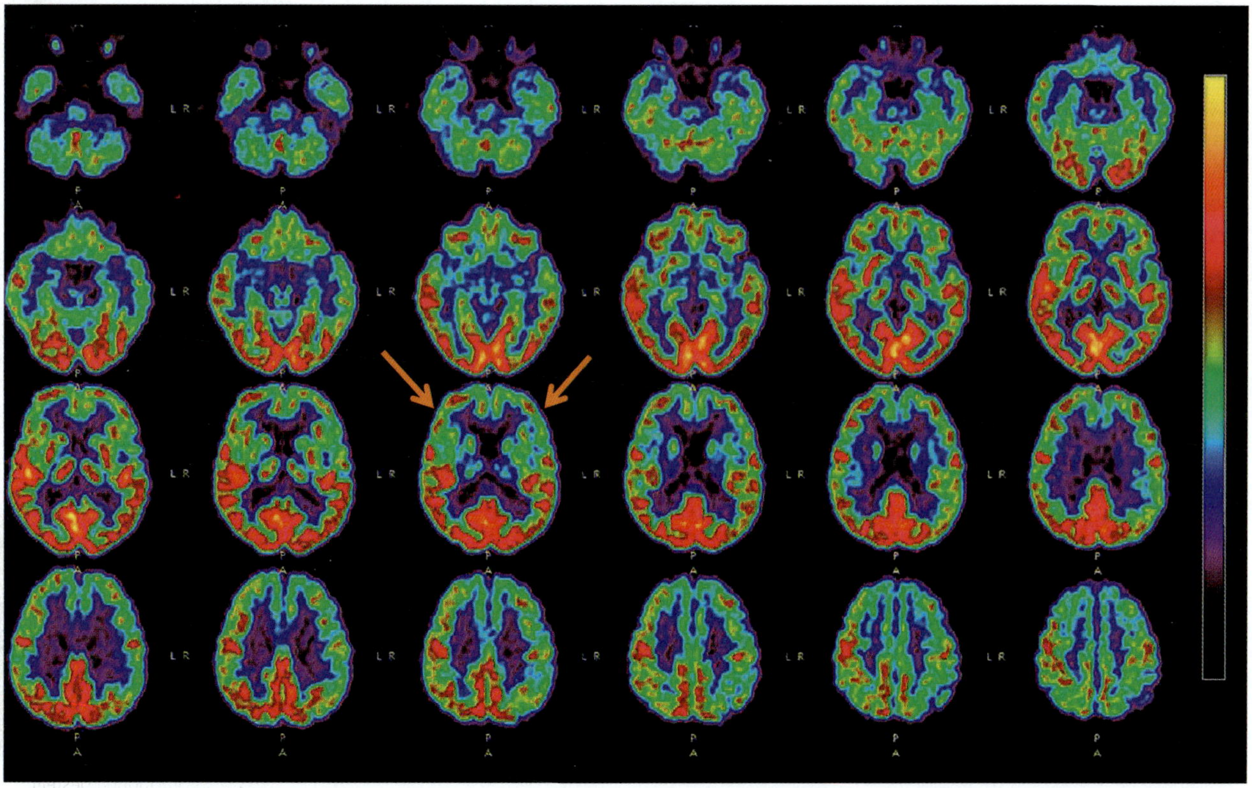

Abb. 3.14 Frontaler Hypometabolismus bei V. a. FTD ([18F]-FDG-PET; freundlicherweise zur Verfügung gestellt von Prof. A. Buck, Zürich) [T977]

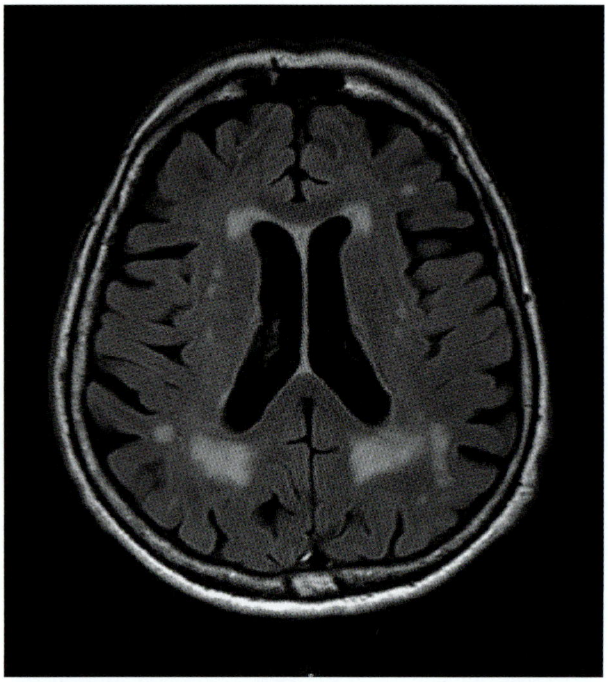

Abb. 3.15 Mikrovaskuläre Gefäßveränderungen bei MCI (T2-gewichtetes FLAIR-MRI; freundlicherweise zur Verfügung gestellt von Dr. T. Straube, Zürich) [T976]

3.14), für die FTD mit Erkenn- und Sprachverständnisstörung (SD) ist ein Hypometabolismus des anterioren Temporallappens charakteristisch.

Das Muster hypometabolischer Veränderungen bei **DLB** ist grundsätzlich ähnlich wie bei der Alzheimer-Erkrankung. Typisch für DLB sind hypometabolische Veränderungen im Okzipitallappen sowie in den Basalganglien, die zur Abgrenzung gegenüber der Alzheimer-Erkrankung verwendet werden können.

Bei **PSP** zeigt ein FDG-PET einen reduzierten Glukosemetabolismus im Mittelhirn sowie im Frontallappen und den Basalganglien, insbesondere im Nucleus caudatus. Das Muster hypometabolischer Veränderungen bei **CBD** ist ähnlich wie bei Alzheimer-Erkrankung und betrifft den lateral frontalen, lateral temporalen, medialen und lateral parietalen Kortex. Charakteristisch für eine CBD sind eine ausgeprägte hemisphärische Asymmetrie der hypometabolischen Veränderungen sowie die Mitbeteiligung von subkortikalen Strukturen wie Thalamus, Basalganglien (Nucleus caudatus und Putamen) sowie eine Beteiligung des primär sensomotorischen Kortex.

3.6.4 Nachweis von vaskulärer Pathologie

Krankhafte Veränderungen des zerebralen Gefäßsystems sind eine der häufigsten Ursachen von kognitiven Defiziten und Demenz im höheren Lebensalter. T1- und T2-(diffusions-)gewichtete MRI-Sequenzen können ausgedehnte territoriale Schädigungen des Nervengewebes nach zerebraler Ischämie oder Hämorrhagie identifizieren. Darüber hinaus kann MR-Bildgebung eingesetzt werden, um Erkrankungen der kleinen Gefäße des Gehirns (Small Vessel Disease, SVD) zu erfassen [13]. SVD ist die häufigste vaskuläre Ursache von kognitiver Dysfunktion und möglicherweise auch ein Risikofaktor für Demenz bei Alzheimer-Erkrankung. Typische MR-Befunde bei SVD sind Hyperintensitäten der weißen Gehirnsubstanz (White Matter Hyperintensities, WMH), Mikroblutungen (Cerebral Microbleeds, CMB), vergrößerte perivaskuläre Räume der das Gehirnparenchym penetrierenden Gefäße (Virchow-Robin-Räume) sowie kleine Infarkte und Atrophie.

Hochaufgelöste MR-Sequenzen können lakunäre Infarkte abbilden, als charakteristisches Merkmal subkortikaler arteriosklerotischer Mikroangiopathien. Das Ausmaß von WMH als Ausdruck von SVD kann mit T2-gewichteten Fluid-Attenuated-Inversion-Recovery(FLAIR)-MRI mithilfe von standardisierten Skalen (z. B. Fazekas-Skala) abgeschätzt werden.

Krankhafte mikrovaskuläre Veränderungen können mit FLAIR-MRI sowohl bei Patienten mit Demenz als auch bei kognitiv unbeeinträchtigten Personen abgebildet werden (➤ Abb. 3.15). Der Nachweis von WMH bei kognitiv gesunden Personen kann auf ein erhöhtes individuelles Risiko für SVD und Demenz hinweisen. Darüber hinaus kann über den Nachweis von WMH das Ausmaß vaskulärer Komorbidität bei neurodegenerativen Demenzsyndromen abgeschätzt werden. Die klinische Relevanz wird durch verschiedene Studien nahegelegt, die eine hohe Komorbidität zwischen SVD und neurodegenerativer Erkrankung, insbesondere Alzheimer-Demenz, gezeigt haben.

Ein weiteres Merkmal von SVD sind CMB, die durch kleine fokale Hämosiderinablagerungen im (noch) normalen Gehirnparenchym gekennzeichnet sind und durch eisensensitive MR-Sequenzen wie T2*-gewichtetes MRI abgebildet werden können. Als CMB werden Mikroblutungen bezeichnet, die maximal 5–10 mm und mindestens 2 mm groß sind.

3.6.5 Veränderungen des Blutflusses

Die Perfusion des Gehirngewebes (Cerebral Blood Flow, CBF) zeigt bei Demenz bereits in frühen Krankheitsstadien charakteristische Veränderungen. Arterial Spin Labelling (ASL) ist ein etabliertes MRI-Verfahren, um CBF zu untersuchen und Informationen zur Hämodynamik der zerebralen Blutversorgung und Funktionalität des zerebrovaskulären Systems zu erfassen [14]. Bei ASL ist kein externes Kontrastmittel notwendig: Das Blut wird als nichtinvasiver Marker verwendet, indem zuerst die Magnetisierung von H_2O-Molekülen in gehirnversorgenden Arterien umgekehrt wird und die Moleküle dann mittels Magnetresonanz auf ihrem Weg durch das Gehirnparenchym nachverfolgt werden.

Eine nuklearmedizinische Alternative zur Messung von CBF stellt ein PET mit dem Tracer [^{15}O]H_2O dar, insbesondere wenn eine absolute Quantifizierung des Signals gewünscht ist oder spezifisch orbitale oder inferior-temporale Gehirnregionen untersucht werden sollen, die aufgrund ihrer Nähe zu luftgefüllten Knochenhohlräumen mit echoplanaren MR-Techniken schwierig abzubilden sind. Die Messung der Perfusion mit der Computertomografie hat im Rahmen der Demenzdiagnostik bisher keine weitere Verbreitung gefunden.

Veränderte CBF-Werte konnten für die Alzheimer-Erkrankung im medialen, latero-parietalen, superior-temporalen und lateralen Frontallappen gezeigt werden. Bei der DLB zeigen sich generell reduzierte Perfusionswerte, bei erhaltenem temporalem CBF. Für die FTD ist eine deutliche Reduktion der Perfusion im Frontallappen typisch.

3.6.6 Nachweis pathologischer Proteine

Ein spannendes und stetig an Bedeutung zunehmendes Feld der Bildgebung neurodegenerativer Erkrankungen ist der Nachweis pathologischer Proteinaggregate. Die Entwicklung von spezifischen radiopharmazeutischen PET-Tracern zum Nachweis von β-Amyloidplaques (➤ Abb. 3.16), pathologisch phosphoryliertem Tau und in Zukunft möglicherweise auch anderer Proteinaggregate wie α-Synuclein oder TDP-43 ermöglicht, das Ausmaß neurodegenerativer Gehirnveränderungen des untersuchten Patienten zu Lebzeiten abzuschätzen.

Klinische Fragestellungen, bei denen eine β-Amyloid-PET eingesetzt werden kann, beinhalten insbesondere die Differenzialdiagnose zwischen neurodegenerativer Gehirnveränderung und „normalen" Alterungsprozessen. Darüber hinaus geht es um das Staging des Krankheitsprozesses, ein Abschätzen des Verlaufs sowie die Indikationsstellung eines frühzeitigen Beginns krankheitsspezifischer therapeutischer Interventionen. Die klinische Bedeutung der β-Amyloid-PET hängt eng mit der erfolgreichen Entwicklung und Zulassung wirksamer Therapien zur Reduktion von zerebralem β-Amyloid zusammen. In der klinischen Forschung werden β-Amyloid- und Tau-PET bereits intensiv genutzt.

So konnte ein Zusammenhang zwischen vermehrter β-Amyloidplaque-Belastung („β-Amyloid-positiv") und dem Risiko für kognitiven Abbau, Mild Cognitive Impairment sowie Alzheimer-Erkrankung nachgewiesen werden. Mittels kombiniertem Einsatz von β-Amyloid-PET und geeigneten MR-Sequenzen können neuritische Plaques sowie damit verbundene Gehirnveränderungen Jahre vor dem Auftreten der klinischen Symptomatik abgebildet werden [15]. Erste Ergebnisse mit Tau-PET sind vielversprechend und lassen hoffen, dass diese Untersuchungsmethode eingesetzt werden kann, um den Verlauf von Alzheimer-Demenz und anderen neurodegenerativen Erkrankungen besser abbilden zu können.

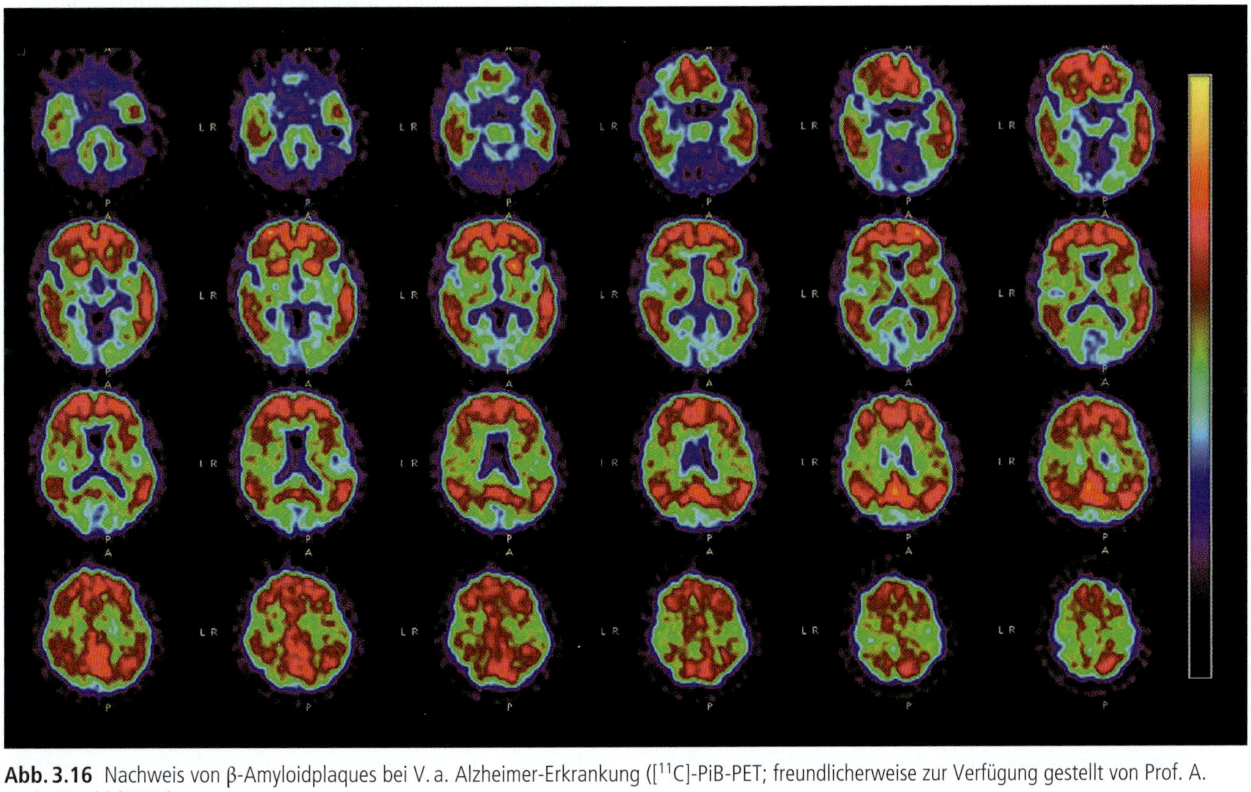

Abb. 3.16 Nachweis von β-Amyloidplaques bei V. a. Alzheimer-Erkrankung ([^{11}C]-PiB-PET; freundlicherweise zur Verfügung gestellt von Prof. A. Buck, Zürich) [T977]

3.7 Labor- und Liquordiagnostik

Ansgar Felbecker

Eine Laboruntersuchung der als Basisdiagnostik empfohlenen Parameter kann bei Demenzverdacht bereits in der Hausarztpraxis erfolgen. So können potenziell behandelbare Ursachen früh erkannt und insbesondere der Patient bereits früh richtig triagiert werden. Wenn beispielsweise eine ausgeprägte Hypothyreose oder ein Vitamin-B_{12}-Mangel als Ursache für kognitive Störungen erkannt und behandelt ist, erübrigt sich möglicherweise die Zuweisung in eine Memory Clinic.

3.7.1 Labordiagnostik

LEITLINIEN

Eine Basis-Labordiagnostik gehört zu den obligaten Untersuchungen bei einer Demenzabklärung, da hierdurch mit relativ kleinem Aufwand eine relevante Zahl behandelbarer Demenzursachen aufgedeckt werden kann.

Je nach Alter des Patienten, klinischen Befunden, Ergebnissen in der weiteren Demenzdiagnostik und Begleiterkrankungen wird das Basislabor durch gezielte erweiterte Labordiagnostik ergänzt (➢ Abb. 3.17).

Basislabor

Ein Basislabor bei Demenz sollte mindestens die in ➢ Abb. 3.17 genannten Parameter umfassen. Im **Blutbild** fallen beispielsweise eine Anämie oder hämatologische Erkrankungen auf, die jeweils kognitive Störungen verursachen können. Eine Erhöhung von **CRP** oder **BSG** kann ein Hinweis auf einen systemischen entzündlichen Prozess oder eine Tumorerkrankung sein und triggert damit weitere Diagnostik in diese Richtung wie z. B. die Bestimmung von Vaskulitis-Parametern. Außerdem kann eine Erhöhung ein Hinweis auf einen aktuellen Infekt sein, der möglicherweise ein Delir verursacht haben könnte, was dann als Differenzialdiagnose bei einer Demenzabklärung zu bedenken ist.

Die **Elektrolyte** Natrium, Kalium und Kalzium gehören ebenfalls zur Basisdiagnostik. Manche Zentren ergänzen auch noch routinemäßig Phosphat. Insbesondere eine Hyponatriämie kommt als reversible Ursache für kognitive Störungen in Betracht, ebenso wie pathologisch erhöhte **Nieren- und Leberwerte.**

Bei der Bestimmung der **Glukose** und des **HbA1c** geht es primär um die Detektion eines Diabetes mellitus sowie um den Ausschluss ausgeprägter Hypo- oder Hyperglykämien. Eine Bestimmung eines Blutzuckertagesprofils ist aussagekräftiger als ein Einzelwert. Bei den **Schilddrüsenwerten** genügt als Screening die Bestimmung von TSH. Bei Auffälligkeiten sollten die freien Schilddrüsenhormone ergänzt werden.

Ein **Lipidstatus** mit Bestimmung des LDL-Cholesterins gehört zur vaskulären Risikoabschätzung. Zwar ist eine LDL-Erhöhung allein auch bei Vorliegen einer Demenz noch keine Indikation für eine Statintherapie, jedoch sollte sie bei Nachweis zerebraler Durchblutungsstörungen begonnen werden.

Ein **Vitamin-B_{12}-Mangel** ist gerade in der älteren Population relativ häufig und kann in manchen Fällen für deutliche kognitive Störungen verantwortlich sein. Daneben werden in der Regel Folsäure und oft auch Homocystein mitbestimmt. Bei grenzwertigen Vitamin-B_{12}-Werten können Methylmalonsäure oder Transcobalamin als Marker für einen effektiven Mangel ergänzt werden.

Erweiterte Labordiagnostik

Punktuell wird die Basis-Labordiagnostik durch erweiterte Labordiagnostik ergänzt. Details sind der ➢ Abb. 3.17 zu entnehmen.

Damit eine Bestimmung von toxischen Substanzen oder Abbauprodukten Sinn macht, muss sich in der Regel in der Anamnese ein entsprechender Hinweis finden. Zu den **Schwermetallen,** die kognitive Symptome verursachen können, gehören Mangan, Quecksilber und Blei. Eine pathologische Akkumulation von **Kupfer,** z. B. beim Morbus Wilson, kann kognitive Symptome verursachen. Insbesondere jüngere Patienten mit zusätzlichen Bewegungsstörungen und hepatischen Symptomen sollten in diese Richtung weiter abgeklärt werden. Dabei ist die Bestimmung des Coeruloplasmins und der Kupferausscheidung im Urin als ergänzende Diagnostik empfohlen.

Falls sich klinisch, im Routinelabor oder in der Bildgebung Hinweise auf einen systemischen Entzündungsprozess zeigen, sollten ANA, ANCA und Rheumafaktoren als **Vaskulitis-Parameter** bestimmt werden. Zudem können gezielt weitere Werte wie SS-A/SS-B, Kryoglobuline, Doppelstrang-DNA oder Komplementfaktoren ergänzt werden. Bei pathologischen Schilddrüsenwerten kann noch die Bestimmung der Schilddrüsen-Antikörper sinnvoll sein, da auch eine steroidresponsive Enzephalopathie (SREAT bzw. Hashimoto-Enzephalopathie) kognitive Störungen verursachen kann.

Bezüglich der Bestimmung von Antikörpern bei Verdacht auf eine limbische Enzephalitis wird auf das ➢ Kap. 4.10 verwiesen.

Biomarker im Serum sind in den letzten Jahren Gegenstand intensiver Forschung gewesen. Sie haben aber bis heute keinen Stellenwert in der klinischen Praxis, da sie bisher noch keine ausreichende Treffsicherheit haben. Jüngste Berichte über die Bestimmung von verschiedenen Amyloidfragmenten im Serum geben aber Anlass zur Hoffnung, dass

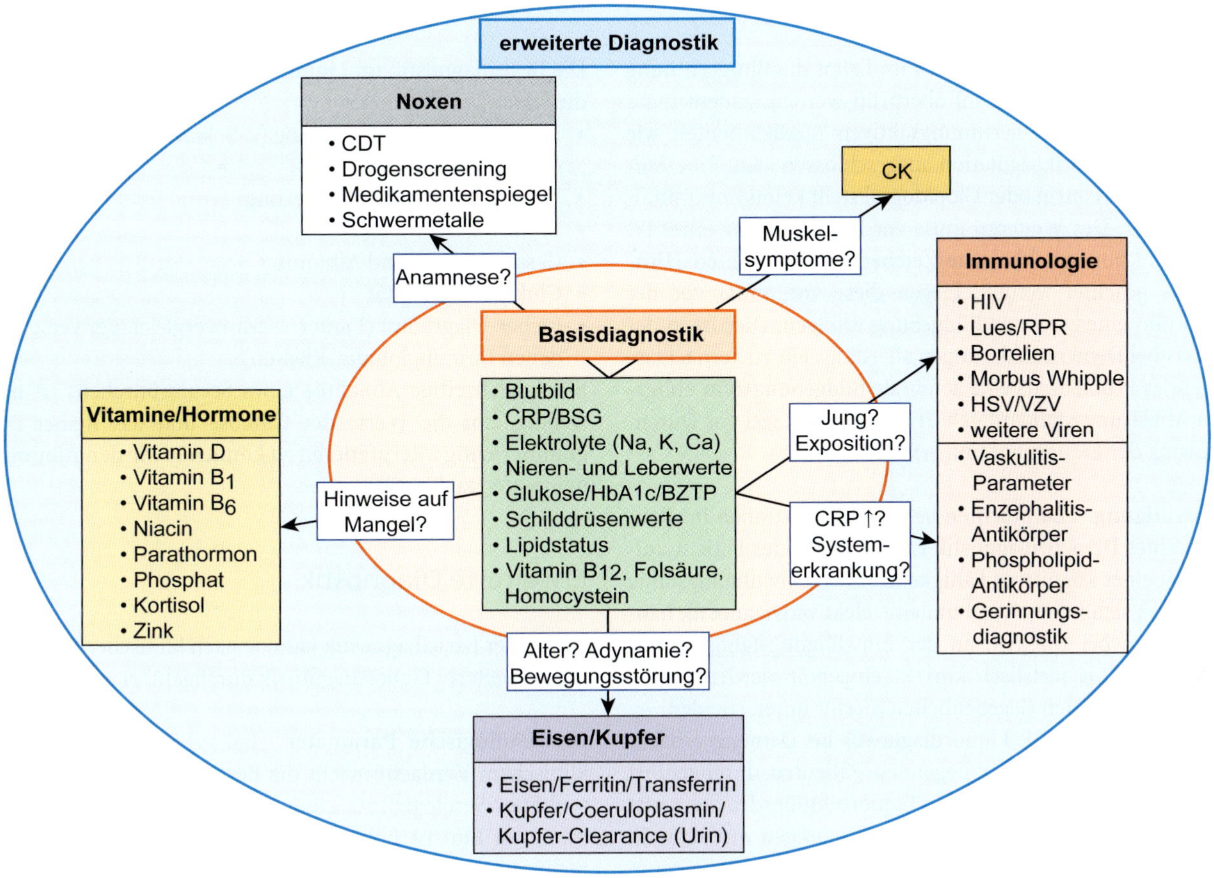

Abb. 3.17 Die Labordiagnostik bei Demenzabklärungen gliedert sich in eine Basisdiagnostik (innerer Kreis) und situationsbezogene erweiterte Diagnostik (äußerer Kreis). CDT = Carbohydrat-defizientes Transferrin; CK = Creatinkinase; HIV = Humanes Immundefizienzvirus; RPR = Rapid Plasma Reagin; HSV = Herpes-simplex-Virus; VZV = Varizella-Zoster-Virus; CRP = C-reaktives Protein; BSG = Blutsenkungsgeschwindigkeit; BZTP = Blutzuckertagesprofil; HbA1c = glykosyliertes Hämoglobin. [L143]

in der Zukunft einmal mit einem einfachen Bluttest eine diagnostische Sicherheit erreicht werden könnte, die mit der Liquordiagnostik oder sogar einer PET-Bildgebung vergleichbar ist. Dies wäre spätestens dann von immenser Bedeutung, wenn wirksame Therapien oder präsymptomatische Behandlungen zur Verfügung stehen. Denn für ein Screening breiterer Bevölkerungsschichten käme wohl nur ein effizienter Bluttest infrage.

3.7.2 Liquordiagnostik

Die Liquordiagnostik spielt bei vielen Demenzabklärungen eine zentrale Rolle. Da sie aber für den Patienten schmerzhaft sein kann und in seltenen Fällen mit Komplikationen zu rechnen ist, stellt sie keine Standarddiagnostik bei allen Demenzabklärungen dar. Es sollte vor der Liquorpunktion überlegt werden, welche Fragestellung beantwortet werden soll, die nicht schon vorher nach Durchführung der üblichen Demenzdiagnostik klar war. Bei entsprechender Indikationsstellung ist sie aber eine überaus hilfreiche und in erfahrenen Händen insgesamt auch sehr sichere Zusatzdiagnostik.

Indikationen Die Durchführung einer Lumbalpunktion muss jeweils individuell entschieden und mit dem Patienten besprochen werden. Insofern kann keine absolute Empfehlung gegeben werden, wann eine Liquordiagnostik durchzuführen ist. Folgende Indikationen sind aber grundsätzlich gegeben:

- Rasch progrediente Demenz (Enzephalitis-Antikörper und Protein 14-3-3)
- Hinweise auf entzündliche Erkrankung des zentralen Nervensystems
- Hinweise auf Neuroborreliose oder Neurolues
- Verdacht auf zerebrale Vaskulitis
- Abgrenzung Depression versus Demenz (Demenzmarker)
- Diagnostische Unsicherheit (Demenzmarker)
- Verdacht auf Normaldruckhydrozephalus (Liquorablassversuch)
- Hinweise auf Tumorerkrankung

Durchführung und Komplikationen

Vor der Liquorpunktion sollten im Labor die Blutgerinnung und die Thrombozytenzahl überprüft werden; zudem muss die Einnahme von gerinnungsaktiven Medikamenten wie einer oralen Antikoagulation ausgeschlossen sein. Eine Einnahme von Aspirin oder Clopidogrel stellt keine Kontraindikation dar. Des Weiteren muss vor Durchführung einer Liquorpunktion auf klinische Zeichen eines erhöhten Hirndrucks geachtet werden. Liegen diese vor, muss vor der Punktion eine zerebrale Bildgebung erfolgen. Dies ist in der Praxis bei Demenzabklärungen allerdings ein zu vernachlässigendes Problem, da eine zerebrale Bildgebung zum obligaten Abklärungsstandard gehört und in der Regel vor Durchführung der Liquorpunktion erfolgt sein sollte.

Einwilligung Zu beachten bei Liquorpunktionen im Rahmen einer Demenzdiagnostik ist immer, ob der Patient aufgrund seiner kognitiven Fähigkeiten noch einwilligungsfähig ist. Da es sich in der Regel um eine elektive Diagnostik handelt, muss bei Zweifeln an der Einwilligungsfähigkeit das Einverständnis juristisch korrekt eingeholt werden, wobei sich die nationalen Gegebenheiten hierfür unterscheiden.

Durchführung Die Liquordiagnostik bei Demenzverdacht kann am sitzenden oder liegenden Patienten durchgeführt werden, da die Messung des Liquoröffnungsdrucks meist keine Relevanz hat. Unter sterilen Bedingungen wird dann in der Regel mit einer atraumatischen Nadel der Liquorraum lumbal auf Höhe LWK4/5 punktiert und 3–4 Röhrchen mit je ca. 3–5 ml Liquor werden entnommen. Dieses Vorgehen bietet die wenigsten Komplikationen. Eine Lokalanästhesie wird unterschiedlich gehandhabt, da hiermit vor allem die oberflächlichen Hautschichten betäubt werden und die vor allem schmerzhafte Berührung von Knochen im Bereich der Wirbelkörper weitgehend unbeeinflusst bleibt.

Komplikationen Zu den häufigsten Folgen einer Liquorpunktion gehört ein postpunktionelles Syndrom mit lageabhängigen Kopfschmerzen. Diese bessern sich im Liegen und verstärken sich im Stehen, da ein Liquorunterdruck wegen eines persistierenden Liquorlecks zugrunde liegt. In der Regel sprechen die Kopfschmerzen gut auf Analgetika an und bessern sich innerhalb von 5–7 Tagen. Bei Persistenz kann ein Blutpatch auf Höhe der Einstichstelle erfolgen, der meist eine rasche Besserung bringt.

Des Weiteren beklagen Patienten relativ häufig für einige Tage lokale Schmerzen im Bereich der Einstichstelle. Ernste Komplikationen sind hingegen selten, sollten aber auch in der Aufklärung erwähnt werden. Hierzu gehören:

- Blutungen, insbesondere epidural
- Infektionen
- Irritation oder Verletzung von Nervenwurzeln
- Synkope mit entsprechenden Verletzungsfolgen
- passagere Hirnnervenausfälle (insbesondere N. abduzens)

Basisdiagnostik

Die Basisdiagnostik im Liquor bei Demenzverdacht umfasst die folgenden Parameter:

- Makroskopische Beurteilung (z. B. klar, xanthochrom oder blutig?)
- Zellzahl mit Zelldifferenzierung
- Erythrozyten
- Gesamtprotein und Albumin
- Glukose und Laktat
- Reiber-Diagramm (Liquor-/Serumvergleich der verschiedenen Immunglobulin-Klassen)

Eine gleichzeitige Abnahme eines Serumröhrchens ist notwendig, um die Werte der Glukose und das Reiber-Diagramm richtig interpretieren zu können sowie den Albuminquotienten zu berechnen.

Erweiterte Diagnostik

Neben der Basisdiagnostik kann je nach klinischer Fragestellung erweiterte Liquordiagnostik durchgeführt werden.

Immunologische Parameter Bei erhöhter Zellzahl und klinischem Verdacht macht die Bestimmung der Borrelien- und Lues-Serologien im Liquor Sinn. Eine parallele Bestimmung im Blut ist üblich, um den Liquor-Serum-Index berechnen zu können. Bei einer Neuroborreliose fallen im Basislabor bereits eine Zellzahlerhöhung und eine intrathekale Produktion von IgM auf. Bei Verdacht auf eine Neurolues ergibt die Bestimmung von RPR oder VDRL in Liquor und Serum einen Hinweis auf die Aktivität. Weitere immunologische Parameter im Liquor können je nach klinischer Fragestellung HSV und VZV sowie weitere neurotrope Viren sein.

Bei Verdacht auf **chronisch-entzündliche ZNS-Erkrankungen** sollte zusätzlich zur Basisdiagnostik die Bestimmung der oligoklonalen Banden und der MRZ-Reaktion erfolgen, die eine polyspezifische Immunantwort darstellt und eine hohe Sensitivität und Spezifität für das Vorliegen einer Multiplen Sklerose aufweist.

Protein 14-3-3 Diese Diagnostik sollte immer bei rasch progredienten Demenzerkrankungen erfolgen, wenn die Diagnose einer Creutzfeld-Jakob-Erkrankung (CJD) im Raum steht. Ein erhöhtes Protein 14-3-3 beweist die Erkrankung zwar nicht definitiv, stellt aber einen wichtigen diagnostischen Baustein bei der Diagnose dar. Die Wertigkeit ist in etwa vergleichbar mit einem drastisch erhöhten Gesamt-Tau in den Demenzmarkern. Bei Nachweis eines erhöhten Protein 14-3-3 und damit dringendem Verdacht auf eine CJD müssen die lokalen Gegebenheiten hinsichtlich meldepflichtiger Erkrankungen beachtet werden.

Blutabbauprodukte Bei Verdacht auf stattgehabte Blutungen ist die Bestimmung von Ferritin möglich. Außerdem können im Zellbild Siderophagen und Erythophagen nachgewiesen werden.

Auf die Besonderheiten der Liquorpunktion bei Verdacht auf **Normaldruckhydrozephalus** wird im ➢ Kap. 4.10 eingegangen.

Demenzmarker

Bei den sogenannten Demenzmarkern im Liquor handelt es sich um verschiedene Proteine. In der Routinediagnostik werden bestimmt:

- Gesamt-Tau (h-tau oder t-tau)
- Phosphoryliertes Tau (p-tau)
- Beta-Amyloid 1–42

In einigen Laboren wird zusätzlich Beta-Amyloid 1–40 bestimmt, wobei der Informationsgewinn hierdurch in der Praxis moderat ist. Die Normwerte der verschiedenen Marker variieren in Abhängigkeit von den verwendeten Testverfahren zwischen den Laboren.

EVIDENZ

Die diagnostische Aussagekraft der Demenzmarker im Liquor ist bei kombinierter Bestimmung aller Marker mit einer Sensitivität von 86–92 % und einer Spezifität von 89–90 % hervorragend. Diese Zahlen gelten allerdings nur für die Abgrenzung zwischen einer Demenz vom Alzheimer-Typ und Gesunden bzw. z. B. depressiven Patienten. Hingegen ist die Trennschärfe zwischen verschiedenen Demenzformen relativ schlecht.

Als Verlaufsparameter sind die Demenzmarker hingegen ungeeignet. Ein Grund dafür und gleichzeitig ein Problem im klinischen Alltag ist, dass sie sehr früh im Krankheitsverlauf pathologisch werden. Dies kann schon Jahre vor dem Vorliegen klinischer Symptome einer Demenz geschehen. Gerade in sehr alten Populationen steigt der Anteil pathologischer Demenzmarker unabhängig von der klinischen Symptomatik, sodass sie als diagnostischer Parameter bei Patienten im höheren Lebensalter etwas an Wert verlieren.

Präanalytik Für die Bestimmung der Demenzmarker im Liquor ist es entscheidend, dass Liquor in einem Polypropylen(PP)-Röhrchen abgenommen wird. Nur dann sind die Werte verlässlich, da die zu analysierenden Proteine bei anderen Materialien am Rand haften und so falsch niedrige Werte resultieren können.

Gesamt-Tau Dies ist ein Neurodegenerationsmarker und spricht somit für einen Nervenzelluntergang. Pathologische Werte sind folglich unspezifisch. Man findet sie nicht nur bei neurodegenerativen Demenzen, sondern auch z. B. nach einem Schädel-Hirn-Trauma oder einem Schlaganfall.

Phosphoryliertes Tau Dieses ist hingegen etwas spezifischer für die Demenz vom Alzheimer-Typ, kann aber auch bei einer Neurodegeneration anderer Ursache erhöht sein.

Beta-Amyloid 1–42 Das Protein ist im Gegensatz zu den anderen Markern pathologisch, wenn die Werte **unterhalb** der Norm liegen. Eine Abnahme von Beta-Amyloid 1–42 im Liquor korreliert mit einer Akkumulation im Hirngewebe und ist somit typisch für eine Demenz vom Alzheimer-Typ [16].

3.7.3 Genetische Diagnostik

Die genetische Diagnostik bei Demenzerkrankungen ist ein weites Feld. Hinsichtlich kausaler **krankheitsverursachender Gene** kommt eine Gendiagnostik insbesondere bei jüngeren Patienten mit auffälliger Familienanamnese in Betracht, jedoch auch dann nur nach sorgfältiger genetischer Beratung. Die Ergebnisse können für die Betroffenen und die ganze Familie weitreichende Konsequenzen haben. Dennoch sollte eine genetische Diagnostik nicht per se ausgeschlossen werden, denn die Klarheit, die sie in manchen Situationen hinsichtlich der Diagnose bringt, ist nicht zu unterschätzen.

Daneben ist es durchaus möglich, dass für einzelne krankheitsverursachende Gene in der Zukunft **gentherapeutische Ansätze** verfügbar werden. Insbesondere Krankheiten mit einer stabilen Assoziation zwischen Mutation und Klinik wie z. B. die Repeat-Mutationen bei der Huntington-Erkrankung oder bei Subformen der frontotemporalen Demenz (c9orf72-Mutation) könnten sich besonders für diese Therapieform eignen. Diese Hoffnung kommt für heute bereits Betroffene wohl zu spät, darf aber in der Diskussion mit der nächsten Generation durchaus Erwähnung finden. Bezüglich der jeweils krankheitsverursachenden Gene wird auf das ➢ Kap. 2.2 verwiesen.

Eine ganz andere Rolle spielt die genetische Diagnostik bei **Genvarianten als Risikofaktor.** Hier ist in erster Linie der Nachweis bestimmter Allele des Apolipoproteins E (ApoE) zu nennen. Das Vorliegen von zwei Allelen ApoE ε4 (homozygot) erhöht das Risiko, an einer Alzheimer-Demenz zu erkranken, um den Faktor 15. Bei heterozygotem Vorliegen (ε3/ε4) ist das Risiko immer noch um das 3-Fache erhöht. Umgekehrt hat das Vorliegen von ApoE ε2 einen protektiven Wert. Obwohl dieser Zusammenhang eindrücklich erscheint, ist der prädiktive Wert bei asymptomatischen Personen gering, sodass in den Leitlinien kein Einsatz in der Routinediagnostik empfohlen wird. Hingegen kann es in der Frühdiagnostik einer Demenzerkrankung Situationen geben, in denen die Bestimmung des ApoE-Genotyps sinnvoll ist.

3.8 Weitere Diagnostik

Suzie Diener und Ansgar Felbecker

Die Diagnostik einer Demenzerkrankung erfordert große Sorgfalt, da meist sowohl vonseiten der Erkrankten als auch der Angehörigen Ängste und Vorurteile gegenüber einer Demenzdiagnose bestehen. Eine falsch positive Diagnose hätte verheerende Folgen. Zwar ist eine klinische Diagnose mit geringer Zusatzdiagnostik in den meisten Fällen möglich.

Dennoch gibt es Situationen, in denen die Diagnostik um verschiedene Zusatzuntersuchungen erweitert werden sollte. Dies ist insbesondere der Fall, wenn anhand der anamnestischen Angaben, der klinischen Untersuchung und der bereits erhobenen Befunde Anhaltspunkte für einen ätiologisch fassbaren und eventuell therapierbaren zugrunde liegenden Prozess vorhanden sind. Eine frühzeitige Diagnostik wird empfohlen, da es sich um eine dynamische und progrediente Erkrankung handelt. Je früher mittels sinnvoller Zusatzdiagnostik eine korrekte Diagnose gestellt wird, umso eher können allfällige Therapiemaßnahmen eingeleitet werden.

Die weitere Diagnostik umfasst nicht nur Untersuchungen, die unmittelbar der Diagnosestellung der Demenz dienen. Auch Abklärungen, die bei Menschen mit Demenz wegen anderer Erkrankungen durchgeführt werden, können hierunter zusammengefasst werden. Eine umfassende Auflistung würde den Rahmen dieses Buches jedoch sprengen, da in der naturgemäß alten Population von Menschen mit Demenz praktisch alle altersabhängig auftretenden Erkrankungen auch vorkommen und damit ein sehr breites Feld an Diagnostik möglich ist.

3.8.1 Elektroenzephalografie (EEG)

Die Ableitung der Hirnstromkurve zur Messung der elektrischen Aktivität des Gehirns (EEG) ist insbesondere bei Patienten mit rasch progredienten Demenzerkrankungen und Verhaltensänderungen indiziert. Differenzialdiagnostisch kommen in solchen Fällen folgende Ursachen infrage, die im EEG charakteristische Befunde zeigen können:

- Epilepsie mit hoher Anfallsfrequenz oder einem nonkonvulsiven Status epilepticus
- Creutzfeld-Jakob-Erkrankung (CJD)
- Metabolische Enzephalopathie
- Limbische Enzephalitis

LEITLINIEN

Das EEG soll nicht routinemäßig durchgeführt werden und ist nur bei bestimmten Verdachtsdiagnosen (z. B. Anfallsleiden, CJD, metabolische oder autoimmune Enzephalopathie) indiziert.

Eine wichtige Frage an ein EEG ist die nach dem Vorliegen epilepsietypischer Potenziale. Klinisch weisen stark fluktuierende oder ausgestanzte kognitive Störungen auf das Vorliegen einer **Epilepsie** als Ursache von Gedächtnisstörungen hin.

Bei der **CJD** finden sich in einem bestimmten Stadium der Erkrankung generalisierte periodische bi- oder triphasische Wellen (➤ Abb. 3.18). Ihr Vorliegen ist recht charakteristisch für eine CJD, sodass sie Einzug in die Diagnosekriterien der CJD gefunden haben. Ähnliche Muster können auch bei einer **metabolischen Enzephalopathie** vorliegen, die z. B. hepatisch oder urämisch bedingt sein kann.

Bei einer metabolischen Enzephalopathie findet sich zumeist eine Verlangsamung des Grundrhythmus im Sinne einer Allgemeinveränderung. Mit Progredienz einer Enzephalopathie treten zunehmend generalisiert langsame Theta- oder auch Deltawellen auf.

Fallbeispiel

Ein älterer Patient wird zur stationären Abklärung von akustischen und optischen Halluzinationen mit Demenzverdacht aufgenommen. Die Symptomatik besteht seit wenigen Wochen und hat an Frequenz und Intensität zugenommen. Es fällt dem Patienten zunehmend schwer, die Halluzinationen mit Demenzverdacht von der Realität zu trennen. Eine Bewusstseinsstörung besteht zu keinem Zeitpunkt.

Bei fehlender Besserung unter einem niedrigdosierten Neuroleptikum erfolgt eine erweiterte ätiologische Abklärung organischer Ursachen. Klinisch-neurologisch finden sich keine Auffälligkeiten, insbesondere keine Hinweise auf eine Bewegungsstörung. Eine Bildgebung des Neurocraniums schließt eine Raumforderung aus. Eine zentral-entzündliche Genese kann in der Liquordiagnostik ausgeschlossen werden.

In der EEG-Untersuchung findet sich eine leichte Allgemeinveränderung mit mäßig ausgeprägtem Grundrhythmus. Auffällig sind periodische, teils okzipital betonte, teils generalisierte epilepsietypische Potenziale. Daraufhin erfolgt die Gabe von Lorazepam und anschließend Levetiracetam, worunter sich die Halluzinationen und kognitiven Hörungen vollständig zurückbilden. Ätiologisch ist von einer Epilepsie als Ursache der Halluzinationen auszugehen.

Neben den oben beschriebenen charakteristischen Befunden im EEG bei bestimmten klinischen Konstellationen gibt es auch Ansätze, die mithilfe einer quantitativen EEG-Auswertung von regionalen Frequenzspektren bei der Diagnosestellung und Differenzialdiagnose einer Demenz helfen sollen. Allerdings ist deren Spezifität bisher zu gering für einen routinemäßigen Einsatz in der klinischen Praxis.

3.8.2 Doppler-/Duplexsonografie

Die Doppler- und Duplexsonografie der hirnversorgenden Gefäße spielt eine wichtige Rolle in der Sekundärprävention von zerebralen Ischämien. Mittels Ultraschall werden sowohl die arteriellen Gefäße am Hals als auch die Blutgefäße im Gehirn untersucht (extra- und intrakraniell; ➤ Abb. 3.19). Bei

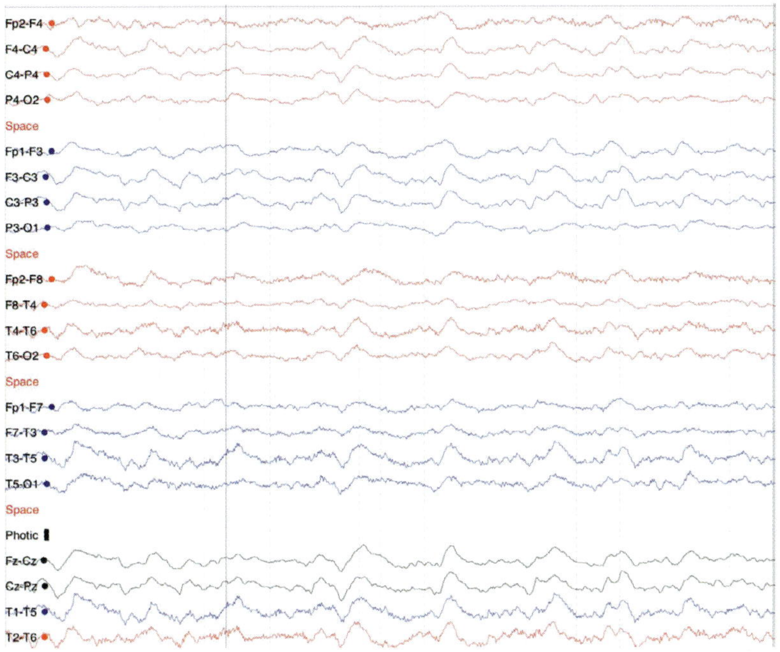

Abb. 3.18 Im EEG finden sich bei der Creutzfeld-Jakob-Erkrankung charakteristische periodische generalisierte triphasische Wellen. [L143]

der vaskulären Demenz sowie bei gemischten Demenzformen ist die Beurteilung und Abschätzung von Stenosen hirnversorgender Gefäße von grundlegender Bedeutung und hat damit eine prognostische Aussagekraft.

Symptomatische Stenosen sollten gemäß den Schlaganfall-Leitlinien grundsätzlich auch bei Menschen mit Demenz noch saniert werden. Bei asymptomatischen Stenosen hingegen ist Zurückhaltung geboten, da eine Überlegenheit der Therapie erst nach mehreren Jahren zu erwarten ist. Das Vorliegen einer fortgeschrittenen Demenz kann hier ein Argument gegen eine therapeutische Intervention sein.

Bei Nachweis einer relevanten Arteriosklerose und zerebralen Ischämien im MRI ist in der Regel die Indikation zu einer medikamentösen Therapie mit einem Thrombozytenaggregationshemmer und einem Statin gegeben.

3.8.3 Elektrophysiologie

Elektrophysiologische Untersuchungen dienen der weiteren Abklärung von Auffälligkeiten im Rahmen der Anamneseerhebung und der klinischen Untersuchung. Sie sind speziellen Fragestellungen vorbehalten und nicht für die routinemäßige Demenzabklärung vorgesehen.

Evozierte Potenziale

Mit den evozierten Potenzialen werden grundsätzlich nach Applikation eines äußeren Reizes Antwortpotenziale abgeleitet, um die Integrität von neurologischen Systemen zu überprüfen. Routinemäßig durchgeführt werden z. B. die motorisch evozierten Potenziale (MEP), die somatosensorisch

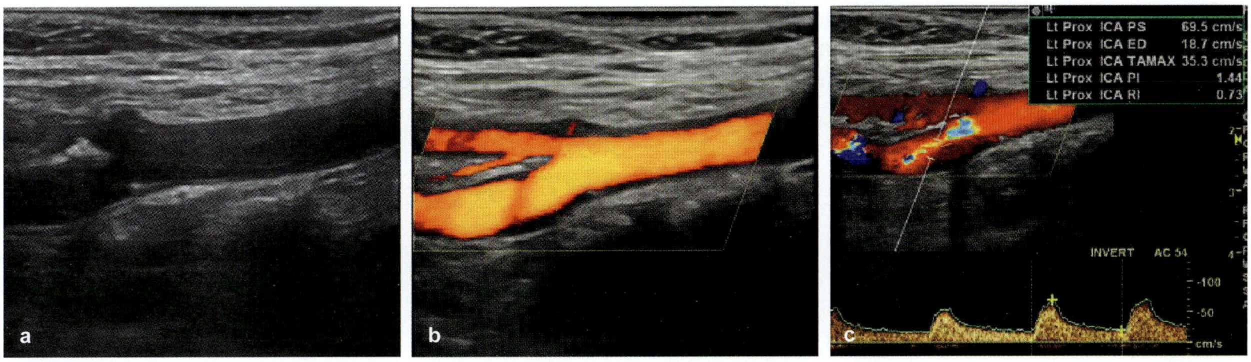

Abb. 3.19 Mittels Doppler- und Duplexsonografie werden Stenosen der extra- und intrakraniellen hirnversorgenden Gefäße detektiert. Das vorliegende Beispiel zeigt ein Bild im B-Mode, auf dem kleine arteriosklerotische Plaques gut zu erkennen sind **(a).** Daneben lässt sich im Color-Mode der Blutfluss im Gefäß gut visualisieren **(b).** Zuletzt gehört immer auch eine Messung der Doppler-Frequenzspektren zur Bestimmung der Flussgeschwindigkeit zu einer Ultraschalluntersuchung der Gefäße **(c).** [P494]

evozierten Potenziale (SSEP) oder auch die visuell oder akustisch evozierten Potenziale (VEP resp. AEP). Grundsätzlich ist es auch möglich, kortikale Antwortpotenziale nach Applikation kognitiver Stimuli abzuleiten. Die Sensitivität und Spezifität ist hierbei allerdings derart gering, dass diese Untersuchung bisher keinen Einzug in die klinische Routine gefunden hat.

Grundsätzlich sind evozierte Potenziale **keine Routinediagnostik** bei Demenzabklärungen. Wie auch bei anderen Zusatzuntersuchungen sollte die Fragestellung vor der Durchführung gut überlegt werden. Sinnvoll ist der Einsatz von **MEP** z. B. beim Verdacht auf eine Motoneuronerkrankung, die zusammen mit einer FTD vorliegen kann. Hiermit kann eine Schädigung des 1. Motoneurons nachgewiesen werden. Die **SSEP** kommen z. B. bei Verdacht auf einen Vitamin-B_{12}-Mangel oder eine Lues zum Einsatz, da hiermit sehr gut eine Hinterstrangschädigung auf spinaler Ebene nachgewiesen werden kann. Zudem gibt es bestimmte Erkrankungen wie die kortikobasale Degeneration, die ungewöhnlich hohe kortikale SEP-Amplituden zeigen. Auch dies kann in ausgewählten Fällen differenzialdiagnostisch hilfreich sein.

Elektroneuro-/Myografie (ENMG)

Die Messung der Nervenleitgeschwindigkeit und Amplitude peripherer Nerven dient z. B. der Abklärung von Gangstörung/Gangunsicherheit verbunden mit rezidivierenden Stürzen. Eine der häufigsten Ursachen hierfür ist eine Polyneuropathie, die z. B. auf dem Boden eines Diabetes mellitus oder eines Alkohol-Überkonsums entsteht. In solchen Situationen ist die Durchführung eines ENMG im Rahmen einer Demenzabklärung sinnvoll, da sich hieraus auch Therapieempfehlungen ableiten lassen können: Für die physiotherapeutische Behandlung ist es durchaus relevant, ob eine rein kortikale oder subkortikale Gangstörung vorliegt oder ob die Gangunsicherheit eher durch eine Polyneuropathie verursacht wird.

Eine weitere Indikation für eine ENMG-Untersuchung stellt die Suche nach Zeichen einer Schädigung des 2. Motoneurons dar, falls z. B. bei Verdacht auf eine FTD auch Hinweise auf eine Amyotrophe Lateralsklerose (ALS) bestehen. Diese beiden Erkrankungen treten häufig gemeinsam auf, da ein Teil von ihnen die gleiche genetische und pathologische Grundlage hat (➤ Kap. 2.2).

3.8.4 Über- und Unterdiagnostik

Bei Menschen mit Demenz kommt es nicht selten vor, dass das alleinige Vorliegen dieser Diagnose in die Entscheidung bezüglich weiterer Diagnostik einfließt. Diese Überlegungen sind auch grundsätzlich richtig; allerdings sollten sie nicht dazu führen, dass per se auf Abklärungen oder Therapien verzichtet wird, „weil der Patient ja eh schon dement ist".

Prinzipiell hat ein Mensch mit Demenz die gleichen Rechte auf eine hochstehende medizinische Behandlung wie ein Mensch ohne Demenz. Gerade beim Vorliegen einer Demenz sollte aber vor allen Abklärungen das Ziel der Diagnostik oder Therapie nochmals klar besprochen werden. Dabei steht die Lebensqualität zum aktuellen Zeitpunkt klar im Vordergrund. Es muss auch bedacht werden, dass Menschen mit Demenz bei jeglicher Diagnostik und Therapie ein erhöhtes Komplikationsrisiko haben, da sie z. B. sehr anfällig für die Entwicklung eines Delirs sind und Anweisungen der Pflege oder von Ärzten unter Umständen nicht zuverlässig umsetzen.

Als Beispiel für diese Überlegungen seien Abklärungen bei Verdacht auf eine Arthrose der Hüft- oder Kniegelenke genannt: Falls für den Menschen mit Demenz zum jetzigen Zeitpunkt eine deutliche Einschränkung der Lebensqualität besteht (dies kann auch in mangelnder Bewegung und Unruhe resultieren), sind Abklärungen und eventuell auch ein Gelenkersatz durchaus auch bei einem Menschen mit Demenz zu rechtfertigen. Hingegen sollte bei fehlendem Leidensdruck darauf verzichtet werden, da es nicht primär darum geht, eine Lebensqualität in fünf oder zehn Jahren zu verbessern.

In diesem Sinne sollte man gerade bei Menschen mit Demenz stets vor Augen haben, dass sowohl eine sinnlose Überdiagnostik als auch eine Unterdiagnostik nur wegen der Diagnose einer Demenz vermieden werden. Dies ist grundsätzlich nicht anders als bei Menschen ohne Demenz. Das Vorliegen einer Demenz macht aber gewisse Entscheidungsprozesse vielleicht etwas bewusster.

KAPITEL

4 Demenzformen

Michael Oberholzer, Claudio L. Bassetti, René M. Müri, Kristina Göhl, Ansgar Felbecker, Georg Kägi, Lilian de Cassai, Uwe Herwig und Dominik Zieglgänsberger

Kernaussagen

- Demenzen sind chronisch-progrediente Hirnerkrankungen.
- Hauptmerkmal ist eine kognitive Einschränkung mit Alltagsrelevanz.
- Der Begriff Demenz sagt noch nichts über die Ursache aus.
- Es existieren verschiedene Demenz-Definitionen:
  - Im deutschen Sprachraum gebräuchlich ist jene nach ICD-10 der WHO.
  - Im DSM-5 wird der Begriff *Major Neurocognitive Disorder* verwendet.

Mild Cognitive Impairment (MCI)

- MCI beschreibt eine subjektive und objektive Einschränkung kognitiver Domänen.
- Die Selbstständigkeit in den Alltagsfunktionen ist bei MCI erhalten.
- Das Risiko, im Verlauf an einer Demenz zu erkranken, ist erhöht.
- Ein Teil der Betroffenen mit MCI zeigt keine Progredienz.

Alzheimer-Demenz

- Die Demenz vom Alzheimer-Typ ist die häufigste Demenzform.
- Die Alzheimer-Demenz ist eine typische kortikale Demenz.
- Es dominieren Störungen des Gedächtnisses und der Orientierung.
- Es existieren diverse klinische Varianten.
- Erkrankungsbeginn meist nach dem 65. Lebensjahr, bei 5 % auch früher.

Vaskuläre Demenz

- Die häufigsten Ursachen sind:
  - Chronische vaskuläre Leukenzephalopathie
  - Ischämische Hirninfarkte (Multiinfarkt-Demenz)
- Das Management vaskulärer Risikofaktoren ist in jedem Alter wichtig.

Parkinson und Demenz

- Kognitive Störungen sind bei Parkinson-Syndromen häufig.
- Die Demenzhäufigkeit variiert je nach Parkinson-Syndrom und Stadium.

Frontotemporale Demenz

- Klinisch dominieren Auffälligkeiten im Verhalten oder in der Sprache.
- Gedächtnisstörungen können lange fehlen.
- Das typische Erkrankungsalter ist relativ früh (50–65 Jahre).

Behandelbare Demenzursachen

- Potenziell behandelbare Demenzursachen müssen gut gesucht werden.
- Depressionen und Demenzen zeigen eine hohe Komorbidität.
- Kognitive Störungen bei Depression können einer Demenz ähneln.

- Zu den behandelbaren Demenzen zählt der Normaldruckhydrozephalus (NPH).
- NPH-Patienten können von der Implantation eines Shunts profitieren.

Seltene Ursachen und Differenzialdiagnosen

- Neben den häufigen Demenzen gibt es unzählige seltene Demenzursachen.
- Die Abklärung von Differenzialdiagnosen hat therapeutische Bedeutung.
- Vorbestehende und physiologische kognitive Probleme sind zu beachten.
- Delirien haben oft behandelbare Ursachen, die es abzuklären gilt.
- Eine Demenz ist ein Risikofaktor für die Entwicklung eines Delirs.
- Ein Delir ist ein Risikofaktor für das Auftreten einer Demenz.
- Eine Demenzabklärung macht erst 3–6 Monate nach einem Delir Sinn.

4.1 Einführung

Michael Oberholzer, Claudio L. Bassetti und René M. Müri

4.1.1 Definition

Mit dem Begriff Demenz wird ein **klinisches Syndrom** bezeichnet, für das verschiedene Definitionen existieren. Darunter werden im Allgemeinen chronische oder fortschreitende Hirnerkrankungen verstanden, deren Hauptcharakteristikum Defizite mehrerer kognitiver Domänen sind und die bei Betroffenen zu einer signifikanten Einschränkung in ihrer Unabhängigkeit in den Aktivitäten des täglichen Lebens (Activities of Daily Living, ADL) führen. Im Krankheitsverlauf treten häufig auch psychische und verhaltensbezogene Symptome auf.

Im deutschsprachigen Raum wird meist die Definition nach **ICD-10** der WHO verwendet.

DEFINITION

Nach ICD-10 handelt es sich bei einer Demenz um eine meist chronische oder fortschreitende Hirnerkrankung mit Störung mehrerer kognitiver Funktionen, z. B. Gedächtnis, Denken, Orientierung, Auffassung, Rechnen, Lernfähigkeit oder Sprache, allerdings ohne Einschränkung des Bewusstseins. Die Symptome müssen seit mindestens 6 Monaten bestehen. Gewöhnlich wird die Erkrankung von Veränderungen der emotionalen Kontrolle, des Sozialverhaltens und der Motivation begleitet; gelegentlich treten diese Symptome vor Auftreten der kognitiven Einschränkungen auf.

An dieser Definition orientiert sich beispielsweise auch die gemeinsame Leitlinie der Deutschen Gesellschaft für Neurologie (DGN) und Deutschen Gesellschaft für Psychiatrie und Psychotherapie, Psychosomatik und Nervenheilkunde (DGPPN).

In der Definition der aktuell verfügbaren Beta-Version der **ICD-11-Klassifikation** wird neben der subjektiven Angabe einer kognitiven Einschränkung gegenüber dem Vorniveau eine objektive Einschränkung von mindestens zwei kognitiven Domänen (wie Gedächtnis, exekutive Funktionen, Aufmerksamkeit, Sprache, soziale Kognition/Urteilsvermögen, psychomotorische Verarbeitungsgeschwindigkeit, visuoperzeptive und -spatiale Funktionen) gefordert; außerdem werden eine signifikante Einschränkung der Unabhängigkeit in den ADL und eine über das normale Altern hinausgehende Symptomatik gefordert.

Die **DSM-Klassifikation** (Diagnostic and Statistical Manual of Mental Disorders) der Amerikanischen Psychiatrischen Gesellschaft hat gegenüber den Vorversionen in der 2013 gültigen Version DSM-5 die Diagnose Demenz durch den Begriff Major Neurocognitive Disorder (NCD) ersetzt, wobei dieser vom Minor/Mild NCD durch eine relevante Beeinträchtigung in den ADL-Funktionen abgegrenzt wird (➤ Tab. 4.1). Damit lehnt sich die Unterscheidung Mild vs. Major NCD an der existierenden Abgrenzung zwischen Mild Cognitive Impairment und Demenz an.

Tab. 4.1 DSM-5-Einteilung der neurokognitiven Störungen und deren Ursachen. Der geläufige Begriff der Demenz entspricht der Major Neurocognitive Disorder, die eine Alltagsrelevanz der Defizite beinhaltet.

Major Neurocognitive Disorder	Minor (oder Mild) Neurocognitive Disorder
Morbus Alzheimer (AD)	
Frontotemporale Degeneration	
Mit Lewy-Bodies	
Vaskulär	
Schädel-Hirn-Trauma	
Substanz-/medikamenteninduziert	
Morbus Parkinson	
Morbus Huntington	
HIV-Infektion	
Prionenerkrankungen	
Andere medizinische Ursachen	
Multiple Ätiologien	

Bei der **Major NCD** liegen die Leistungen in der neuropsychologischen Untersuchung unterhalb von 2 Standardabweichungen oder unterhalb der dritten Perzentile. Der Begriff der Major NCD hat den Vorteil, dass er den doch negativ belegten Begriff der Demenz mit der progredienten Abnahme der Funktionen ersetzt und auch chronische kognitive Schädigungen wie z. B. nach einem Schädel-Hirn-Trauma einschließt. Eine **Minor NCD** führt nicht zur Einschränkung der Alltagskompetenzen und in der neuropsychologischen Testung liegen die Leistungen im Bereich von 1 bis 2 Standardabweichungen unterhalb der Norm (oder zwischen der dritten und 16. Perzentile).

Zusätzlich wurde in der DSM-5-Klassifikation der Gebrauch weiterer Deskriptoren eingeführt:

- Bei einigen Erkrankungen wird beispielsweise zwischen „möglicher" und „wahrscheinlicher" Diagnose unterschieden: bei der Alzheimer-Demenz bspw. beruhend auf dem Vorliegen einer Alzheimer-Mutation (durch genetische Testung oder Familienanamnese) oder bei der Demenz mit Lewy-Körperchen anhand des Vorliegens von Kernmerkmalen und die Diagnose unterstützenden Charakteristika.
- Als weiterer Deskriptor wurde das Vorliegen bzw. Fehlen von Verhaltens- resp. anderen psychischen Störungen wie Psychosen oder affektiven Störungen eingeführt.
- Zudem kann mit der Diagnose auch ein Schweregrad in Abhängigkeit der Beeinträchtigung in den ADL angegeben werden.

Gemeinsam sind den gebräuchlichen Definitionen (insbesondere dem ICD-11 beta und DSM-5) mehrere Aspekte:

1. **Abgrenzung zum Delir:** Wichtig ist die Abgrenzung gegenüber dem Delir (engl. Delirium) als neurokognitives Syndrom. Ein Delir ist eine Hirnfunktionsstörung, die rasch auftritt, potenziell reversibel ist und sich vordergründig durch eine Einschränkung von Aufmerksamkeit und Orientierung gegenüber der Umgebung (engl. Awareness) präsentiert. Typischerweise sind kognitive Defizite, Verhaltensänderungen, Schlaf-Wach-Rhythmusstörungen und Fluktuationen des klinischen Bildes vorhanden. Im klinischen Alltag, typischerweise bei hospitalisierten Patienten, kann die Unterscheidung erschwert sein, zumal eine Demenz für ein Delir prädisponierend sein kann. Beide können zudem gleichzeitig vorliegen und ein Delir kann im Extremfall auch über Monate persistieren, was letztlich auch die Definitionen der beiden Begriffe strapaziert (➤ Kap. 4.12.3).
2. **Zeitliche Dynamik:** Eine Demenz ist eine chronische, meist auch fortschreitende Erkrankung. Abzugrenzen sind neben vorübergehenden Hirnfunktionsstörungen (Delir, transiente globale Amnesie) vor allem andere akute neurologische oder psychiatrische Krankheitsbilder. Diese können zwar momentane kognitive Einschränkungen bedingen, zeigen aber spontan oder durch eine geeignete Behandlung eine Regredienz (z. B. sogenannte strategische ischämische Hirninfarkte; erregerbedingte oder autoimmune Enzephalitiden). Residualzustände nach akuten Hirnschädigungen wie schwere Schädel-Hirn-Traumata oder Enzephalitiden können hingegen gemäß den gängigen Definitionen auch eine Demenz bedingen, was im aktuellen Sprachgebrauch selbst bei Neurologen und Psychiatern allerdings wenig gebräuchlich ist. Rasch progrediente Demenzen wie die Creutzfeld-Jakob-Krankheit wiederum können so rasch verlaufen, dass sie zum Tod führen, bevor sie die zeitliche Vorgabe von 6 Monaten der Demenzdiagnose nach ICD-10 erfüllen.
3. **Alltagsfunktionen:** Damit von einer Demenz (resp. einer Major NCD gemäß DSM-5) gesprochen werden kann, ist eine signifikante Beeinträchtigung in den Alltagsfunktionen (ADL) gefordert, dies vor allem in Abgrenzung zum MCI resp. Minor NCD.
4. **„Normales" Altern:** Weiter wird betont, dass die Defizite über das zu erwartende Ausmaß des „normalen" Alters hinausgehen. Hier zeigen sich bei hochbetagten Populationen (> 90 Jahre) insofern operationale Schwierigkeiten, als zum einen in den gängigen neuropsychologischen Testbatterien Normwerte für diese Population fehlen, zum anderen aber die Wahrscheinlichkeit einer Demenz auch mit zunehmendem Alter steigt.

4.1.2 Ursachen

Mit der eher weit gefassten Definition der Demenz als Syndrom ist eine Vielzahl von Ursachen möglich; und zwar nicht nur progrediente Erkrankungen, sondern auch chronische Zustände nach stattgehabten Hirnschädigungen. Dieser Tatsache versucht auch die neue Einteilung des DSM-5 gerecht zu werden.

Welche Prävalenz die einzelnen Demenzformen haben, kann aus der existierenden Literatur nicht verlässlich angegeben werden. Dies hat unseres Erachtens drei hauptsächliche Gründe:

1. Die Populationen in den existierenden Daten sind zu heterogen.
2. Epidemiologische Studien sind an sich bei Dementen schwierig durchzuführen, da auf der einen Seite nicht alle medizinisch betreut werden und auf der anderen Seite ein Teil der Erkrankten in Heiminstitutionen lebt.
3. Die Schwierigkeit einer genauen klinischen Diagnose.

Eine Schätzung liefert z. B. eine Arbeit aus Großbritannien (➤ Abb. 4.1).

Meist werden mit dem Begriff Demenz in erster Linie neurodegenerative Erkrankungen in Verbindung gebracht, deren Hauptmerkmal kognitive und verhaltensbezogene Einschränkungen sind (z. B. AD, Lewy-Body-Demenz, frontotemporale Demenz). Diese stellen effektiv auch die häufigsten Demenzursachen in den deutschsprachigen Ländern dar – gefolgt von der vaskulären Demenz und sogenannten Mischformen mit mehreren zugrunde liegenden neurodegenerativen sowie vaskulären Pathologien (➤ Kap. 4.8).

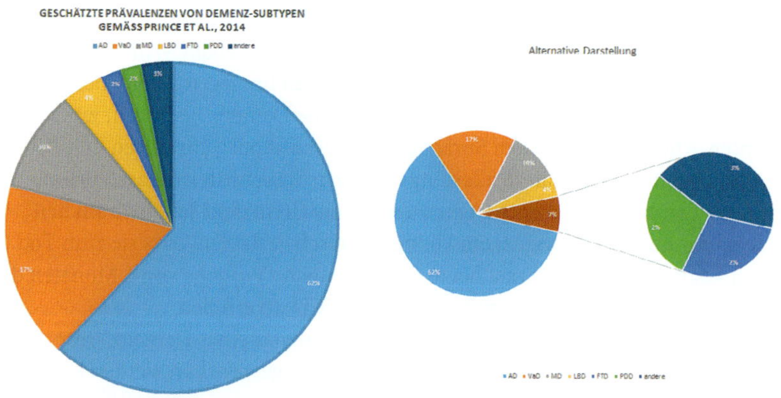

Abb. 4.1 Die Verteilung der verschiedenen Demenzformen nach [1]. Gemäß neueren Daten wird die Häufigkeit von gemischten Demenzen wohl eher unterschätzt (➤ Kap. 4.8). [G738]

Darüber hinaus kommen als Ursache auch neurodegenerative Erkrankungen infrage, bei denen andere Symptome, z. B. eine Bewegungsstörung, im Vordergrund stehen und die kognitiven Defizite erst im Verlauf auftreten (z. B. Morbus Parkinson, Huntington-Erkrankung). Als seltenere Ursachen sind Infektionen (z. B. HIV-assoziierte neurokognitive Störung), Prionenerkrankungen (z. B. Creutzfeld-Jakob-Erkrankung), immunologische (z. B. Multiple Sklerose, Autoimmunenzephalitis) oder genetische Erkrankungen (Down-Syndrom) zu nennen. Des Weiteren können medikamentöse und toxische Einflüsse sowie ein Residualzustand nach Schädel-Hirn-Trauma eine Demenz verursachen.

Aufgrund der zum Teil unterschiedlichen klinischen Charakteristika der einzelnen Erkrankungen erlauben bereits Anamnese und Untersuchung eine Differenzialdiagnose, die durch den gezielten Einsatz von Zusatzuntersuchungen gewöhnlich eine ätiologische Zuordnung und somit gelegentlich eine gezielte Therapie erlauben. Daher ist die Kenntnis der einzelnen Krankheitsbilder – wie in den folgenden Unterkapiteln dargestellt – Grundvoraussetzung für die Möglichkeit einer solchen fokussierten Differenzialdiagnose. Die Diagnose einer Demenz ist immer ein Mustererkennen, wobei Anamnese, Fremdanamnese, klinische Untersuchung, kognitive Testung, Bildgebung, Labor- und Liquoruntersuchungen die Grundlagen dafür liefern.

4.2 Mild Cognitive Impairment (MCI)

Michael Oberholzer, Claudio L. Bassetti und René M. Müri

4.2.1 Definition und Allgemeines

Ein Mild Cognitive Impairment (MCI) oder „leichte kognitive Störung" bezeichnet ein Zwischenstadium zwischen normalem Altern und einer Demenz. Wie für den Begriff Demenz (➤ Kap. 4.1), zu dem ja MCI primär abgrenzt werden soll, fehlt auch hier eine einheitliche Definition des Syndroms. Gemäß den Leitlinien der DGN und DGPPN wird es folgendermaßen definiert:

DEFINITION

Mild Cognitive Impairment (MCI) bezeichnet eine subjektive und objektive Einschränkung einer oder mehrerer kognitiver Domänen bei erhaltener Alltagskompetenz.

Im Gegensatz zur Demenz sind die Betroffenen trotz der kognitiven Funktionsstörung in den Aktivitäten des täglichen Lebens (Activities of Daily Living, ADL) nicht relevant eingeschränkt. Neben der uneinheitlichen Verwendung des Begriffs MCI werden in der neueren Literatur weitere Begriffe benutzt. In der aktuellen DSM-5-Klassifikation wird von Mild Neurocognitive Disorder (NCD) gesprochen, die ähnlich definiert wird wie das MCI und gegenüber dem Major NCD (➤ Kap. 4.1) ebenfalls durch eine fehlende Beeinträchtigung in den Alltagsfunktionen charakterisiert ist.

Durch eine International Working Group aus Demenz-Experten wurde 2016 zu Forschungszwecken der Begriff der „prodromalen Alzheimer-Krankheit (AD)" resp. „Prädemenz AD" geschaffen, der somit gleichbedeutend ist wie ein MCI aufgrund der AD; dabei soll der Begriff MCI nur mehr für andere Ursachen als eine AD verwendet werden [2].

In der klinischen Situation kann sich die Abgrenzung eines MCI zur leichten Demenz schwierig gestalten, da es sich um ein Kontinuum handelt und die Grenzen zur Demenz fließend sind (➤ Kap. 4.2.2).

Mehrere epidemiologische Studien zeigten, dass das Risiko, an einer Demenz zu erkranken, bei Patienten mit MCI deutlich erhöht ist. Andererseits ist das MCI aber keineswegs immer eine Vorstufe einer Demenz. Bei insgesamt sehr variablen Angaben in der Literatur hinsichtlich des jährlichen Risikos des Übergangs in eine Demenz (< 5 % bis 20 %), die sicher teilweise durch die Unterschiede der untersuchten Populationen und der verwendeten MCI-Definitionen erklärt werden können, wird doch ein erheblicher Teil der Patienten (40–70 %) auch nach 10 Jahren nicht an einer Demenz erkrankt sein. Ein geringer Anteil der Patienten kann sich in einer Verlaufstestung sogar so weit verbessern, dass sie die MCI-Kriterien nicht mehr erfüllen [3].

4.2.2 Diagnostik

Bei der Diagnose eines MCI stehen die Beschwerden des Patienten selbst und/oder Beobachtungen des Umfelds am Anfang. Spezifisch sollte bei der Anamnese nach Gedächtnisveränderungen (Verlegen von Gegenständen, Benutzen von Gedächtnisstützen, Vergessen von Terminen/Gesprächsinhalten etc.), Wortfindungsstörungen oder etwa Schwierigkeiten bei anspruchsvolleren Alltagstätigkeiten wie Autofahren, Kochen und administrativen Angelegenheiten gefragt werden. Zu beachten ist jedoch, dass sowohl Betroffene als auch deren Angehörige kognitive Schwierigkeiten nicht selten verharmlosen oder auch überzeichnen können.

Um kognitive Minderleistungen strukturiert zu erheben, eignen sich Fragebögen, die durch Angehörige auszufüllen sind, z. B. der IQCODE als Fragebogen zur Verminderung der kognitiven Leistungen älterer Personen (➤ Kap. 3.3).

Als kognitiver Screening-Test bietet sich der MoCA (Montreal Cognitive Assessment) an. Er scheint nicht nur dem MMS (Mini-Mental-Status) in der Detektion eines MCI überlegen zu sein, sondern weist auch bei einem Cut-off-Wert von 26/30 Punkten eine relativ hohe Sensitivität auf.

Unserer Meinung nach sollte danach – meist im Setting einer spezialisierten Ambulanz oder einer Memory Clinic – eine neuropsychologische oder verhaltensneurologische Untersuchung erfolgen, z. B. mit der Testbatterie CERAD-Plus. Diese kann ggf. um eine detailliertere Testung ergänzt werden, um das Ausmaß der kognitiven Einschränkungen zu erfassen. Die Verwendung von standardisierten, quantitativ messenden Tests bietet sich an, um in Verlaufsuntersuchungen durch eine Vergleichbarkeit der Resultate abschätzen zu können, ob eine Progredienz vorliegt.

Weil für die Abgrenzung zur Demenz letztlich die Unabhängigkeit in den ADL relevant ist, werden hier Fragebogenverfahren zur Erfassung verwendet. Dabei wird zwischen Basic ADL (BADL) und Instrumental ADL (IADL) unterschieden (➤ Kap. 3.3). Für deren Erfassung eignen sich Fragebogenverfahren wie der FAQ (Functional Activity Questionnaire) mit 10 Fragen hinsichtlich alltäglicher Verrichtungen. In Expertenkreisen tendiert man dazu, die Diagnose eines MCI nicht nur bei unbeeinträchtigten ADL zu stellen, sondern auch, wenn die IADL minimal beeinträchtigt sind [4].

PATIENTENINFO

Es ist hilfreich, dem Patienten und den Angehörigen zu erklären, dass Einschränkungen der geistigen Leistungsfähigkeit feststellbar sind, die über die Altersnorm hinausgehen. Dies kann, muss aber nicht ein Frühstadium einer Demenz darstellen und sollte beobachtet werden.

4.2.3 Abklärungen und Ursachen

Zur Suche behandelbarer Ursachen ist, wie auch bei der Demenzabklärung, eine Blutuntersuchung obligat (➤ Kap. 3.6).

Ebenfalls sollte an medikamentöse Nebenwirkungen gedacht werden. Trizyklika oder Spasmolytika, Opioide, Benzodiazepine, Imidazopyridine (Hypnotika wie Zolpidem), Digoxin, Antihistaminika, Muskelrelaxanzien und anfallsunterdrückende Medikamente sind hier zu nennen. Bei betagten Patienten kann die Polypharmazie generell kognitive Probleme begünstigen oder verstärken.

In der klinisch-neurologischen Untersuchung wird vor allem auf Merkmale möglicher zugrunde liegender Erkrankungen (lateralisierende Ausfälle, akinetisch-rigides Syndrom, Gangstörungen oder Polyneuropathie) geachtet.

Häufig treten auch kognitive Einschränkungen bei Depression auf, die wiederum mittels geeigneter Fragebögen (z. B. Geriatrische Depressionsskala nach Yesavage, Hamilton Depressionsskala, Beck-Depressions-Inventar II) gesucht und ggf. fachärztlich abgeklärt werden sollten.

Eine zerebrale Bildgebung mittels MRI ist in erster Linie zur Suche von behandelbaren Ursachen wie Subduralhämatomen oder Tumoren indiziert. Darüber hinaus bieten sie auch Hinweise auf die häufigsten Pathologien einer dementiellen Entwicklung wie charakteristische Atrophiemuster neurodegenerativer Erkrankungen oder eine mikroangiopathische Leukenzephalopathie. Für eine verlässliche Prognose des Übergangs eines MCI in eine Demenz ist die Bildgebung zurzeit aber noch nicht etabliert, sondern kann hierfür allenfalls Hinweise liefern. Ein MRI mit Nachweis einer zerebralen Atrophie und einer vaskulären Leukenzephalopathie (➤ Abb. 4.2) ist mit der Diagnose eines MCI sehr gut vereinbar.

Weitere Biomarker (Liquor cerebrospinalis, Amyloid-PET, FDG-PET) sollten bei einem MCI nicht standardmäßig erfolgen, können aber z. B. im Rahmen klinischer Studien sinnvoll sein, da mit ihnen eine Subtypisierung in verschiedene Ätiologien grundsätzlich schon im MCI-Stadium möglich ist.

4.2.4 Subtypen und prognostische Faktoren

Historisch gewachsen ist die Einteilung zwischen „amnestischem MCI (aMCI)", nämlich einem MCI mit führender Einschränkung des verzögerten Gedächtnisabrufes, und „nicht amnestischem MCI (naMCI)". Das aMCI geht häufiger in eine manifeste Demenz über und ist auch häufig, aber nicht ausschließlich mit einer AD assoziiert – 30 % der hirnpathologischen Untersuchungen bei aMCI zeigen eine andere Pathologie. Andererseits scheinen naMCI ein geringes Risiko des Übergangs in eine Demenz aufzuweisen und sind häufiger mit anderen Nicht-AD-Demenzen vergesellschaftet.

Das Vorliegen von AD-typischen Biomarkern (Tau-/Phospho-Tau-Erhöhung und Amyloid-β-1–42-Erniedrigung im

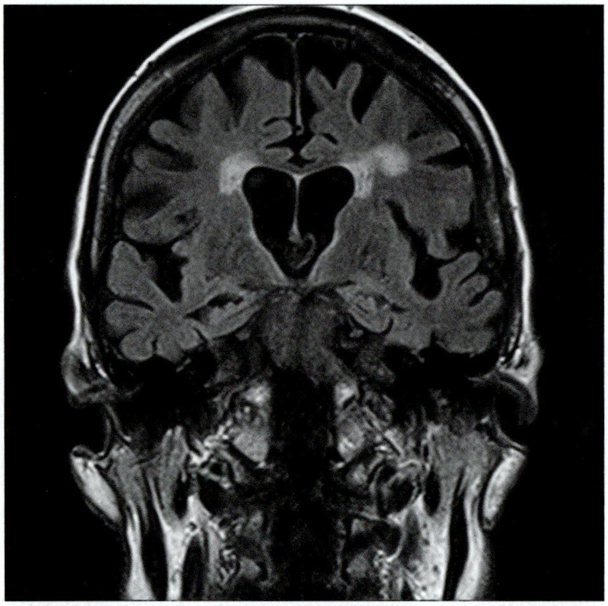

Abb. 4.2 Die Abbildung zeigt eine koronare FLAIR-Sequenz im MRI bei einem Patienten mit einem MCI. Es finden sich eine temporal betonte Atrophie und eine leichte vaskuläre Leukenzephalopathie. [T979]

Liquor cerebrospinalis; positives Amyloid-PET; Hippocampusatrophie im MRI; temporoparietaler Hypometabolismus im FDG-PET) weist bei gleichzeitig vorhandenem Defizit im verzögerten Gedächtnisabruf auf ein höheres Risiko hin, an einer AD zu erkranken.

Für das betroffene Individuum ist nach wie vor keine verlässliche Biomarker-basierte Prädiktion möglich. Solange zudem keine therapeutischen Ansätze verfügbar sind, die eine AD in diesem Stadium zu beeinflussen vermögen, sollte auf eine „blinde" Bestimmung von Biomarkern verzichtet werden.

LEITLINIEN

Bevor Zusatzuntersuchungen veranlasst werden, ist gemäß Empfehlung der Leitlinien der DGN und DGPPN ein Betroffener mit MCI primär durch einen Experten zu den Möglichkeiten der Bestimmung von Biomarkern, deren Vorhersagestärken und daraus resultierenden Konsequenzen zu informieren [5].

4.2.5 Therapie

Es bestehen zurzeit keine pharmakologischen oder nichtpharmakologischen Möglichkeiten, das Risiko für einen Übergang eines MCI in eine Demenz zu reduzieren. Auch konnten in Studien durch Cholinesterasehemmer und Memantin keine signifikanten Verbesserungen der unmittelbaren kognitiven Leistungen nachgewiesen werden.

Die Therapieempfehlungen orientieren sich an den vorhandenen Daten zur allgemeinen Risikoreduktion hinsichtlich Demenzen [5]:

- Primär- und sekundärpräventive Therapie vaskulärer Risikofaktoren und Erkrankungen (Hypertonie, Diabetes mellitus, Dyslipidämie, Adipositas, Nikotinabusus)
- Ausgewogene Ernährung (z. B. mediterrane Diät)
- Regelmäßige körperliche Bewegung, aktives geistiges und soziales Leben

Nicht empfohlen sind:

- Regelmäßiger Alkoholkonsum
- Hormontherapie

Fallbeispiel

Die 73-jährige Frau M., bislang weitgehend gesund und einzig für eine arterielle Hypertonie medikamentös behandelt, wird wegen Gedächtnisproblemen vom Hausarzt an eine Memory Clinic überwiesen. Sie und ihr Ehemann berichten über leichte Gedächtnisprobleme seit eineinhalb bis zwei Jahren, die ihr beispielsweise während des einmal pro Woche stattfindenden Kartenspiels mit Freundinnen auffallen, wo sie sich die schon gespielten Karten schlecht merken könne, was ihr früher leichtfiel. Dem Ehemann fiel auch auf, dass sie Mühe mit dem Erinnern von Gesprächsinhalten hatte und dass sie immer wieder Gegenstände in der Wohnung verlegte und nicht mehr fand. Die Patientin und ihr Gatte gaben an, dass sie in den ADL noch weitgehend selbstständig sei. Einzig das Einzahlen von Rechnungen, das sie bis dahin erledigt hatte, hat vor Kurzem der Sohn des Paares übernommen. Auch berichtete der Ehemann, dass er sie immer erinnern müsste, ihr Medikament regelmäßig einzunehmen.

Obschon im Screening mittels Mini-Mental-Status (MMS) mit 28/30 Punkten noch ein normaler Wert erreicht wurde, fiel in der standardisierten Testung mittels CERAD-Plus eine leichtgradige Gedächtniseinschränkung auf. Die Blutuntersuchung war unauffällig. Die Bildgebung mittels MRI zeigte eine über das Altersmaß hinausgehende, beidseitige, linksbetonte mesiotemporale Atrophie.

Bei anamnestisch und fremdanamnestisch noch weitgehend erhaltener Selbstständigkeit in den ADL, aber testmäßig leichtgradiger Einschränkung der Gedächtnisfunktion wurde bei Frau M. die Diagnose eines „Mild Cognitive Impairment" (MCI) gestellt. Eine Edukation hinsichtlich möglicher Verhaltensmaßnahmen (leichtes Ausdauertraining; Aufrechterhalten eines aktiven Soziallebens; Möglichkeit der Teilnahme an einer Gedächtnistrainingsgruppe; ausgewogene, z. B. mediterrane Ernährung) erfolgte und dem Hausarzt wurde eine Abklärung und konsequente Therapie der vaskulären Risikofaktoren empfohlen. Aufgrund der Bildgebung und des sogenannten amnestischen Profils ist ein Übergang in eine Alzheimer-Erkrankung im Verlauf möglich, aber nicht zwingend, weswegen eine Verlaufskontrolle nach einem Jahr vereinbart wurde.

4.3 Demenz vom Alzheimer-Typ

Kristina Göhl und Ansgar Felbecker

4.3.1 Epidemiologie

Die Demenz vom Alzheimer-Typ ist die häufigste Demenzvariante ab dem 65. Lebensjahr und ist für ca. 60 % aller Demenzfälle in dieser Alterskohorte verantwortlich. Die Prävalenz ist klar altersabhängig. Sie beträgt bereits bei den 60–69-Jährigen 300/100 000 und steigt mit zunehmendem Lebensalter deutlich an. Ab dem 80. Lebensjahr sind etwa 10 % der Bevölkerung betroffen, ab dem 90. Lebensjahr gehen Schätzungen von etwa 40 % aus. Die Prävalenz ist bei Frauen etwas größer, was aber mindestens zum Teil mit deren generell höheren Lebenserwartung zusammenhängt. Das Lebenszeitrisiko, an einer Alzheimer-Demenz zu erkranken, beträgt ca. 10 % bei negativer Familienanamnese und ca. 20 % bei betroffenem erstgradigem Verwandten.

Die früher propagierte Unterscheidung einer „senilen" Demenz von einer Alzheimer-Demenz ist hinsichtlich klinischer und histopathologischer Kriterien nicht haltbar. Grundsätzlich ist eine alltagsrelevante kognitive Einschränkung auch bei einem hochbetagten Menschen als pathologisch anzusehen und sollte entsprechend erkannt und – angepasst an die Gesamtsituation – sinnvoll abgeklärt werden. Allerdings ist die Prävalenz der Alzheimer-Demenz in der Gruppe der > 80-Jährigen derart hoch, dass bei typischem klinischem Bild auf ausführliche differenzialdiagnostische Abklärungen verzichtet werden kann. Vereinfacht lässt sich in dieser Altersgruppe bei Vorliegen einer Demenz die ätiologische Frage reduzieren auf: „Spricht etwas gegen eine Alzheimer-Demenz?" (➤ Abb. 4.3).

Eine Alzheimer-Demenz tritt auch bei unter 65-Jährigen auf („Early Onset") und ist ebenfalls in dieser Gruppe immer noch die häufigste Demenzursache. Allerdings ist der Anteil relativ gesehen kleiner, da andere Demenzformen wie die frontotemporale Demenz bei den jüngeren Patienten einen größeren Anteil haben. In der Gruppe der Early-Onset-Alzheimer-Demenzen findet sich ein hoher Anteil genetischer und atypischer Varianten.

4.3.2 Pathophysiologie

Letztendlich ist die Pathophysiologie der Alzheimer-Erkrankung nicht definitiv geklärt. Die Amyloid-Hypothese stammt vornehmlich aus der Untersuchung genetischer Alzheimer-Varianten, da diese mit dem Amyloidstoffwechsel in Zusammenhang stehen. Das pathologisch extrazellulär aggregierende Amyloid β1–42 entsteht durch proteolytische Spaltung des Amyloid Precursor Proteins (APP) mittels β-Sekretase und nachfolgend der γ-Sekretase (➤ Abb. 4.4). Unumstritten ist, dass sich in Gehirnen von Alzheimer-Patienten vermehrt neuritische Plaques bestehend aus Aβ1–42-Amyloid und Neuronendetritus finden sowie intrazelluläre Neurofibrillen (*Tangles*). Letztere stellen pathologisch phosphorylierte und aggregierte Tau-Proteine dar. Tau-Proteine stabilisieren physiologischerweise die Mikrotubuli des Zytoskeletts. Die hyperphosphorylierten Tau-Fibrillen behindern

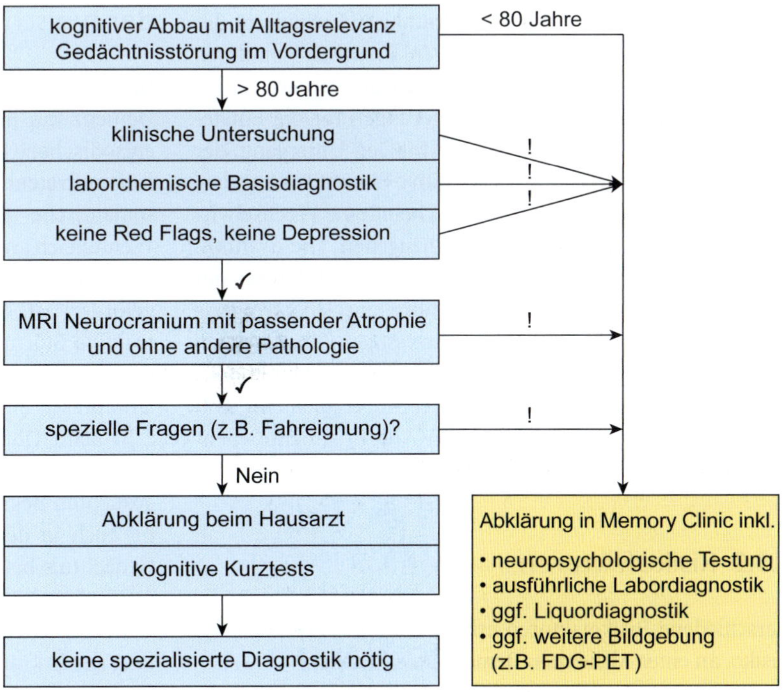

Abb. 4.3 Das Flussdiagramm zeigt das mögliche Vorgehen bei Verdacht auf eine Alzheimer-Demenz. Bei Patienten < 80 Jahre, auffälligen Befunden in der Zusatzdiagnostik (!) oder speziellen Fragen wie z. B. der Fahreignung empfiehlt sich eine spezialisierte Diagnostik in einer Memory Clinic. Andernfalls reicht die Basisdiagnostik beim Hausarzt aus. [L143]

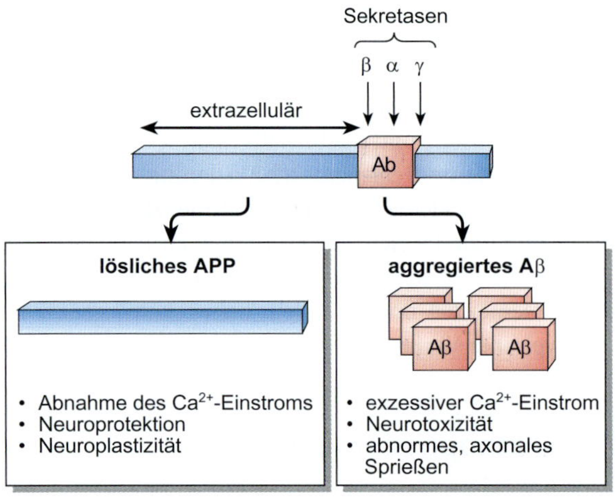

Abb. 4.4 Das pathologisch extrazellulär aggregierende Amyloid β1–42 entsteht durch proteolytische Spaltung des Amyloid Precursor Proteins (APP) mittels β-Sekretase und nachfolgend der γ-Sekretase. [R285]

den axonalen Transport und führen zum Zelltod. Die Alzheimer-Demenz ist insofern eine „Tauopathie" wie auch die progressive supranukleäre Blickparese oder die kortikobasale Degeneration, wo jedoch die Hyperphosphorylierung des Tau-Proteins teils an anderen Stellen stattfindet. Grundsätzlich findet sich diese Histopathologie (Amyloidplaques und Tau-Fibrillen) jedoch auch in Gehirnen kognitiv unauffälliger älterer Menschen, sodass deren Spezifität für die Alzheimer-Demenz angezweifelt wurde. Eine klare Abgrenzung der Menge an Plaques und Fibrillen von „asymptomatisch" zu „pathologisch" ist nicht möglich. Möglicherweise befinden sich jedoch die kognitiv unauffälligen Patienten mit Alzheimer-Pathologie in einem präsymptomatischen Stadium der Erkrankung bzw. sterben an anderen Ursachen vor deren Manifestation, da das Erkrankungsalter stark variiert.

Die Bedeutung der Amyloidablagerungen für die Entstehung der Tau-Fibrillen und den neuronalen Untergang, der das eigentliche Korrelat für die kognitive Einschränkung darstellt, ist im Detail unklar. Aβ1–42 scheint eine Wechselwirkung mit Acetylcholinrezeptoren einzugehen. Die dysfunktionalen cholinergen Neurone fallen dann als Inhibitoren der glutamatergen Neurone aus. Dies führt zur Übererregung der Glutamat-NMDA-Rezeptoren, exzessivem Einstrom von Kalzium und letztlich zum Zelltod („Monoaminhypothese", „Kalziumhypothese"). Auch oxidativer Stress spielt eine Rolle. Möglicherweise sind die anderen APP-Fragmente ebenfalls pathophysiologisch bedeutsam.

4.3.3 Risikofaktoren

Verschiedene Risikofaktoren erhöhen bekanntermaßen das Risiko, an einer Alzheimer-Demenz zu erkranken:

- Die Allelvariante ε4 des Apolipoproteins E (ApoE4) ist mit einem früheren Krankheitsbeginn und erhöhtem Risiko für eine Alzheimer-Demenz vergesellschaftet (heterozyogt: ca. 3-fach, homozygot ca. 15-fach erhöhtes Risiko). Allerdings tragen > 30 % der Alzheimer-Kranken kein ApoE4-Allel. Eine genetische Testung wird aufgrund der geringen Sensitivität und Spezifität (beides ca. 65 %) nicht empfohlen.
- Menschen mit Trisomie 21 erkranken oft bereits in jüngeren Lebensjahren an einer Alzheimer-Demenz aufgrund der höheren Gendosis (das APP-Gen ist auf Chromosom 21 codiert).
- Das Vorliegen einer monogenen autosomal dominanten Mutation im APP-, Präsenelin-1- oder Präsenelin-2-Gen ist der stärkste, jedoch seltene Risikofaktor (ca. 1 % der Alzheimer-Demenzen), an einer Alzheimer-Demenz zu erkranken.
- Ein schweres Schädel-Hirn-Trauma sowie multiple kleine Schädel-Hirn-Traumata erhöhen das Risiko einer Demenz, die histopathologisch zumindest anteilig meist eine Alzheimer-Pathologie aufweist („Dementia pugilistica").
- Vaskuläre Risikofaktoren korrelieren mit einem erhöhten Risiko für eine Alzheimer-Pathologie, evtl. durch eine hypoxieinduzierte Veränderung im Amyloidstoffwechsel oder verminderte Amyloid-Clearance (zur gemischten vaskulären und Alzheimer-Demenz ➢ Kap. 4.8).
- Ein niedriges Bildungs- und Intelligenzniveau erhöht das Risiko, an einer Alzheimer-Demenz zu erkranken, a. e. wegen der niedrigeren kognitiven Reserve und somit früherem Auffallen der Demenzsymptome.

4.3.4 Klinische Charakteristika und Verlauf der typischen Alzheimer-Demenz

Bei der Alzheimer-Demenz handelt es sich um eine kortikale Demenz mit meist im Vordergrund stehender Störung des episodischen Gedächtnisses. Zu den typischerweise ebenfalls früh auftretenden Symptomen zählen zudem eine reduzierte semantische Flüssigkeit und eine Orientierungsstörung. Wenngleich nach den neuesten Diagnosekriterien nicht zwingend das Betroffensein weiterer kognitiver Domänen gefordert ist, findet man häufig begleitend eine visokonstruktive Störung (Orientierung im Raum, Anordnung von Gegenständen, z. B. beim Tischdecken, pathologischer Uhrentest), eine Apraxie (Verlust des Handlungskonzepts, z. B. beim Objektgebrauch) sowie eine Sprachstörung (oft amnestische Wortfindungsstörung mit Umschreibung des gesuchten Begriffs, floskelhaftes Reden). Ist jedoch langfristig auch in der neuropsychologischen Testung isoliert das Gedächtnis betroffen, sollte über andere Differenzialdiagnosen nachgedacht werden.

Dem Alzheimer-Patienten gelingt es zumindest am Anfang der Erkrankung, die Defizite zu überspielen (er hat eine „gute Fassade"). Für nahestehende Bezugspersonen sind die

Probleme früher offensichtlich als für Außenstehende. Häufig ist eine fehlende Krankheitseinsicht (Anosognosie), weshalb durch den Betroffenen selbst oft keine Abklärungen gewünscht sind. Auch deshalb ist eine gute Fremdanamnese unerlässlich.

In Abgrenzung zu anderen Demenzformen sind das psychomotorische Tempo, die Gehfähigkeit und die Kontinenz lange erhalten. Die neurologische Untersuchung ist zu Beginn in der Regel unauffällig, abgesehen von einer Hyposmie, die oft schon bei Beginn der Erkrankung vorliegt. Die Hyposmie ist im Übrigen ein sensitives, aber nicht sehr spezifisches klinisches Zeichen einer Alzheimer-Demenz, da es auch bei anderen neurodegenerativen Erkrankungen wie einem Parkinson-Syndrom früh vorliegt. Extrapyramidalmotorische Zeichen und kortikale Myoklonien sind in fortgeschrittenen Stadien möglich. Das visuelle System bleibt bei der typischen Alzheimer-Demenz meist intakt.

Psychiatrische Komorbiditäten wie eine Depression, Ängste und Wahn (z. B. Bestohlenwerden) sind häufig, sollten gezielt nachgefragt und symptomatisch therapiert werden. Sowohl ruheloses Umherwandern als auch Antriebsarmut können auftreten. Eine Tag-Nacht-Umkehr ist häufig.

PATIENTENINFO

Angehörige sollten über mögliche Verhaltensänderungen des Menschen mit Demenz vorausschauend aufgeklärt werden (Angst, Paranoia, Tag-Nacht-Umkehr, Wandertrieb etc.): Der Betroffene hat keine „Schuld" hieran und kann dieses Verhalten nicht beeinflussen.

Auch hilft es im Alltag nicht weiter, den Kranken stets auf offenbare „Denkfehler" hinzuweisen und ihn zu korrigieren. Die Diskussion dreht sich im Kreis, es folgen Verunsicherung oder Aggression.

4.3.5 Epileptische Anfälle bei Alzheimer-Demenz

Epileptische Anfälle treten bei 10–20 % der Patienten vor allem in einem späteren Stadium der Erkrankung auf. Etwas häufiger sind epileptische Anfälle bei jungen Alzheimer-Patienten und deutlich häufiger bei Patienten mit Down-Syndrom. Sie sprechen in der Regel gut auf niedrigdosierte Antikonvulsiva an. Aufgrund der tierexperimentellen Daten und des Interaktionsprofils wird Levetiracetam favorisiert. Levetiracetam verursacht allerdings nicht selten psychische Nebenwirkungen. Alternativ kann in diesem Fall oder bei Depression Lamotrigin eingesetzt werden, das jedoch sehr langsam eindosiert werden muss.

Die Anfälle können generalisiert tonisch-klonisch sein, sind aber oft auch fokal ohne motorische Entäußerungen, meistens mit Bewusstseinsstörung. Sie können sich in sekundenlanger „Abwesenheit" oder verstärkter Verwirrtheit, Sprachhemmung oder sensiblen Phänomenen äußern. Diese Episoden werden oft nicht erkannt, können aber unbehandelt den kognitiven Abbau beschleunigen. Patienten mit auffälligen kognitiven Fluktuationen, amnestischen Episoden und rascher kognitiver Verschlechterung sollten ein EEG erhalten.

4.3.6 Alzheimer-Varianten

Neben der zuvor beschriebenen typischen Präsentation einer Alzheimer-Erkrankung existieren verschiedene klinische Varianten (➤ Abb. 4.5). Sie beruhen auf einer atypischen regionalen Beteiligung umschriebener Hirnareale und sind häufiger bei der präsenilen Manifestation. Im weiteren Krankheitsverlauf entwickelt sich dennoch oft eine „typische" Alzheimer-Demenz.

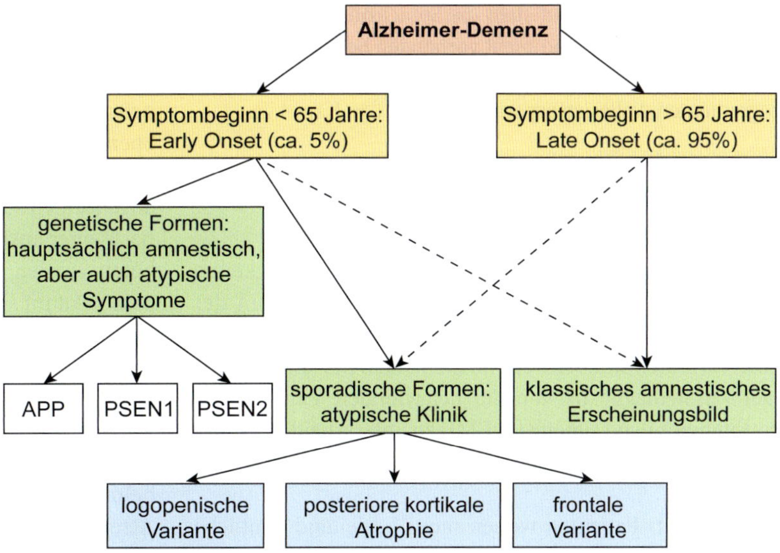

Abb. 4.5 Neben der typischen senilen Form und den genetischen Formen existieren klinische Varianten der Alzheimer-Demenz. Allen diesen Varianten ist gemeinsam, dass sie häufiger bei früh Betroffenen auftreten. Es gibt jedoch durchaus auch bei den jüngeren Patienten typische Alzheimer-Verläufe und umgekehrt Varianten bei älteren Patienten (gestrichelte Linien). [L143]

Posteriore kortikale Atrophie (PCA)

Die PCA ist eine eher seltene, aber wahrscheinlich unterdiagnostizierte neurodegenerative Erkrankung der Parietal- und Okzipitallappen. Zumindest anfangs liegt in der Regel keine Gedächtnisstörung vor. Meist kommt es aber im Verlauf zum Progress mit Einbezug weiterer kognitiver Domänen. Typisch ist ein relativ früher Erkrankungsbeginn (etwa 50–65 Jahre). Meist liegt eine Alzheimer-Pathologie zugrunde, es gibt aber auch Assoziationen mit einer Lewy-Body-Demenz oder Prionenerkrankungen. Darüber hinaus kann ein kortikobasales Syndrom vorliegen.

Patienten mit einer PCA können in erster Linie bei erhaltener Sehfähigkeit visuelle Informationen nicht mehr korrekt verarbeiten, das Wesentliche extrahieren und interpretieren. Apraxie und Akalkulie treten oft begleitend auf. Die Patienten haben in der Regel ein erhaltenes Problembewusstsein [6].

Beklagt werden Schwierigkeiten in folgenden Bereichen:

- Beim Lesen und Schreiben (Die Patienten finden sich auf der Seite nicht mehr zurecht, können Buchstaben nicht mehr interpretieren)
- Beim Rechnen
- Beim Einschätzen von Entfernungen (Unfälle beim Einparken)
- Beim Greifen anvisierter Gegenstände (optische Ataxie)
- Bei der Raumwahrnehmung (häufiges Anstoßen, Probleme bei Treppen)
- Bizarr wirkende visuelle Phänomene wie veränderte Größenwahrnehmung, Verzerrung, lange anhaltende Nachbilder, Wahrnehmen statischer Objekte als bewegt

Logopenische Variante

Diese klinische Präsentation einer primär progredienten Aphasie (lvPPA) hat ebenfalls meist eine Alzheimer-Erkrankung als Ursache. Im Vordergrund steht die Sprachstörung (Aphasie), Gedächtnisstörungen sind nicht vorhanden oder nicht prominent. Die lvPPA wird in diesem Buch im Kapitel der primär progredienten Aphasien separat behandelt (➤ Kap. 4.7).

Frontale Variante (fvAD)

Bei diesen Patienten sind frontale Verhaltensauffälligkeiten oder Störungen der Exekutivfunktionen prominent. In der Regel findet sich auch hier ein früher Beginn (< 65 Jahre). Diese Varianten sind schwer und manchmal nur mit aufwendiger Zusatzdiagnostik von der behavioralen Variante der frontotemporalen Demenz (bvFTD) zu unterscheiden. Schon deshalb dürfte auch die fvAD unterdiagnostiziert sein.

Klinik fvAD-Patienten weisen meist begleitend deutliche mnestische Störungen auf, die bei der bvFTD erst im späteren Krankheitsverlauf hinzukommen. Auch dominieren bei einer fvAD eher Apathie, Depression, emotionale Labilität und Aggression, weniger Impulskontrollstörung (z. B. beim Essen), Perseveration, Zwangsstörung oder Hyperoralität. Die frontale Variante der Alzheimer-Demenz zeigt insgesamt weniger frontale Störungszeichen als die bvFTD. Frühe extrapyramidalmotorische Symptome oder eine Motoneuronerkrankung weisen eher auf eine bvFTD hin.

Bildgebung fvAD zeigen neben geringen frontalen Atrophien auch posteriore „Alzheimer-typische" Atrophien. Bei der bvFTD hingegen findet sich eine deutlich ausgeprägte frontale Atrophie ohne Einbezug parietaler Hirnregionen oder der Hippocampi. Ein analoges Muster findet man in der metabolischen Bildgebung mittels FDG-PET. Die beste Unterscheidung zwischen beiden Varianten erreicht man mit einem Amyloid-PET. Auch ein Alzheimer-typisches Profil der Demenzmarker im Liquor kann zur Differenzierung beitragen [7].

Genetische Formen

Es sind Mutationen in drei Genen identifiziert worden, die autosomal dominant vererbt werden und mit nahezu vollständiger Penetranz eine früh beginnende Alzheimer-Demenz auslösen: APP (Amyloid Precursor Protein), PSEN1 (Präsenelin 1) und PSEN2 (Präsenelin 2). Die Genprodukte von PSEN1 und 2 sind Teil der γ-Sekretase.

Viele dieser genetischen Alzheimer-Varianten verlaufen ebenfalls dominierend amnestisch. PSEN1-Mutationen sind am häufigsten. Diese Patienten können atypische Zeichen wie frühe Extrapyramidalsymptomatik, eine Paraparese oder ein zerebelläres Syndrom aufweisen. Auch Symptome wie bei der frontalen Variante, der posterioren kortikalen Atrophie oder der aphasischen Variante sind möglich.

APP-Mutationsträger neigen aufgrund einer Assoziation zur zerebralen Amyloidangiopathie zu zerebralen Parenchymblutungen.

Eine genetische Testung sollte insbesondere bei Patienten mit auffälliger Familienanamnese und sehr frühem Krankheitsbeginn diskutiert werden. Sie sollte immer durch einen Spezialisten nach ausführlicher Beratung über allfällige Konsequenzen veranlasst werden. Asymptomatischen Familienangehörigen sollte eine genetische Testung in jedem Fall nur nach einer ausführlichen humangenetischen Beratung angeboten werden, zumindest solange keine wirksamen Therapien bekannt sind [8].

SNAP (Suspected Non-Alzheimer Pathology)

Hiermit werden Fälle bezeichnet, die zwar Zeichen einer Alzheimer-typischen Neurodegeneration aufweisen (typische Atrophie im MRI und Hypometabolismus im FDG-PET, Erhöhung von Gesamt-Tau im Liquor), jedoch keine Zeichen einer Amyloidpathologie zeigen (weder im Liquor noch im Amyloid-PET). Die Bedeutung dieser Konstellation ist noch unklar. Man findet sie sowohl bei etwa 23 % der neuropsychologisch Gesunden als auch häufig bei Menschen mit Mild Cognitive Impairment. Es wird diskutiert, dass die neurodegenerativen Zeichen unspezifisch im Rahmen des Alterns auftreten. Dann wäre jedoch deren Brauchbarkeit zur Diagnosestellung einer Alzheimer-Demenz eingeschränkter, als momentan angenommen wird.

Wenn SNAP andererseits einer Vorstufe auf dem Weg zur Alzheimer-Demenz entspricht, träte jedoch die Amyloidpathologie nach der Neurodegeneration auf. Dies würde die Kausalität des Amyloids für die Alzheimer-Erkrankung infrage stellen. Die Möglichkeit, Amyloid direkt zu diagnostizieren, wirft das Problem auf, wie mit früher als „Alzheimer" klassifizierten Fällen umzugehen ist, die keine Amyloidpathologie zeigen.

Grundsätzlich gilt bis zur Klärung dieser Diskrepanzen, dass im Zweifel die Alzheimer-Demenz eine klinische Diagnose ist. Das Konzept der SNAP beweist, dass Biomarker letztlich keine Diagnose stellen. Manchmal helfen sie, manchmal verwirren sie. Die Diagnosestellung benötigt somit immer eine Synthese der verschiedenen Bausteine durch den erfahrenen Kliniker.

4.3.7 Diagnostik

Zur Diagnosestellung müssen die **Kriterien für eine Demenz** erfüllt sein (mindestens über 6 Monate bestehende progrediente kognitive Einschränkung mit Alltagsrelevanz). Es wurden im Wesentlichen von zwei Arbeitsgruppen aktuelle Diagnosekriterien für die Alzheimer-Demenz vorgeschlagen [9]. Die Kriterien von Dubois et al. (2014) beziehen paraklinische Befunde aus Liquor und Bildgebung obligat mit ein. Die Kriterien von McKhann et al. (2011) schlagen die paraklinischen Befunde als diagnosestützende Faktoren vor, wenn die klinischen Kriterien nicht klar erfüllt sind oder sich Hinweise auf andere Ätiologien zeigen.

Basisdiagnostik Eine ausführliche Anamnese mit Fremdanamnese, eine körperliche neurologische Untersuchung, ein kognitiver Kurztest und eine neuropsychologische Testung (➤ Kap. 3.4), eine laborchemische Abklärung therapierbarer Ursachen (➤ Kap. 3.6) und eine zerebrale Bildgebung (vorzugsweise ein natives MRI, ➤ Kap. 3.5) zum Ausschluss relevanter vaskulärer Läsionen und Raumforderungen stellen das übliche diagnostische Work-up im Rahmen einer Demenzabklärung dar. Diese Diagnostik sollte vorzugsweise in einer Memory Clinic stattfinden.

Besonders fortgeschrittene Fälle in höherem Alter werden oft bereits durch die Fremdanamnese und das klinische Bild klar. Bei hochbetagten Patienten (> 80 Jahre) mit eindeutiger Anamnese und Klinik kann die Diagnostik auch in den Händen des Hausarztes verbleiben und es kann auf eine ausführliche neuropsychologische Testung verzichtet werden (➤ Abb. 4.3). Bei Abklärungen im hausärztlichen Rahmen sollte die oben genannte Basisdiagnostik aber dennoch durchgeführt werden, um behandelbare Ursachen auch im höheren Lebensalter nicht zu verpassen. Finden sich Red Flags als Hinweis auf andere Diagnosen als eine Alzheimer-Demenz, Hinweise auf eine atypische Alzheimer-Variante oder gilt es, spezielle Fragen wie die Fahreignung (➤ Kap. 7.9) zu beantworten, ist eine weitere Evaluation und Diagnosesicherung in einer Memory Clinic auch bei älteren Patienten immer sinnvoll.

CAVE

Red Flags, die eher an andere Diagnosen als an eine Alzheimer-Demenz denken lassen sollten:
- Plötzlicher Beginn
- Rasche Progredienz (innerhalb von Monaten)
- Junges Alter (< 65 Jahre)
- Fokal-neurologische Ausfälle (abgesehen von Hyposmie)
- Quantitative Bewusstseinsstörung
- Epileptische Anfälle oder Halluzinationen früh im Krankheitsverlauf
- Relevante zerebrovaskuläre Pathologie
- Psychomotorische Verlangsamung
- Bewegungsstörungen inkl. Extrapyramidalsymptomatik
- Früh im Vordergrund stehende Verhaltensänderung im Sinne eines Frontalhirnsyndroms

Zusatzdiagnostik Diese ist vor allem bei unsicheren Fällen oder im frühen Krankheitsstadium hilfreich, um die Diagnose zu stützen. Des Weiteren wird das Bedürfnis nach Sicherung der Amyloidpathologie in Zukunft weiter steigen, sobald kausale Therapien zur Verfügung stehen, die bereits bei klinisch minimal auffälligen oder asymptomatischen Patienten Anwendung finden könnten. In der Praxis benötigt jedoch bei Weitem nicht jeder Alzheimer-Patient eine Lumbalpunktion oder eine PET-Bildgebung.

Liquor Die Bestimmung der Demenzmarker im Liquor hat vor allem bei unauffälligen Befunden Bedeutung: Die Wahrscheinlichkeit einer Alzheimer-Demenz beträgt dann < 8 % (bei 92 % Sensitivität). Erniedrigtes Amyloid β 1–42, erhöhtes Tau und Phospho-Tau sind zwar für eine Alzheimer-Demenz typisch, grenzen jedoch die verschiedenen Demenzformen nicht valide voneinander ab. Somit müssen die Demenzmarker als ein Baustein unter vielen im Rahmen der Demenzdiagnostik interpretiert werden [10]. Als Verlaufsparameter sind sie nicht geeignet. Des Weiteren hat die Liquoruntersuchung einen Stellenwert beim Ausschluss zerebral-entzündlicher Demenzursachen.

Bildgebung Abgesehen von dem routinemäßig empfohlenen Schädel-MRI kann eine Hippocampus-Volumetrie oder ein charakteristisch verteilter Hypometabolismus im FDG-PET differenzialdiagnostisch weiterhelfen. Die Darstellung von β-Amyloid mittels PET ist inzwischen möglich, Verfahren zur Darstellung von Tau sind in Entwicklung. Die Wertigkeit dieser Methoden außerhalb von klinischen Studien muss sich im Verlauf erst zeigen.

4.3.8 Diagnosekriterien

Für die typische Alzheimer-Erkrankung werden am häufigsten die Diagnosekriterien nach Dubois et al. (2014) [9] angewendet. Bei Vorliegen des ersten Kriteriums genügt ein weiteres Kriterium der Ziffer 2 für eine Diagnose:

1. Störung des episodischen Gedächtnisses (mit oder ohne Einschränkung weiterer kortikaler Funktionen)
   - Progredient über mindestens 6 Monate
2. Mindestens eines der folgenden Kriterien:
   - Liquor: Amyloid β 1–42 erniedrigt und Tau-Protein bzw. phosphoryliertes Tau erhöht
   - Amyloid-Nachweis im Amyloid-PET
   - Mutation, die zu einer monogen vermittelten Alzheimer-Krankheit führt

Nach McKhann et al. (2011) stützen folgende weitere Kriterien die Diagnose [8]:

- Atrophie des medialen Temporallappens im MRI
- Typisch verteilter Hypometabolismus im FDG-PET (typischerweise temporoparietal, bei atypischen Formen ggf. auch an anderen Stellen)

Fallbeispiel

Eine 69-jährige Frau stellt sich mit ihrem Lebenspartner wegen einer seit 4 Jahren progredienten Gedächtnisstörung zur Abklärung vor. Inzwischen hat der Lebenspartner viele Alltagstätigkeiten inklusive Hilfe bei der Körperpflege übernommen. Die Patientin kann noch einige Stunden alleine zu Hause bleiben. Eine zielführende Anamneseerhebung mit der Patientin selbst ist nicht möglich. Zum Beispiel gibt sie an, dass ihr Partner arbeite, der aber seit vielen Jahren pensioniert ist. Es bestehe eine permanente Desorientiertheit.

Laborchemisch finden sich keine Ursachen für die kognitive Störung. Aufgrund der in der neuropsychologischen Untersuchung im Vordergrund stehenden Gedächtnisstörung besteht der Verdacht auf eine mittelschwere Alzheimer-Demenz. Zusätzlich zeigen sich eine schwere Benennstörung und ein dysexekutives Syndrom (reduzierte Interferenzabwehr, deutlich eingeschränkte Handlungsplanung). In der klinischen Untersuchung findet sich jedoch eine ausgeprägte Gangataxie, die nicht zur Alzheimer-Demenz passt. Im MRI zeigen sich bilaterale zerebelläre Infarkte, welche die Gangataxie erklären. Somit handelt es sich bei der Demenz und der Gangstörung dieser Patientin um zwei unterschiedliche Pathologien.

Die hippocampale und temporoparietale Hirnatrophie im MRI (➤ Abb. 4.6) passt gut zu einer Alzheimer-Demenz, ebenso wie die Befunde der Hippocampusvolumetrie und des FDG-PET (➤ Abb. 4.7).

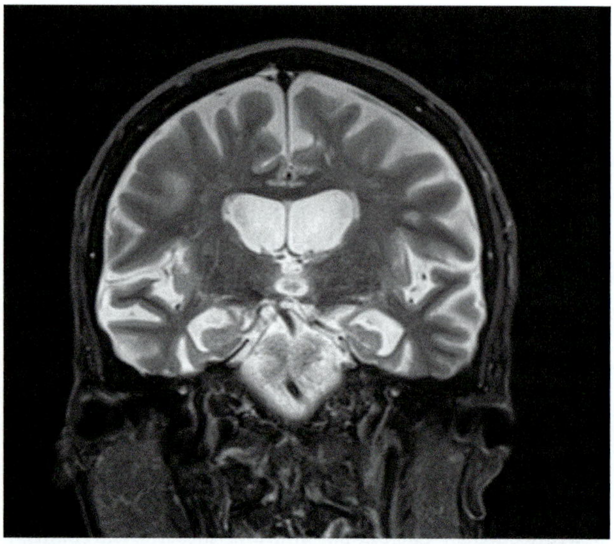

Abb. 4.6 MRI Neurocranium, FLAIR-Sequenz. Deutliche temporale und hippocampale Atrophie mit Erweiterung der Seitenventrikelunterhörner [P494]

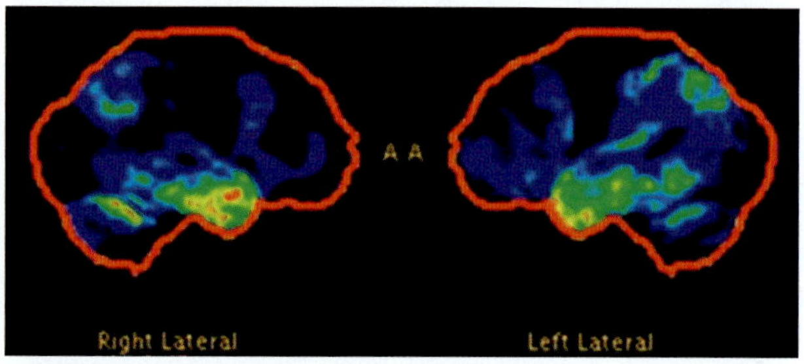

Abb. 4.7 FDG-PET. Farbig werden Areale dargestellt, die im Vergleich zum Normkollektiv signifikant weniger Glukose metabolisieren (parietotemporal und Gyrus cinguli). [T986]

4.3.9 Prognose

Der Verlauf der Alzheimer-Demenz ist schleichend progredient und führt letztendlich nach ca. 10 Jahren zum Tode. Eine kausale Therapie ist bisher nicht bekannt und die verfügbaren symptomatischen Therapien können den Verlauf der Erkrankung nur vorübergehend beeinflussen (➤ Kap. 5).

Für die Kommunikation mit den Betroffenen und Angehörigen gerade am Anfang der Erkrankung ist es wichtig zu betonen, dass der Verlauf sehr variabel ist. Insbesondere bei Menschen, bei denen die Diagnose sehr früh gestellt wurde, schließt sich an die Diagnosestellung oft ein scheinbar relativ langsam progredientes Stadium an. Dies gilt vor allem, wenn es gelingt, Probleme im Alltag wie eine Überforderung im Beruf zu beheben. Dieses Stadium mit einer guten Lebensqualität gilt es zu nutzen, unter anderem um Dinge zu regeln, die einer erhaltenen Urteils- bzw. Geschäftsfähigkeit bedürfen.

In späteren Demenzstadien sind die Menschen mit Alzheimer-Demenz zunehmend auf Unterstützung angewiesen. Dies kann familiäre Strukturen leicht überfordern, sodass ambulante oder stationäre Unterstützung notwendig wird. Gerade in dieser Erkrankungsphase ist die therapeutische Begleitung durch den Hausarzt von großer Wichtigkeit, da die Lebensqualität der Betroffenen und der Angehörigen stark davon abhängt, ob Probleme antizipiert und Lösungen rechtzeitig vermittelt werden können.

INTERPROFESSIONELLES TEAM

Der Hausarzt hat eine Schlüsselrolle

Eine tragende Beziehung zum Hausarzt ist für Demenzpatienten und ihre Angehörigen sehr wichtig. Regelmäßige Konsultationen geben den Familien die Gelegenheit, Probleme zu besprechen, bevor die Situation akut entgleist. Auch hat der Behandler die Möglichkeit, sich einen Überblick über das Stadium der Erkrankung zu verschaffen und Schwierigkeiten zu antizipieren. Dies ist eine vorwiegend sozialmedizinische Aufgabe. Neben den Bedürfnissen des Patienten sollten gleichermaßen der Zustand und die Nöte der betreuenden Familienmitglieder thematisiert werden, die neben den logistischen und physischen Herausforderungen der Pflege auch den allmählichen Verlust ihres Angehörigen bewältigen müssen.

Die Patienten werden im fortgeschrittenen Stadium bettlägerig, kachektisch, sind vollständig von Pflege abhängig und versterben meist an Komplikationen wie Infektionen, insbesondere Aspirationspneumonien.

Die genetischen Varianten sind tendenziell etwas rascher progredient, insbesondere bei Symptombeginn unter 35 Jahren. Die Lebenserwartung dieser Patienten ab Erkrankungsbeginn ist wenige Jahre kürzer als die der sporadischen Fälle.

4.4 Vaskuläre Demenz

Kristina Göhl und Ansgar Felbecker

Epidemiologie Nach der Alzheimer-Demenz ist die vaskuläre Demenz die wohl zweithäufigste Demenzursache (10–20 % der Demenzfälle in westlichen Ländern), wobei genaue epidemiologische Zahlen durch die diagnostische Unschärfe bei häufig vorliegender Mischpathologie schwierig zu erheben sind. Bis zu 30 % der Schlaganfallpatienten weisen langfristige kognitive Einschränkungen auf.

Pathophysiologie Den verschiedenen Demenzformen gemeinsam ist ein neuronaler Zelluntergang, der kognitive Einschränkungen zur Folge hat. Neben primär neurodegenerativen Erkrankungen ist auch eine ischämische Schädigung der Neuronen und Axone eine wichtige Demenzursache. Parenchymblutungen können ebenfalls kognitive Einschränkungen zur Folge haben (z. B. Mikroblutungen im Rahmen einer Amyloidangiopathie). Häufig findet sich eine Hippocampusatrophie oder -sklerose, was möglicherweise durch die Deafferenzierung im Rahmen der Leukenzephalopathie bedingt ist.

4.4.1 Einteilung

Bei der vaskulären Demenz werden verschiedene Arten einer vaskulären Schädigung des Gehirns unterschieden, die alle zu kognitiven Einschränkungen und schließlich zu einer Demenz führen können.

Subkortikale vaskuläre Demenz

Dieser Variante der vaskulären Demenz liegt ein chronisch progredienter subkortikaler Prozess zugrunde, bei dem auf dem Boden einer zerebralen Mikroangiopathie Durchblutungsstörungen in subkortikalen Regionen entstehen. Nach Fazekas werden bildmorphologisch verschiedene Stadien unterschieden: Im Anfangsstadium 1 sind diese Läsionen in der Regel im Alltag noch gut kompensierbar, solange nur einzelne Gliosezonen vorliegen. Wenn die Anzahl im Verlauf zunimmt (Fazekas Stadium 2) oder gar eine konfluierende vaskuläre Leukenzephalopathie vorliegt (Fazekas Stadium 3), kommt es zum Auftreten einer Demenz mit alltagsrelevanten Problemen, deren Vollbild früher auch als Morbus Binswanger bezeichnet wurde. Bei dieser Form der vaskulären Demenz finden sich klinisch oft keine Schlaganfälle. Im neuropsychologischen Befund dominieren eine Aufmerksamkeitsstörung, eine Antriebsstörung und exekutive Funktionsstörungen.

Kortikale vaskuläre Demenz (Multiinfarkt-Demenz)

Treten entweder zeitgleich oder mit zeitlichem Abstand mehrere (meist kortikale) Schlaganfälle auf, können Netzwerke des Gehirns so entscheidend gestört werden, dass eine Demenz entsteht. Auch in diesem Fall spricht man von einer vaskulären Demenz, wenngleich das klinische Erscheinungsbild ganz anders aussehen kann als bei der subkortikalen Variante. Es dominieren in der neuropsychologischen Untersuchung kortikale Symptome wie z. B. eine Gedächtnisstörung, eine Aphasie, Agnosie, Apraxie oder ein Neglect.

Demenz bei strategischen zerebralen Ischämien

Es gibt einige besonders vulnerable Hirnregionen, deren alleinige Schädigung durch eine zerebrale Ischämie ausreicht, um eine Demenz hervorzurufen. Hierzu gehören z. B. die Thalami, die Basalganglien und die mesialen Temporallappen mit den Hippocampi. Diese Ursache einer vaskulären Demenz ist aber die Ausnahme; in der Regel beeinträchtigen isolierte zerebrale Ischämien die Kognition nicht in einem Ausmaß, dass eine Demenz entsteht.

Kombinierte Ätiologie

Sehr oft liegt bei einer Demenz nicht nur eine einzelne Pathologie vor, sondern es besteht neben z. B. einer Alzheimer-Pathologie auch eine vaskuläre Demenz (➤ Kap. 4.8). Diese kombinierte Ätiologie wird zum Teil dadurch erklärt, dass der vaskulären Demenz und der Alzheimer-Demenz ähnliche Risikofaktoren zugrunde liegen. Denkbar wäre zudem, dass durch beispielsweise eine vaskuläre Pathologie im Gehirn eine Kaskade in Gang gesetzt wird, die zu einer zusätzlichen Alzheimer-Pathologie führt.

Sonderformen

CADASIL steht für *Cerebral Autosomal Dominant Angiopathy with Subcortical Infarcts and Leucencephalopathy* [11]. Die Prävalenz dieser Erkrankung liegt bei ca. 2–5/100 000; sie dürfte jedoch unterdiagnostiziert sein. Durch eine genetische Mutation im NOTCH3-Gen kommt es zu einer vaskulären Leukenzephalopathie besonders der anterioren Temporallappen. Auch der Balken sowie die Capsula externa können betroffen sein. Assoziiert sind oft eine Migräne mit Aura und mikroangiopathische ischämische Ereignisse in jungem Lebensalter ohne vaskuläre Risikofaktoren. Bei ca. 10 % der Fälle tritt eine akute Enzephalopathie mit epileptischen Anfällen nach Migräneattacke auf. Die kognitive Einschränkung zeigt sich meist zwischen dem 50. und 70. Lebensjahr und betrifft zunächst die kognitive Verarbeitungsgeschwindigkeit und die Exekutivfunktionen. Depressionen sind häufig und andere psychiatrische Symptome sind ebenfalls möglich. Fälle mit rein kognitiver oder psychiatrischer Manifestation sind beschrieben. Die Lebenserwartung ist reduziert (ca. 65 Jahre bei Männern, 70 Jahre bei Frauen). Neben infektiösen Komplikationen nach Schlaganfall sind plötzliche unerwartete Todesfälle häufig. Eine Therapie der kognitiven Einschränkungen ist nicht möglich. Ob Thrombozytenaggregationshemmer bei CADASIL-assoziierten Schlaganfällen in der Sekundärprophylaxe hilfreich sind, ist strittig.

Die **zerebrale Amyloidangiopathie** (Cerebral Amyloid Angiopathy, CAA) ist eine wichtige Ursache einer vaskulären Demenz, bei der es zu häufigen intrakraniellen Blutungen verschiedener Lokalisationen kommt. Ursache sind vulnerable Gefäßwände, bedingt durch die Akkumulation von Amyloid. Es gibt eine gewisse Überlappung zu der Demenz vom Alzheimer-Typ, bei der die Amyloid-Depots jedoch primär nicht in den Gefäßen zu finden sind.

Nach den revidierten Boston-Kriterien lässt sich die Diagnose klinisch und bildgebend stellen. In der zerebralen Bildgebung finden sich:

- Atypische Lobärblutungen
- Multiple kortikale und subkortikale Blutungen unterschiedlicher Größe
- Subarachnoidalblutungen
- Eine superfizielle Siderose

Weitere vaskulär bedingte kognitive Einschränkungen werden oft nicht als Demenz klassifiziert, da die Auslöser zeitlich begrenzt sind und die kognitive Störung somit nicht progredient ist. In manchen Fällen kann es jedoch durchaus zum Vollbild einer Demenz kommen und sie sind in jedem Fall bei der Abklärung zu berücksichtigen:

- Ischämische Enzephalopathie im Rahmen einer globalen Hypoxie, z. B. nach Reanimation
- Kognitive Störung nach akuter Subdural- oder Subarachnoidalblutung
- Strahlentherapie bei Hirntumoren

Insbesondere die zerebrale Schädigung nach Strahlentherapie des Gehirns kann viele Jahre später durch Schädigung von Endothelzellen eine vaskuläre Leukenzephalopathie bewirken. Diese ist dann progredient und kann zu einer Demenz führen (➤ Kap. 4.1.4).

4.4.2 Risikofaktoren

Anerkannte Risikofaktoren für das Auftreten einer vaskulären Demenz sind:

- Potenziell beeinflussbare Risikofaktoren:
  - Arterielle Hypertonie
  - Diabetes mellitus
  - Hypercholesterinämie
  - Rauchen
  - Fehlende körperliche Aktivität
  - Niedriges Bildungsniveau
  - Depression
  - Übermäßiger Alkoholkonsum
- Nicht beeinflussbare Risikofaktoren
  - Alter
  - Apolipoprotein-E-Genotyp

4.4.3 Klinische Charakteristika

Akute zerebrovaskuläre Ereignisse können sowohl die Hirnrinde als auch das Marklager betreffen. Die chronische mikrovaskuläre Leukenzephalopathie ist subkortikal im Marklager lokalisiert. Somit können bei einer vaskulären Demenz sowohl kortikale als auch subkortikale Symptome vorhanden sein. Hierbei ist der Grat zwischen ischämischem Residualsymptom und kognitiver Einschränkung im Sinne einer Demenz schmal. Zum Beispiel gilt die Sprache als kognitive Domäne und ist zugleich bei Schlaganfällen häufig betroffen. Es ist also eine Frage der Sichtweise, ob man die Aphasie nach Hirninfarkt als kognitive Einschränkung wertet. Im engeren Sinne ist die vaskuläre Demenz vor allem durch ein subkortikales Störungsmuster gekennzeichnet.

Anfangs stehen oft eine psychomotorische Verlangsamung und Störung der Exekutivfunktionen im Vordergrund (reduzierte Belastbarkeit bei komplexen Tätigkeiten, Multitasking-Intoleranz, abnehmende geistige Flexibilität, reduzierte Aufmerksamkeit etc.). Hierfür ist insbesondere eine frontale Leukenzephalopathie verantwortlich. Eine Gedächtnisstörung muss nicht vorhanden sein, kann aber hinzutreten.

Es existiert eine Vielzahl verschiedener klinischer Diagnosekriterien [12]. Histopathologische Diagnosekriterien sind bislang nicht etabliert. Es gibt keinen quantitativen Cut-off, der die Ausprägung der Leukenzephalopathie von kognitiv Eingeschränkten gegenüber kognitiv Gesunden abgrenzt. Dies und der hohe Anteil an Zweitpathologien (insbesondere Alzheimer- oder Lewy-Body-Pathologie) machen eine klare Definition der vaskulären Demenz schwierig. In der täglichen Praxis empfiehlt es sich, bei Vorliegen der klinischen und neuropsychologischen Charakteristika und bildgebend nachgewiesenen vaskulären Hirnschäden von einer vaskulären Demenz auszugehen. Eine Zweitpathologie im Sinne einer gemischten Demenz sollte jedoch differenzialdiagnostisch abgeklärt werden. Auch anderweitige Ursachen einer subkortikalen kognitiven Einschränkung wie eine Depression oder eine Multiple Sklerose müssen bedacht werden.

Der Hachinski Ischemic Score differenziert zwar ebenfalls nicht zwischen rein vaskulärer oder gemischter Demenz, bei > 6 Punkten liegen jedoch die Sensitivität und Spezifität für das Vorhandensein eines vaskulären Anteils bei ca. 90 % (➢ Kap. 4.8.1).

Nichtkognitive Symptome bei vaskulärer Leukenzephalopathie liegen oftmals zusätzlich zur Demenz vor und können bei der Festlegung auf eine vaskuläre Ätiologie hilfreich sein:

- Dranginkontinenz
- Pseudobulbäre Symptomatik mit Schädigung der kortikonukleären Afferenzen der Hirnnervenkerne (Dysarthrie, Dysphagie, Affektinkontinenz)
- Gangstörung: am Boden haftend, apraktisch, Stürze
- Parkinson-Syndrom betont an den unteren Extremitäten (Rigor, Bradykinese, posturale Instabilität, kaum Tremor)
- Fokalneurologische Ausfälle

4.4.4 Diagnostik

Liquor Die diagnostische Vorgehensweise unterscheidet sich nicht von dem allgemein bei einer Demenzabklärung empfohlenen Prozedere. Die Bestimmung von Amyloid β 1–42, Gesamt-Tau und Phospho-Tau im Liquor kann trotz deutlicher vaskulärer Pathologie hilfreich sein und eine zusätzliche Alzheimer-Komponente unterstützen. Dies ist insbesondere wichtig, wenn in der neuropsychologischen Untersuchung kortikale Störungsmuster auffallen, die nicht ischämisch erklärt werden können. Eine mäßige Erhöhung von Protein und Albumin im Liquor ist nicht ungewöhnlich und spiegelt die ischämische Schädigung der Blut-Hirn-Schranke wider. Spezielle Liquormarker für eine vaskuläre Demenz (z. B. Neurofilament, Matrixmetalloproteinasen) werden erforscht, sind jedoch für den klinischen Alltag noch nicht relevant [13].

Bildgebung Ein Schädel-MRI ist einem CT vorzuziehen, da das Ausmaß der vaskulären Schäden im MRI viel besser sichtbar ist. Blutsensitive MR-Sequenzen (bevorzugt SWI) sind zwecks Abklärung einer Amyloidangiopathie sinnvoll.

Wenn im Rahmen der Demenzabklärung erstmals ischämische Hirninfarkte gefunden werden, sollten diese, auch wenn subklinisch, ätiologisch abgeklärt werden (zumindest Duplexsonografie der extrakraniellen hirnversorgenden Arterien, Echokardiografie, 24-stündige Herzrhythmusanalyse).

4.4.5 Prävention und Therapie

Da es sich um eine in weiten Teilen vermeidbare Demenzursache handelt, kommt der Prophylaxe bereits im mittleren Lebensalter eine große Bedeutung zu. Die vaskulären Risikofaktoren sollten sowohl medikamentös als auch durch Verhaltensmodifikation bestmöglich behandelt werden (➢ Kap. 6.2).

PATIENTENINFO

Patienten, die mit der Einstellung ihrer vaskulären Risikofaktoren nachlässig umgehen, sollten auch über das erhebliche Demenzrisiko aufgeklärt werden.

Auch bei betagten Patienten ist die Therapie einer arteriellen Hypertonie wichtig. Oft wird bewusst auf eine Blutdrucksenkung verzichtet aus Sorge, die zerebrale Perfusion hierdurch zu verschlechtern. Für diese Vermutung gibt es keine wissenschaftliche Grundlage. Bei insuffizienter Hypertonietherapie hingegen besteht die Gefahr einer fortschreitenden mikrovaskulären Hirnschädigung. Der Zielblutdruck unter kognitiven Gesichtspunkten ist bislang schlecht untersucht. Pragmatischerweise ist bei Patienten mit hohem vaskulärem Risiko eine langsame Blutdrucksenkung auf 120–130 mmHg systolisch und etwa 80 mmHg diastolisch anzustreben (ggf. dann Anpassung des Ziels je nach Toleranz und anderen Organdysfunktionen).

Es gibt bislang keine überzeugende Evidenz, dass eine Therapie mit Aspirin bei vaskulärer Leukenzephalopathie ohne Schlaganfälle von Vorteil für die Kognition ist. Das nicht unwesentliche Blutungsrisiko unter Aspirin ist zu beachten, vor allem bei Patienten mit zerebralen Mikroblutungen. Somit wird nach momentaner Datenlage hiervon eher abgeraten. Nach ischämischem Hirninfarkt hingegen ist eine Sekundärprophylaxe mit Aspirin, einem anderen Thrombozytenaggregationshemmer oder einer oralen Antikoagulation fester Bestandteil der Behandlung. Daran ändert auch die Diagnose einer vaskulären Demenz nichts.

4.4.6 Prognose

Im Gegensatz zu den primär neurodegenerativen Demenzen muss die vaskuläre Demenz nicht zwingend progredient sein, sofern keine neuen ischämischen Schäden hinzukommen. Der Verlauf ist somit sehr variabel (allmählich progredient, stufenweise progredient, fluktuierend oder nahezu stabil). Allerdings ist die Gesamtmortalität bei einer vaskulären Demenz sogar etwas höher als bei anderen Demenzformen. Die Patienten versterben nicht aufgrund ihrer Demenz und deren unmittelbaren Folgen, sondern eher an weiteren vaskulären Komplikationen.

Fallbeispiel

Der 75-jährige Patient hatte vor 2 Jahren embolische ischämische Hirninfarkte im Mediastromgebiet links und temporal rechts erlitten. Residuell bestehen ein Hemisyndrom rechts sowie eine mittelschwere motorisch betonte Aphasie. Außerdem ist eine ausgeprägte vaskuläre Leukenzephalopathie bekannt. Der Patient wird stationär eingewiesen, da er in den letzten Monaten vermehrt verwirrt sei. Bereits vor dem Schlaganfall sei eine kognitive und motorische Verlangsamung aufgefallen, die zugenommen habe. Nun mehren sich jedoch deutliche kognitive Auffälligkeiten. Er könne sich trotz Aphasie einigermaßen verständigen, sei aber nun fast durchgehend desorientiert. Er habe zum Fenster hinaussteigen wollen. Auch mit dem Gedächtnis habe er Schwierigkeiten. Es bestehe eine Urininkontinenz.

Zunächst hatte im MRI ein erneuter Hirninfarkt ausgeschlossen werden können; es zeigten sich jedoch ausgedehnte postischämische Defekte (➤ Abb. 4.8). Im EEG zeigte sich kein Hinweis auf eine epileptische Genese der kognitiven Störungen. Eine ausführliche neuropsychologische Diagnostik war wegen der Aphasie nicht möglich. Der Mini-Mental-Status ergab 20/30, der Uhrentest 2/7 Punkte (Hier ist die starke Sprachabhängigkeit des Mini-Mental-Status bei der Auswertung zu bedenken). Letztendlich wird aufgrund der Anamnese, des klinischen Bildes und des ausgeprägten vaskulären Befundes die Diagnose einer vaskulären Demenz gestellt. Die Einstellung der arteriellen Hypertonie und des Diabetes mellitus wird optimiert.

4.5 Parkinson-Syndrome mit Demenz

Georg Kägi

4.5.1 Einleitung

Das idiopathische Parkinson-Syndrom (IPS) ist eine der häufigsten altersabhängigen neurodegenerativen Erkrankungen. Das Erkrankungsalter ist sehr variabel. Typischerweise liegt es bei 60 Jahren, wobei 5 % der Patienten vor dem 40. Lebensjahr erkranken. Die krankheitsdefinierenden Symptome bestehen aus der Bradykinese mit mindestens noch einem weiteren motorischen Symptom wie 4–6 Hz Ruhetremor und/oder Rigor. Neben dem motorischen Symptomkomplex hat sich in der letzten Dekade das Erkennen und das Verständnis über die begleitenden nichtmotorischen Symptome der Parkinson-Erkrankung stark weiterentwickelt. Dazu gehören:

- Kognitive Störungen
- Depression und Angst
- Schmerz
- Schwitzen
- Schlafstörungen und Tagesmüdigkeit
- Autonome Störungen

Es sind dann vor allem die nichtmotorischen Symptome, welche die Lebensqualität am meisten beeinträchtigen.

Das Erkennen und Verstehen der nichtmotorischen Symptome ist insofern wichtig, da sie zumeist Störungen in nichtdopaminergen Neurotransmittersystemen wie z. B. Serotonin, Noradrenalin oder Acetylcholin anzeigen. Neben dem typischen (idiopathischen) Parkinson-Syndrom existieren die selteneren atypischen Parkinson-Syndrome. Diese haben gemein, dass sie nicht oder ungenügend auf die Dopaminersatztherapie ansprechen und in der Regel eine deutlich

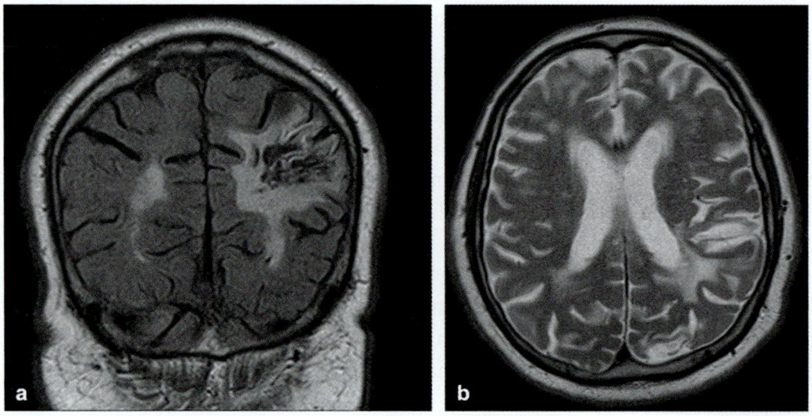

Abb. 4.8 Schädel-MRI. **a** koronarer Schnitt (FLAIR-Sequenz), **b** Transversalschnitt (T2-Sequenz). Auffällig ist die große Infarktnabe links parietal sowie (weniger ausgeprägt) rechts frontal. Die vaskuläre Leukenzephalopathie ist in den Grenzzonen zwischen den Stromgebieten besonders prominent. [P494]

schnellere Krankheitsprogression zeigen. Die häufigsten Vertreter der atypischen Parkinson-Syndrome sind:

- Multisystematrophie (MSA)
- Progressive supranukleäre Blickparese (PSP)
- Kortikobasale Degeneration (CBD)
- Demenz mit Lewy Bodies (DLB)

4.5.2 Idiopathisches Parkinson-Syndrom (IPS)

Die motorische Präsentation wird typischerweise in tremordominant, in akinetisch-rigide oder in einen Typ mit prädominanter posturaler Instabilität und Gangstörung (Postural Instability Gait Difficulty, PIGD) eingeteilt. In der aktuellen Literatur wird diese Subtypisierung stark erweitert mit motorischen Symptomen, nichtmotorischen Symptomen inkl. Kognition, Liquor, Biomarkern sowie bildgebenden Markern. Es lassen sich drei PD-Subtypen unterscheiden:

1. Mild und motorisch prädominant
2. Diffus maligne
3. Intermediär

Der Typ 1 ist häufig tremordominant und weist am wenigsten kognitive Symptome auf. Der Typ 3 ist bereits bei der Baseline sowohl vonseiten der motorischen Symptome (v. a. PIGD-Typ), aber auch vonseiten der Kognition viel stärker betroffen und zeigt eine deutlich schnellere Progression.

Kognitive Störungen gehören zu den häufigsten nichtmotorischen Symptomen mit einer Punktprävalenz einer Demenz von 25–30 % unter Parkinson-Patienten (➤ Abb. 4.9). Auch hier besteht ein breites Spektrum. Dieses umfasst Patienten mit normaler Kognition oder subjektiver kognitiver Einschränkung bei normaler neuropsychologischer Testung sowie Patienten mit Mild Cognitive Impairment (PD-MCI) bis zu allen Schweregraden der Demenz (Parkinson-Demenz, PD-D). In mehreren longitudinalen Studien wurde gezeigt, dass die Mehrheit der Parkinson-Kranken mit einer Krankheitsdauer von mehr als 10 Jahren eine Demenz aufweist. Nach einer Krankheitsdauer von 5 Jahren liegt diese Zahl bei 15–20 %. Bei Diagnosestellung zeigen 10–20 % ein PD-MCI. Die Konsequenzen der Demenz bezüglich Aktivitäten des täglichen Lebens, Lebensqualität, Belastung für die Betreuenden sowie Gesundheitskosten sind dabei erheblich [14].

Risikofaktoren

Allgemeine Risikofaktoren für die Entwicklung einer Demenz bei Parkinson-Erkrankung sind das Erkrankungsalter, der nichttremordominante und der PIGD-Typ sowie die Ausprägung der motorischen und nichtmotorischen Symptome.

Kognitives Profil Neben den allgemeinen Risikofaktoren existiert ein kognitives Profil, das für die Entwicklung einer Parkinson-Demenz prädisponiert. Das MCI ist ein wesentlicher Risikofaktor für die Entwicklung einer Parkinson-Demenz. Dennoch gibt es Situationen, in denen das MCI stabil bleibt oder sich unter Dopaminersatztherapie sogar bessert. Ein posteriores kortikales Profil des MCI wird mit einem höheren Risiko für die Entwicklung einer Demenz verbunden. Zugrunde liegend könnte dabei eine duale Pathologie (α-Synuclein und Amyloid) diese Beobachtung erklären. Es konnte in den letzten Jahren gezeigt werden, dass eine Amyloidplaque-Pathologie einen signifikanten Beitrag zur Entwicklung einer Parkinson-Demenz leistet.

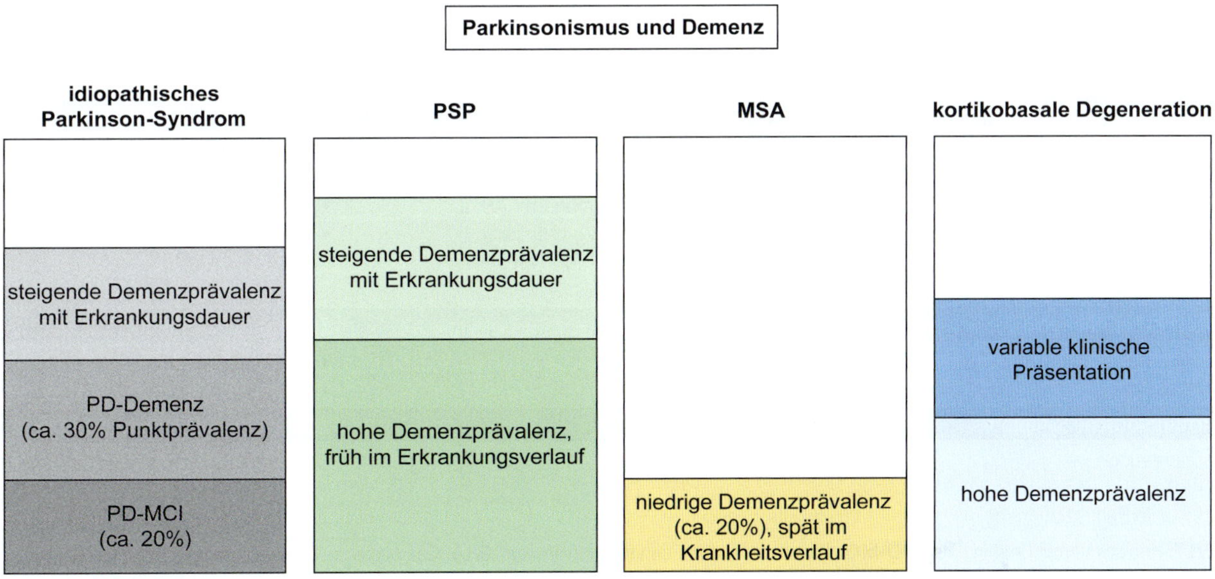

Abb. 4.9 Parkinsonismus und Demenz [L143]

Halluzinationen Visuelle Halluzinationen sind hinweisend für den kortikalen Einbezug der Lewy-Body-Pathologie und haben sich entsprechend auch als Risikofaktor für die Entwicklung einer Parkinson-Demenz etabliert. Je nach Studie erhöht sich dabei das Risiko einer Parkinson-Demenz in 5–8 Jahren um den Faktor 3–10 im Vergleich zu einem Parkinson-Kranken ohne visuelle Halluzinationen. Visuelle Halluzinationen stellen nicht nur einen Risikofaktor für eine spätere Parkinson-Demenz dar, sondern sind auch ein diskriminierendes Symptom zwischen einem IPS und einem atypischen Parkinson-Syndrom (PSP, MSA, CBD). Die Präsenz von visuellen Halluzinationen ist im fortgeschrittenen IPS ein häufiges Symptom, während es bei der PSP sehr selten und bei MSA praktisch nicht vorkommt.

REM-Schlaf-Verhaltensstörung Ein anderes charakteristisches nichtmotorisches Symptom ist die REM-Schlaf-Verhaltensstörung, die sich bei ca. ¼ der Parkinson-Kranken manifestiert und dem motorischen Krankheitsbeginn der Parkinson-Krankheit bis zu 10 Jahre vorausgehen kann. Die Präsenz einer REM-Schlaf-Verhaltensstörung bei einem Parkinson-Kranken ist mit einem 6-fach erhöhten Demenzrisiko verbunden.

Genetik Neben den allgemeinen, klinischen und kognitiven Risikofaktoren für die Entwicklung einer Parkinson-Demenz werden immer mehr genetische Risikofaktoren für eine kognitive Beeinträchtigung bekannt. Ein robuster Risikofaktor für eine Parkinson-Demenz ist das Vorhandensein einer heterozygoten Mutation im Glukocerebrosidase(GBA)-Gen. Neben der schlechteren kognitiven Performance zeigen diese Parkinson-Patienten ein jüngeres Erkrankungsalter sowie gehäuft eine Leukenzephalopathie im MRI. Abgesehen davon sind sie nicht vom IPS zu unterscheiden. Es sind mindestens 8 weitere Genpolymorphismen als potenzielle Risikofaktoren für eine Parkinson-Demenz bekannt.

Prädiktives Modell Kürzlich wurde ein prädiktives Modell zur Abschätzung des 10-Jahres-Demenzrisikos bei Parkinson-Patienten publiziert mit den Variablen:
- Erkrankungsalter
- MMSE
- Bildungsjahre
- MDS-UPDRS III
- Geschlecht
- Depression
- Mutationsstatus im GBA-Gen

Mit diesem Modell wurde in der Herkunfts- und in der Testkohorte eine sehr gute Performance erreicht (AUC: 0,88; Sensitivität 86 %, Spezifität 72 %). Die Wahrscheinlichkeit, an einer Parkinson-Demenz zu erkranken, war in der Hochrisikogruppe 21 × höher als in der Gruppe mit niedrigem Risiko. Bemerkenswert ist jedoch, dass das Erkrankungsalter den absolut größten Teil zur Varianz beiträgt (➤ Tab. 4.2) [15].

Kognitives Profil der Parkinson-Demenz

Das typische kognitive Profil bei der Parkinson-Demenz ist ein dysexekutives Syndrom (charakterisiert durch Probleme bei der Handlungsplanung, beim abstrakten Denken, bei der mentalen Flexibilität und Apathie) zusammen mit einer prominenten Störung der Aufmerksamkeit sowie der visuospatialen Funktionen, einer eher mäßigen Störung des episodischen Gedächtnisses und relativ gut erhaltenen Sprachfunktionen. Entsprechend sind die am häufigsten betroffenen kognitiven Domänen des PD-MCI das Gedächtnis und die visuospatialen Funktionen. Im Vergleich zum Patienten mit Alzheimer-Demenz ist der Patient mit einer Parkinson-Demenz apathischer, mit stärkerer Beeinträchtigung der Aufmerksamkeit, hat eine Gedächtnisstörung mit einer schwereren Beeinträchtigung des freien Abrufs im Vergleich zu einer

Tab. 4.2 Risikofaktoren für eine Parkinson-Demenz

Allgemein	Kognitives Profil	Zusatzuntersuchungen: Genetik
• Alter • Erkrankungsalter • Ausbildung (Jahre) • Geschlecht • Schweregrad der Symptome (motorisch, nichtmotorisch)	• PD-MCI • Posteriores kortikales Profil des MCI • HVLT verzögerter Abruf • (WAIS-IV); LNS Test • Symbol Digit Test • MoCA	• GBA-Mutationsträger • MAPT-H1-Haplotyp • SNCA-Mutationsträger • APOE ε4
Motorischer Phänotyp		**Zusatzuntersuchungen: Liquor**
• Nicht tremordominanter Typ • PIGD-Typ		• Aβ42 reduziert • α-Synuclein erhöht
Nichtmotorische Symptome		**Zusatzuntersuchungen: Imaging**
• Depression • RBD • Visuelle Halluzinationen		Dopaminerge Innervation (DaT-Spect)

HVLT: Hopkins Verbal Learning Test; **PD-MCI:** Parkinson – Mild Cognitive Impairment: **GBA:** Glukocerebrosidase-Gen; **MAPT:** Microtubule-associated Protein Tau; **SNCA:** Alpha-Synuclein-Gen; **LNS:** Letter-Number Sequenzing; **APOE ε4:** Apolipoprotein Isoform E4; **Aβ42:** Amyloid-beta 42; **PIGD:** Postural-Instability-Gait Difficulty; **DaT-Spect:** Dopamintransporter-Spektroskopie; **RBD:** REM Sleep Behaviour Disorder deutlich besser erhaltenen Wiedererkennung sowie stärker betroffene visuokonstruktive Fähigkeiten. Gerade die Apathie beeinträchtigt beim Patienten mit Parkinson-Demenz die Aktivitäten des täglichen Lebens.

Diagnose der Parkinson-Demenz

Die MDS Task Force hat 2007 die letzten Diagnosekriterien für die Parkinson-Demenz publiziert [16]. Grundsätzlich wird die Diagnose in 2 Levels unterteilt (➤ Tab. 4.3):

- Level I (zwingend):
  - Diagnose eines IPS, das sich zeitlich vor der demenziellen Entwicklung manifestierte
  - MMSE < 26 Punkte
  - Kognitive Defizite beeinträchtigen die Aktivitäten des täglichen Lebens
- Level II bewertet kognitive Domänen:
  - Globale kognitive Leistung
  - Subkortiko-frontale Zeichen
  - Gedächtnis
  - Instrumentelle Funktionen (z. B. Sprache oder visuospatiale Funktionen)
  - Neuropsychiatrische Symptome (Apathie, Depression)

Im Gegensatz zum Level I ist der Level II qualitativ ohne genaue Cut-offs. Dies macht vor allem dann Sinn, wenn im Level I eine diagnostische Unsicherheit besteht sowie für die klinische Verlaufsuntersuchung und Studien.

Parkinson-Demenz vs. Demenz mit Lewy-Körperchen (DLB)

Die Parkinson-Demenz und die Demenz mit Lewy-Körperchen (DLB) sind zwei neurodegenerative Erkrankungen, die vieles gemeinsam haben: Beide beeinträchtigen Kognition, Verhalten, Bewegung und autonome Funktionen und beide akkumulieren abnorm gefaltetes α-Synuclein in Form von Lewy-Bodies. Diese zahlreichen Überschneidungen waren und sind weiterhin Bestandteil von Diskussionen, ob es sich um zwei Ausprägungsvarianten desselben Spektrums oder ob es sich tatsächlich um zwei eigenständige Krankheiten handelt. Pathologisch, aber auch in vivo hat die DLB einen etwas höheren Amyloid-Load im Vergleich zur Parkinson-Demenz; dies hilft jedoch weiterhin nicht bei der Entscheidung, ob es sich um ein Spektrum handelt oder nicht. Der Hauptunterschied ist die zeitliche Evolution der Symptome (Demenz spätestens 1 Jahr nach Beginn des Parkinson-Syndroms = DLB; Beginn der Demenz später als 1 Jahr nach Beginn des Parkinson-Syndroms = Parkinson-Demenz).

DEFINITION

Für die Unterscheidung zwischen idiopathischem Parkinson-Syndrom mit Demenz und der Lewy-Körperchen-Erkrankung ist das Auftreten der Kernsymptome entscheidend:
- Kognitive vor motorischen Störungen: Lewy-Körperchen-Erkrankung
- Motorische vor kognitiven Störungen: idiopathisches Parkinson-Syndrom

Diese Unterscheidung ist aber im klinischen Alltag oft schwierig.

Tab. 4.3 Bewertungsfragebogen für die Diagnose einer wahrscheinlichen Parkinson-Demenz (adaptiert nach [16])

Test	Ja	Nein
1. Parkinson-Erkrankung (Diagnosekriterien erfüllt)		
2. Parkinsonismus geht Demenz zeitlich voraus		
3. MMS ≤ 26 Punkte		
4. Demenz hat Einfluss auf ADL[1]		
5. Einschränkung in mindestens 2 der folgenden 4 kognitiven Domänen: – Monate rückwärts nennen oder 100–7 rechnen[2] – Wortflüssigkeit oder Uhrentest[3] – Zeichnen (Pentagons des MMSE)[4] – 3-Wort-Wiederholtest (MMSE)[5]		
6. Fehlen einer schweren Depression		
7. Fehlen eines Delirs		
8. Fehlen anderer Abnormitäten, welche die Diagnose verfälschen könnten		

MMS: Mini-Mental-Status
Item 1–8 müssen mit „Ja" beantwortet werden können.
[1] Vorgeschlagen ist die Frage nach Einnahme welcher Präparate zu welcher Zeit; abnorm
[2] Cut-off: 2 oder mehr Fehler oder Dauer > 90 Sek.; ≥2 Fehler bei 5 Subtraktionen
[3] Cut-off: mindestens 9 Wörter, die mit S beginnen, in 60 Sek.; Zifferblatt oder vorgegebene Zeit (2:10) nicht korrekt übertragen
[4] Cut-off: 2 Pentagons müssen sich überlappen
[5] Cut-off: ≥1 Fehler

Der eher arbiträre Cut-off vom Beginn der Demenz in Bezug zum Beginn des Parkinson-Syndroms von einem Jahr ist im klinischen Alltag oft schwierig und die Einteilung in PD-D oder DLB eher unscharf. Das voll ausgebildete Krankheitsbild dieser beiden Syndrome ist klinisch nicht zu unterscheiden. Im klinischen Alltag sollte man eher eine Parkinson-Demenz diagnostizieren, wenn zusätzlich zur Demenz ein Parkinson-Syndrom besteht, und eine DLB, wenn das kognitive Profil dazu passt, aber noch kein Parkinson-Syndrom vorhanden ist.

4.5.3 Multisystematrophie (MSA)

Die MSA ist eine sporadische progrediente neurodegenerative Erkrankung, die durch das Auftreten von Parkinsonismus und/oder zerebellärer Ataxie sowie autonomer Dysfunktion (orthostatische Hypotonie, Blasenstörung, erektile Dysfunktion) charakterisiert ist. Die zugrunde liegende Pathologie sind gliale zytoplasmatische Ablagerungen von α-Synuclein. Anders als bei den anderen Synukleinopathien (DLB, IPD) sind kognitive Störungen weniger prominent und eine Demenz weniger häufig. Dies spiegelt sich in den Diagnosekriterien wider, in denen die Demenz als ein „Non-supporting Feature" gelistet ist. Dennoch wurde in den vergangenen Jahren klar, dass der MSA-Patient durchaus eine Demenz entwickeln kann.

Die Prävalenz einer Demenz in 203 pathologisch gesicherten Fällen lag bei 22 % für eine leichte, bei 2 % für eine moderate und bei 0,5 % für eine schwere Demenz [17]. Das Intervall von Diagnosestellung bis zum Auftreten einer klinisch signifikanten Demenz liegt dabei bei 7 Jahren. Erste kognitive Defizite können früh im Krankheitsverlauf beobachtet werden und sind vom subkortikalen Muster. Erst im fortgeschrittenen Stadium sind kortikale Anteile zu beobachten, die dann schlussendlich auch zur Demenz führen. Die Tatsache, dass ein Zeitraum von 7 Jahren nur wenig unter der mittleren Lebenserwartung nach Diagnosestellung liegt, lässt erkennen, dass die Demenz in der Regel erst dann auftritt, wenn der Patient durch seine motorischen und autonomen Störungen bereits schwer behindert ist. Eine Demenz in den frühen Krankheitsstadien bleibt eine Red Flag in der Diagnosestellung einer MSA.

4.5.4 Progressive supranukleäre Blickparese (PSP)

PSP ist die zweithäufigste sporadische und durch hyperphosphoryliertes Tau (3R) bedingte neurodegenerative Erkrankung mit einem breiten Spektrum der klinischen Präsentation. Die mildeste Verlaufsform äußert sich mit häufigen Blockaden beim Gehen und einer allgemeinen Bewegungsverlangsamung (Pure Akinesia with Gait Freezing, PAGF), gefolgt von einer intermediär verlaufenden Form mit Parkinsonismus (PSP-P). Diese ist in den ersten Jahren kaum vom IPS zu unterscheiden und manifestiert erst im Verlauf das typische Symptom der supranukleären Blickparese bis zur eigentlich namengebenden und am schnellsten progredienten Verlaufsform (Richardson-Syndrom, PSP-RS). Diese ist charakterisiert durch frühe Stürze, Parkinsonismus und vertikale Blickparese.

Neben dem motorischen Phänotyp entwickeln Patienten im Verlauf der Erkrankung typischerweise eine subkortikale Demenz, die sich durch den subkortikalen Neuronenverlust und die zunehmende Deafferenzierung des Frontalhirns ergibt. So zeigen Patienten mit einer PSP eine verlangsamte Informationsverarbeitung, eine Gedächtnisstörung sowie ein dysexekutives Syndrom. Häufig bestehen zusätzlich sehr prominente neuropsychiatrische Symptome wie Apathie und perseveratives Verhalten. Der Schweregrad dieser kognitiven Störungen ist ausgeprägter beim Richardson-Syndrom (PSP-RS) als bei der PSP vom Parkinson-Typ (PSP-P).

4.5.5 Kortikobasale Degeneration (CBD)

Die CBD ist eine seltene, durch hyperphosphoryliertes Tau (4R) bedingte neurodegenerative Erkrankung. In den letzten Jahren wurde zunehmend klar, dass zahlreiche andere neurodegenerative Erkrankungen klinisch eine CBD imitieren können, was sich in einer äußerst bescheidenen klinischen Prädiktion der CBD-Pathologie von nur gerade 26–56 % widerspiegelt. Entsprechend spricht man heute von einem kortikobasalen Syndrom (CBS) im Bewusstsein, dass dieses klinische Syndrom die zugrunde liegende Pathologie sehr unsicher zuordnet.

Die typischen motorischen Zeichen bestehen aus einem nicht auf L-Dopa ansprechenden asymmetrischen Parkinson-Syndrom (akinetisch-rigide) mit ersten Stürzen schon innerhalb der ersten 5 Jahre, z. T. mit stimulussensitivem Myoklonus und auffällig dystoner Fehlhaltung des Armes. Neben diesen typischen motorischen Phänomenen zeigt das CBS charakteristische höhere kortikale Zeichen wie eine Apraxie, Aphasie, ein „Alien-Limb-Phänomen", kognitive Einschränkungen, Verhaltensauffälligkeiten sowie kortikale sensorische Defizite.

Das charakteristische kognitive Profil der CBD zeigt häufig eine Störung der Sprache (primär nichtflüssige oder amnestische Aphasie, Sprachverständnis), Schwierigkeiten in motorischem und nichtmotorischem Lernen, dysexekutives Syndrom sowie visuospatiale Defizite. Die häufig begleitenden Verhaltensauffälligkeiten (> 50 % zu Beginn der Erkrankung) lassen sich auf ein frontotemporales Syndrom reduzieren, bestehend aus Apathie, Persönlichkeitsveränderung, erhöhter Reizbarkeit und Enthemmung. In der ➤ Tab. 4.4 werden die hilfreichen neuropsychologischen Tests in der Abgrenzung der atypischen Parkinson-Syndrome gegenübergestellt.

Tab. 4.4 Hilfreiche neuropsychologische Tests in der Differenzialdiagnose der Parkinson-Syndrome

	PD	PSP	MSA
PSP	• Phonematische und semantische Flüssigkeit • WCST • FAB • TMT-A+B • Stroop Test		
MSA		• Phonematische und semantische Flüssigkeit • WCST	
CBS		• Kognitive Beeinträchtigung zu Beginn • Orofaciale Apraxie • Schweregrad der ideomotorischen Apraxie	Orofaciale Apraxie

PD: idiopathisches Parkinson-Syndrom; **PSP:** progressive supranukleäre Blickparese; **MSA:** Multisystematrophie; **WCST:** Wisconsin Card Sorting Test; **FAB:** Frontal Assessment Battery; **TMT:** Trial Making Test; **CBS:** kortikobasales Syndrom

4.5.6 Therapie

Die Therapie bei allen Parkinson-Syndromen mit Demenz lässt sich in die Behandlung der motorischen und der kognitiven Symptome unterteilen. Hinsichtlich der motorischen Symptome wird bei Vorliegen einer Demenz eine Vereinfachung der Therapie angestrebt. Das Ziel sollte eine Monotherapie mit L-Dopa sein. Dabei ist das Ansprechen bei Patienten mit idiopathischem Parkinson-Syndrom deutlich besser als bei den atypischen Parkinson-Syndromen.

Die kognitiven Symptome sind deutlich schwieriger zu behandeln. Von den Acetylcholinesterasehemmern ist einzig Rivastigmin für die Behandlung der Parkinson-Demenz zugelassen. Dieses zeigt oft auch einen günstigen Einfluss auf Halluzinationen. Eine Behandlung mit Neuroleptika sollte wegen des hohen Komplikationspotenzials möglichst vermieden werden.

CAVE

Die Behandlung von Halluzinationen bei Parkinson-Demenz und Demenz mit Lewy-Körperchen ist problematisch. Viele Patienten reagieren sehr empfindlich auf gängige Neuroleptika. Wenig störende Halluzinationen können unbehandelt bleiben, mit entsprechender Information von Patient und Angehörigen. Falls eine Behandlung notwendig ist, sollten Quetiapin und Clozapin in sehr niedriger Anfangsdosis (6,25–12,5 mg) bevorzugt eingesetzt werden. Die regelmäßigen Laborkontrollen bei Clozapin sind zu beachten.

Neben der medikamentösen Therapie stehen nichtmedikamentöse Therapien im Vordergrund. Je nach dominierender Symptomatik profitieren viele Patienten sehr gut von regelmäßiger Physiotherapie, Ergotherapie oder Logopädie.

4.6 Frontotemporale Demenz

Ansgar Felbecker

Bei der frontotemporalen Demenz (FTD) handelt es sich eigentlich um eine Gruppe von Erkrankungen [18]. Die Einteilung kann nach histopathologischen Kriterien (➤ Kap. 2.1) oder klinisch erfolgen. Für die pathologische Einteilung wird in der Regel der Begriff der frontotemporalen Lobärdegeneration (FTLD) verwendet. Interessanterweise ist die Korrelation zwischen der histopathologischen und der klinischen Einteilung bei der frontotemporalen Demenz relativ schlecht. Mit anderen Worten lässt sich mit der klinischen Einteilung in verschiedene Subtypen in vielen Fällen die genaue Histopathologie nicht vorhersagen und umgekehrt.

Aufgrund eines zunehmend besseren Verständnisses der zugrunde liegenden Pathologie und Genetik gibt es immer wieder Versuche, die Einteilung der frontotemporalen Demenzen zu modifizieren. Bisher hat sich im klinischen Alltag aber die Gliederung in klinische Subtypen bewährt (➤ Abb. 4.10).

Epidemiologie Insgesamt sind frontotemporale Demenzen eher seltene Erkrankungen, die mit einer geschätzten Inzidenz von 4 pro 100 000 auftreten, wobei die Zahlen in der Literatur zwischen 3 und 40 pro 100 000 schwanken. Damit sind sie für etwa 10 % aller Demenzerkrankungen verantwortlich. Gerade in der Gruppe der präsenilen Demenzen stellen sie allerdings eine wichtige Differenzialdiagnose dar, da sie hier mit 20 % die zweithäufigste Demenzform neben der frühen Alzheimer-Variante stellen. Einzelne Fälle beginnen bereits deutlich vor dem 50. Lebensjahr, die meisten zwischen 50 und 65 Jahren. Eine FTD kommt aber durchaus auch in höherem Lebensalter vor, wird dort jedoch tendenziell unterdiagnostiziert, da ausführliche Abklärungen meist unterbleiben.

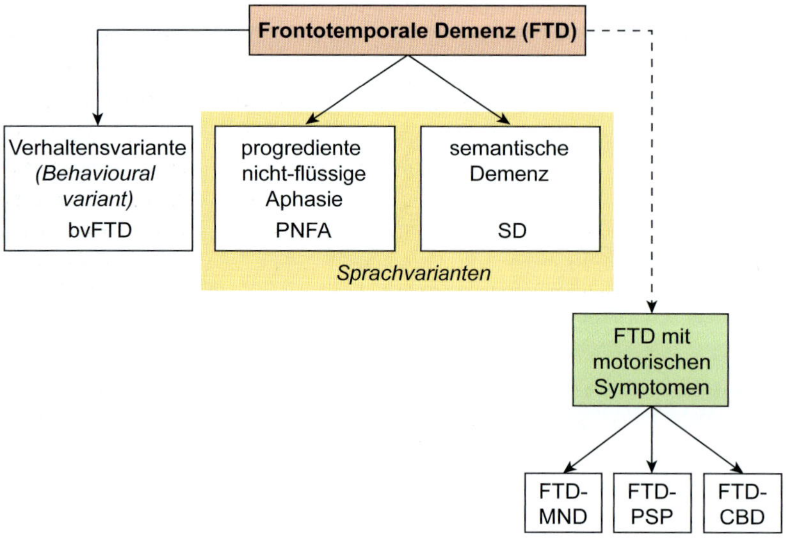

Abb. 4.10 Neben den klassischen Subtypen einer frontotemporalen Demenz (Verhaltensvariante, Sprachvarianten) existieren Subtypen mit motorischen Symptomen. Diese umfassen eine FTD mit pyramidalem Syndrom (FTD mit Motoneuronerkrankung, FTD-MND) und extrapyramidalen Syndromen (FTD mit progressiver supranukleärer Blickparese, FTD-PSP, und FTD mit kortikobasaler Degeneration, FTD-CBD). [L143]

4.6.1 Verhaltensvariante

Die Verhaltensvariante der frontotemporalen Demenz (Behavioural Variant, bvFTD) entspricht der Erkrankung, die früher auch als Pick-Krankheit bezeichnet wurde [19]. Dieser Name geht auf Arnold Pick zurück, der 1892 erstmals die typischen Befunde einer Demenz mit frontaler Atrophie beschrieb.

Klinisches Bild

Am Anfang der Verhaltensvariante einer FTD stehen subtile Veränderungen im Verhalten, die am besten von Angehörigen oder anderen engen Kontaktpersonen wahrgenommen werden. Die Anzeichen können zunächst sehr diskret sein: Soziale Normen, Emotionen, Empathie, Essverhalten, Sexualverhalten oder der Umgang mit Geld verändern sich langsam. Manchmal steht eher eine Apathie im Vordergrund. So verschieden die Symptome sein können, so ist ihnen doch gemeinsam, dass sie häufig von den Angehörigen nicht spontan geschildert werden. Aber ohne Kenntnis der prämorbiden Persönlichkeit und der Veränderung im Verlauf ist es am Anfang oft schwierig, Verhaltenssymptome als klar pathologisch einzuordnen. Die Kunst des ärztlichen Anamnesegespräches ist es, in dieser Situation den Angehörigen die richtigen Fragen zu stellen und Vertrauen zu schaffen, damit auch Symptome geschildert werden, die als peinlich oder unbedeutend wahrgenommen wurden.

Diagnose

Diagnosekriterien Die mögliche Diagnose einer **Verhaltensvariante** einer FTD erfolgt nach den internationalen Konsensuskriterien klinisch durch das Vorliegen von mindestens drei Kernkriterien.

DEFINITION

- Mögliche bvFTD: 3 von 6 Kernkriterien
  - Disinhibition
  - Apathie
  - Verlust von Empathie
  - Perseverative Verhaltensweisen
  - Hyperoralität
  - Neuropsychologie: dysexekutives Syndrom
- Wahrscheinliche bvFTD: zusätzlich typische Zusatzdiagnostik (MRI, PET)

Wenn darüber hinaus typische Befunde in der Bildgebung vorliegen, ist eine wahrscheinliche bvFTD zu diagnostizieren. Bereits relativ früh im Verlauf der Erkrankung findet sich in der zerebralen MR-Diagnostik eine fokale Atrophie frontal und/oder temporal. Noch früher pathologisch sind die Befunde im zerebralen FDG-PET, das den zerebralen Hypometabolismus in den betroffenen Regionen deutlich vor Auftreten einer Atrophie sichtbar macht. Wegen der weitreichenden Konsequenzen der Diagnose einer bvFTD sollte immer eine möglichst große Diagnosesicherheit angestrebt werden und folglich eine qualitativ gute Bildgebung vorliegen. Weitere Biomarker sind für die Diagnose wenig hilfreich, können aber dem Ausschluss von Differenzialdiagnosen dienen, so z. B. die Labor- und Liquordiagnostik.

Bei der Verhaltensvariante einer FTD fehlen Gedächtnisstörungen als Kernkriterium sonstiger Demenzen lange. Damit war es früher formal erst relativ spät möglich, eine Demenzdiagnose zu stellen. Diese Situation hat sich mit Einführung des DSM-5 (➤ Kap. 4) verbessert. Screeningverfahren in der Praxis wie der Mini-Mental-Status zeigen oft noch einen unauffälligen Befund, obwohl bereits eine Demenz vorliegt. Dies ist umso mehr von Bedeutung, als mit der Diagnose einer bvFTD schon sehr früh weitreichende Konsequenzen wie eine aufgehobene Fahreignung einhergehen. Etwas besser geeignet als Screeningverfahren ist der MoCA (➤ Kap. 3.2), der dysexekutive Symptome besser erfasst.

CAVE
Der Mini-Mental-Status ist als Screeningverfahren bei Verdacht auf eine frontotemporale Demenz ungeeignet!

Differenzialdiagnosen Eine wesentliche Differenzialdiagnose gerade am Anfang stellen psychiatrische Erkrankungen, insbesondere aus dem Spektrum der schizoaffektiven Störungen, dar. Eine Erstmanifestation solcher Erkrankungen im mittleren bis höheren Lebensalter sollte immer Anlass zum sorgfältigen Ausschluss einer organischen Genese wie einer bvFTD geben. Auch bei der Alzheimer-Erkrankung gibt es als klinischen Subtyp eine Verhaltensvariante, die am Anfang einer bvFTD sehr ähneln kann, im Verlauf jedoch die typischen Symptome einer Demenz vom Alzheimer-Typ zeigt. Selten, aber therapeutisch relevant sind z. B. autoimmune Enzephalopathien (limbische Enzephalitis). Frontalhirnsyndrome aufgrund einer strukturellen Hirnschädigung wie bei einem Schädel-Hirn-Trauma, einem Schlaganfall oder einem Tumor sind mittels bildgebender Diagnostik und Anamnese auszuschließen.

Verlauf

Mit Fortschreiten der Demenz werden die Verhaltenssymptome immer ausgeprägter und sind oft für das soziale Umfeld schwer erträglich. Psychiatrische Symptome wie Angst, Depression, Manie, Halluzinationen und Psychosen können jederzeit im Verlauf der Erkrankung auftreten und führen gerade am Anfang oft zu Fehldiagnosen. Für die Angehörigen ist der Umgang mit der Erkrankung schon deshalb eine besondere Herausforderung, da sich im Gegensatz zu anderen Demenzen bei der bvFTD bereits sehr früh Verhalten und Persönlichkeit des Patienten ändern.

Häufig treten motorische oder orale Stereotypien hinzu, manchmal ebenso Parkinson-Symptome. Die Krankheitseinsicht ist im Verlauf der Erkrankung nicht gegeben, was den Umgang mit den Erkrankten zusätzlich erschwert. Die Urteils- bzw. Geschäftsfähigkeit ist relativ früh aufgehoben, sodass frühzeitig über eine Beistandschaft nachgedacht werden sollte. Oft führt das Konsumverhalten der Betroffenen auch zu finanziellen Problemen, nicht selten kommt es gar zu juristischen Auseinandersetzungen aufgrund von Grenzüberschreitungen im Verhalten oder nicht gerechtfertigten Ausgaben.

Fallbeispiel
Der 61-jährige Patient wird auf Initiative der Familie vorgestellt. Seit mindestens 3 Jahren hat er sich aus ihrer Sicht verändert. Der früher sehr penible Mann sei nun oberflächlich und ungenau, alles scheine ihm gleichgültig. Die Sorgen der Familie werden nicht wahrgenommen, es bestehe kaum Krankheitseinsicht. Die Berufsausübung in selbstständiger Tätigkeit ist seit einem Jahr nicht mehr möglich.

Man war bisher von einer Depression ausgegangen; verschiedene Therapien hätten allerdings keinerlei Erfolg gezeigt. Klinisch zeigt sich ein apathischer Patient, der sehr verlangsamt kommuniziert, ohne Auffälligkeiten in der weiteren neurologischen Untersuchung. In der neuropsychologischen Testung zeigen sich frontale Auffälligkeiten und ein schweres dysexekutives Syndrom als Hauptbefund. In der PET-Bildgebung (➤ Abb. 4.11) ergibt sich ein massiver Hypometabolismus frontal beidseits rechtsbetont, womit die wahrscheinliche Diagnose einer Verhaltensvariante einer frontotemporalen Demenz zu stellen ist.

CAVE
Die Diagnose einer Verhaltensvariante einer FTD hat weitreichende Konsequenzen. Die Fahreignung ist in der Regel ab Diagnosestellung nicht mehr gegeben, die Urteilsfähigkeit kann früher als bei anderen Demenzerkrankungen beeinträchtigt sein.

4.6.2 Sprachvarianten

Neben der Verhaltensvariante existieren zwei Sprachvarianten der frontotemporalen Demenz: die progrediente nichtflüssige Aphasie (PNFA) und die semantische Demenz.

Da sich die Sprachvarianten der frontotemporalen Demenz auch unter dem Oberbegriff der primär progredienten Aphasien einordnen lassen und sich in dieser Gruppe noch andere Formen finden, die eher eine Alzheimer-Pathologie aufweisen, erfolgt die detaillierte klinische Beschreibung in einem separaten Kapitel (➤ Kap. 4.7).

Verlauf

Die Sprachvarianten einer frontotemporalen Demenz können sich in ihrem Verlauf deutlich von der Verhaltensvariante unterscheiden. Oft sind die aphasischen Symptome über mehrere Jahre die einzigen Symptome. Früher oder später im Verlauf der Erkrankung treten dann aber entweder Verhaltenssymptome oder andere Demenzsymptome mit in den Vordergrund, je nachdem, in welchen Hirnregionen sich der pathologische Prozess ausbreitet. In einem fortgeschrittenen Stadium wird die Differenzierung der einzelnen Subtypen immer schwieriger.

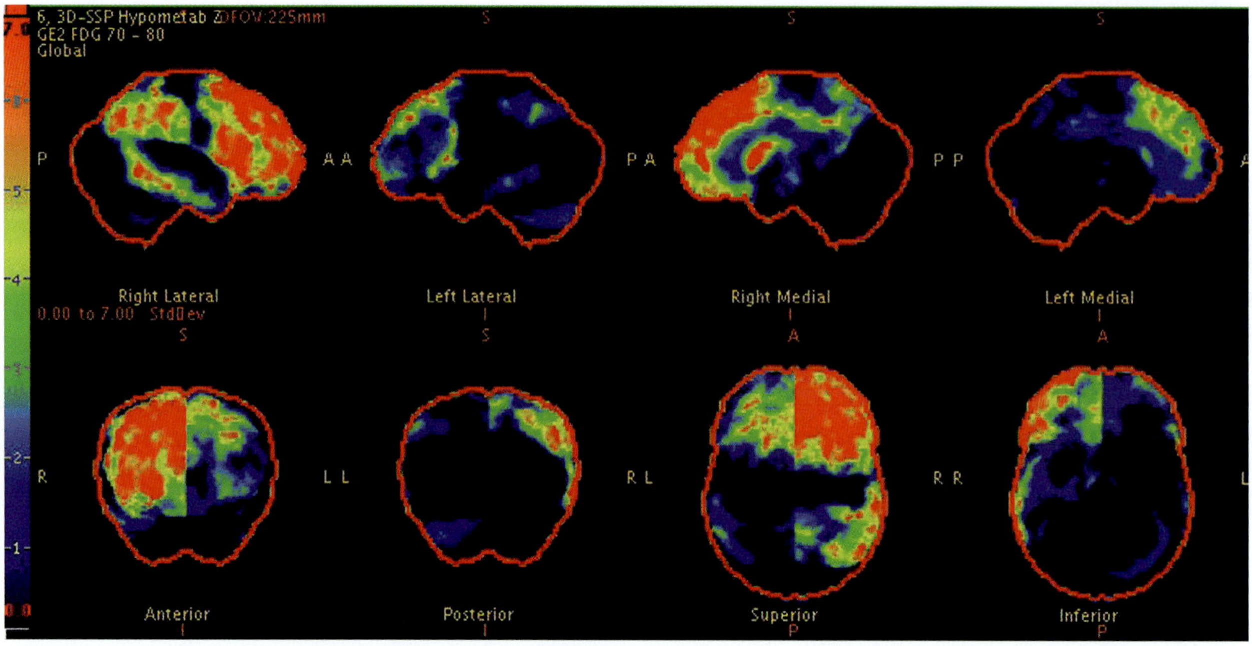

Abb. 4.11 Zerebrales FDG-PET, im Vergleich mit Normkollektiv (schwarz = keine Abweichung; Farbskala von blau nach rot = zunehmende Abweichung vom Normkollektiv). Es zeigt sich ein massiver Hypometabolismus frontal beidseits mit klarer Rechtsbetonung. [T981]

Da die Symptomatik lange auf sprachliche Domänen beschränkt bleiben kann, sind Alltagskompetenzen wie die Urteilsfähigkeit oder auch die Fahreignung bei Sprachvarianten der frontotemporalen Demenzen oft länger erhalten. Im Zweifelsfall muss dies mit neuropsychologischen Untersuchungen im Verlauf immer wieder überprüft werden.

4.6.3 Weitere Varianten

Die Gruppe der frontotemporalen Demenzen beinhaltet neben der Verhaltensvariante und den Sprachvarianten noch weitere Krankheitsbilder, die neben der Demenz entweder neuromuskuläre Symptome oder Bewegungsstörungen aufweisen. Die Klassifikation dieser Krankheitsbilder ist heterogen und muss sich immer wieder neuen genetischen und histopathologischen Erkenntnissen anpassen.

FTD-MND (Motoneuronerkrankung)

Die Verhaltensvariante einer frontotemporalen Demenz ist in etwa 15 % der Fälle mit einer Motoneuronerkrankung assoziiert, in der Regel mit einer Amyotrophen Lateralsklerose (ALS). Subklinische Zeichen einer Motoneurondegeneration im EMG finden sich sogar bei etwa der Hälfte aller bvFTD-Fälle. Der Grund hierfür liegt darin, dass beide Erkrankungen gleiche genetische und histopathologische Grundlagen haben. Die Fälle mit Motoneuronerkrankung zeigen in der Regel eine Mutation im c9orf72-Gen und eine TDP-43-Pathologie. Die umgekehrte Assoziation besteht im Übrigen in vergleichbarer Form: Etwa 15 % aller ALS-Patienten entwickeln im Verlauf der Erkrankung eine frontotemporale Demenz, noch deutlich mehr haben zumindest typische Befunde in der neuropsychologischen Testung. Die Klinik der Motoneuronerkrankung bestimmt den weiteren Krankheitsverlauf mehr als die FTD. Gerade die häufig bestehende bulbäre Symptomatik kann zusammen mit dem pathologischen Essverhalten im Rahmen der FTD und fehlender Krankheitseinsicht zu schweren Komplikationen führen.

FTD mit Bewegungsstörungen

Eine frontotemporale Demenz kann mit einer progressiven supranukleären Blickparese (FTD-PSP) und mit einer kortikobasalen Degeneration (FTD-CBD) einhergehen. Diese atypischen Parkinson-Syndrome werden an anderer Stelle ausführlicher beschrieben (➤ Kap. 4.5). Die Assoziation mit einer PSP oder einer CBD ist schon deswegen nicht verwunderlich, da für einen großen Teil der bvFTD-Fälle histopathologisch eine Tau-Pathologie verantwortlich ist, die auch die Ursache der genannten atypischen Parkinson-Syndrome ist. Im Gegensatz zu anderen FTD-Varianten liegt hier das Erkrankungsalter eher jenseits des 65. Lebensjahres. Bei beiden Varianten wird der Verlauf der Erkrankung wesentlich durch die Bewegungsstörung bestimmt. Die Symptome der frontotemporalen Demenz machen aber die ohnehin schon schwierige Behandlung zu einer fast unlösbaren Aufgabe, da die Compliance der Patienten gering ist.

4.6.4 Therapie

Die Behandlung von Patienten mit einer frontotemporalen Demenz ist eine Herausforderung. Bis heute existiert noch keine zugelassene Medikation, die den Krankheitsverlauf beeinflussen würde. Medikamentöse Therapien dienen einzig der Symptomkontrolle; es ist aber bei jedem Einsatz zu bedenken, dass es sich um Off-label-Behandlungen handelt. Wesentlich wichtiger sind nichtmedikamentöse Therapieverfahren.

Nichtmedikamentöse Therapien Patienten mit einer Sprachvariante einer frontotemporalen Demenz profitieren von einer regelmäßigen **logopädischen** Behandlung. Die Prinzipien dieser Therapie sind im Grundsatz bei allen Patienten mit einer primär progredienten Aphasie ähnlich und werden daher dort behandelt (➤ Kap. 4.7). Auch eine **physio- und ergotherapeutische** Behandlung kann wie bei anderen Demenzformen helfen, z. B. über das Erlernen von Kompensationsstrategien den Verlauf der Erkrankung zu modifizieren. Ziel dieser Therapien ist immer, Trainingssituationen im Alltag zu implementieren. Schlussendlich können gerade jüngere Patienten durch sehr regelmäßiges Training oft noch erstaunlich lange eine langsame Progredienz der Erkrankung zeigen, da die relativ fokalen Symptome der progredienten neurodegenerativen Erkrankung mit Aktivierung noch gesunder Hirnareale teilweise kompensiert werden können.

Darüber hinaus ist gerade für Patienten mit einer frontotemporalen Demenz die **Edukation** von Angehörigen und des sozialen Umfelds von großer Bedeutung. Betroffenen und ihren Angehörigen sollte immer die Teilnahme an Angeboten von regionalen Selbsthilfegruppen nahegelegt werden. Hilfreich sind insbesondere Angebote für jüngere Demenzpatienten oder Patienten mit einer Nicht-Alzheimer-Demenz, da sich die Symptome und Bedürfnisse stark von denen älterer Patienten mit einer Alzheimer-Erkrankung unterscheiden.

Häufiger als bei anderen Demenzformen sind Patienten mit einer FTD noch jung und damit im erwerbsfähigen Alter. Die zunehmende Beeinträchtigung der Kommunikationsfähigkeit und der Verlust sozialer Normen bei oft relativ gut erhaltenen anderen kognitiven Funktionen stellt eine große Herausforderung dar und kann die Lebensqualität der Betroffenen massiv beeinträchtigen. In den meisten Fällen ist die Arbeitsfähigkeit wegen der Aphasie oder der Verhaltenssymptome relativ früh nicht mehr gegeben. Um einen sozialen Rückzug zu verhindern, ist ein möglichst offener Umgang mit der Erkrankung im sozialen Umfeld zu empfehlen.

Medikamentöse Therapien Es gibt weiterhin keine zugelassene medikamentöse Therapie der frontotemporalen Demenzen. Die bei der Alzheimer-Demenz zugelassenen Acetylcholinesterasehemmer zeigen bei der FTD keine Wirkung. Ebenso waren Studien mit Memantin negativ. Folglich beschränkt sich die medikamentöse Therapie auf eine reine Symptombehandlung:

- Falls depressive Symptome auftreten, sind diese fachärztlich abzuklären und zu behandeln. Studien zur Wirksamkeit und Empfehlungen einzelner Präparate sind spärlich vorhanden. Substanzen mit anticholinergem Wirkungsprofil sollten vermieden werden.
- Bei ausgeprägter Unruhe und Aggressivität muss im Zweifelsfalle eine Therapie mit Neuroleptika erwogen werden. Dabei zeigen Quetiapin und Risperidon im Vergleich zu anderen Substanzen ein relativ günstiges Nebenwirkungsprofil. Eine Dauertherapie ist aber in jedem Fall zu vermeiden, da das Mortalitätsrisiko bei allen Neuroleptika erhöht ist. Generell gilt: so niedrig wie möglich, so kurz wie möglich.
- Benzodiazepine sollten mit Vorsicht eingesetzt werden, da sie u. a. das Sturzrisiko erhöhen und die kognitiven Fähigkeiten weiter reduzieren. Auch hier sollte die Behandlung auf kurze Zeiträume limitiert werden.
- Bei Auftreten von Parkinson-Symptomen steht die Therapie mit L-Dopa im Vordergrund. Weitere Parkinson-Medikamente sind selten sinnvoll. Das Ansprechen ist bei den mit einer FTD assoziierten Parkinson-Symptomen schlechter als beim idiopathischen Parkinson-Syndrom.
- Bei Auftreten einer Motoneuronerkrankung sollte frühzeitig eine Therapie mit Riluzol gestartet werden, das als einziges zugelassenes Medikament das Fortschreiten einer Motoneuronerkrankung etwas verlangsamen kann.

4.7 Primär progrediente Aphasie

Ansgar Felbecker

Bei den primär progredienten Aphasien handelt es sich um eine heterogene Gruppe von Demenzerkrankungen. Ihre Gemeinsamkeit ist, dass der schleichende Verlust von sprachlichen Funktionen klar im Vordergrund steht. Andere Demenzsymptome können zwar hinzutreten. Dies ist aber meist erst im späteren Krankheitsverlauf der Fall und die Aphasie bleibt das dominierende Symptom.

Klinische Symptomatik Diese ist zumindest bei zwei Formen auf den ersten Blick vergleichbar einer Aphasie nach einem Schlaganfall oder einer anderen strukturellen Hirnschädigung: Die progressive nichtflüssige Aphasie (PNFA) ähnelt der Broca-Aphasie, die semantische Demenz (SD) der Wernicke-Aphasie. Hingegen steht bei der logopenischen Variante einer PPA (lvPPA) der gestörte Einzelwort-Abruf im Vordergrund, sodass die Spontansprache verarmt und floskelhaft wird. Während der PNFA und der SD in der Regel eine frontotemporale Lobärdegeneration zugrunde liegt, ist

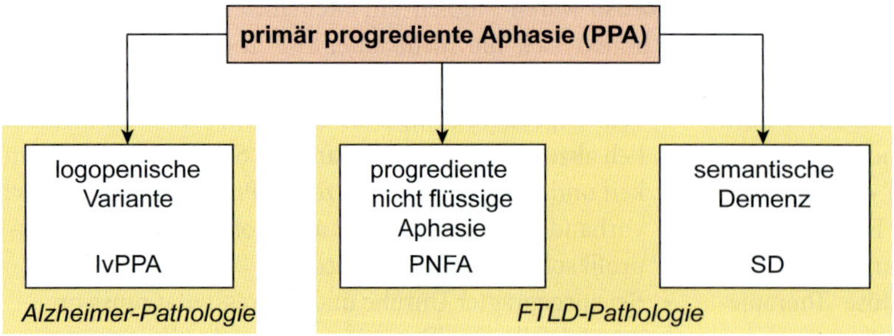

Abb. 4.12 Den klinischen Varianten einer primär progredienten Aphasie liegen unterschiedliche Pathologien zugrunde. [L143]

bei der lvPPA gewöhnlich eine Alzheimer-Pathologie ursächlich (➤ Abb. 4.12).

Relevanz In der Regel führen die primär progredienten Aphasien im Verlauf der Krankheit zu einem völligen Verlust der Sprache. Die Kommunikation mit Mitmenschen ist schon früh im Krankheitsverlauf deutlich gestört. Diese Symptome beeinträchtigen nicht nur die Lebensqualität der Betroffenen erheblich, sie führen oft auch zu sozialem Rückzug, was für die Progredienz der Demenz bekanntermaßen ein negativer Faktor ist.

4.7.1 Sprachvarianten der FTD

Neben der Verhaltensvariante (➤ Kap. 4.6.1) existieren zwei Sprachvarianten der frontotemporalen Demenz: die progrediente nichtflüssige Aphasie (Progressive Non-fluent Aphasia, PNFA) und die semantische Demenz (Semantic Dementia, SD). Im Unterschied zu den Aphasien nach einem Schlaganfall oder traumatischer Hirnschädigung zeichnen sich die primär progredienten Aphasien durch einen schleichenden Beginn aus. Zudem fehlt zumindest am Anfang das Korrelat in der strukturellen Bildgebung (CT, MRT). Hingegen lässt sich in der FDG-PET-Bildgebung bereits früh ein typischer regionaler Hypometabolismus nachweisen (➤ Abb. 4.13). Relativ bald finden sich dann auch in der strukturellen Bildgebung wie im MRI regionale zerebrale Atrophien, insbesondere temporal oder frontal.

Fallbeispiel

Die 57-jährige Patientin bemerkt seit mindestens 3 Jahren schleichend Probleme mit ihrer Sprache. Am Anfang gab es nur sporadisch Probleme, im Gespräch Wörter zu finden und Dinge zu benennen. Im weiteren Verlauf wurde die Sprache zunehmend auffällig. Der Ehemann beschreibt die Sprache zwar als flüssig, sehr häufig rede sie aber an einem Thema vorbei und nutze aufwendige Umschreibungen. Bisherige Abklärungen und Therapie im Hinblick auf eine Burnout-Symptomatik hätten keine Ergebnisse gebracht. Sie sei nun aber seit 6 Monaten krankgeschrieben, da es am Arbeitsplatz in einem Büro mit der Kommunikation nicht mehr funktioniert habe.

Klinisch und neuropsychologisch zeigt sich eine ausgeprägte flüssige Aphasie mit deutlicher Benennstörung und reduziertem Sprachverständnis. Zusätzlich bestehen geringe Störungen des episodischen Gedächtnisses. Im Labor finden sich keine Auffälligkeiten, der Liquorbefund zeigt ein leicht erhöhtes Gesamt-Tau und grenzwertiges Phospho-Tau bei normalem Amyloid β 1–42 und normaler weiterer Routinediagnostik.

In der FDG-PET-Diagnostik zeigt sich bei der initialen Abklärung ein deutlicher regionaler Hypometabolismus temporal beidseits (➤ Abb. 4.13). Im MRI findet sich korrelierend eine beginnende regionale Atrophie. Zusammenfassend ist von einer semantischen Demenz als Subform einer frontotemporalen Demenz auszugehen.

Progrediente nichtflüssige Aphasie (PNFA)

Das klinische Bild der PNFA ist sehr charakteristisch: Die Patienten verlieren zunehmend ihre Spontansprache. Wie auch bei der Broca-Aphasie ist das Sprachverständnis zumindest für einfache Dinge lange erhalten. Hingegen fehlen in der Sprachproduktion zunehmend die korrekten Wörter, es resultieren Fehler bei der Wortauswahl und bei der korrekten Aussprache. Die Patienten wirken beim Sprechen angestrengt und verlieren ihre typische Satzmelodie, was von Angehörigen oft wahrgenommen wird und einer Sprechapraxie entspricht. Ganz charakteristisch ist ein Agrammatismus, also ein Verlust der korrekten Grammatik in der Spontansprache.

Nach Gorno-Tempini sind für die klinische Diagnose einer PNFA die folgenden Merkmale erforderlich:

- Mindestens eines der folgenden Kriterien
  a. Agrammatismus in der Spontansprache
  b. Angestrengte, stockende Sprache mit auffälliger Sprachmelodie und sinnentfremdeten Wörtern
- Zusätzlich mindestens zwei der folgenden Kriterien
  a. Eingeschränktes Verständnis komplexer Sätze
  b. Erhaltenes Verständnis auf Einzelwort-Ebene
  c. Erhaltenes semantisches Wissen (Objektwissen)

Daneben kann die Diagnose mit Befunden in der Bildgebung weiter gesichert werden. Hier wäre ein pathologischer Befund im posterioren linken Frontallappen und der Insel cha-

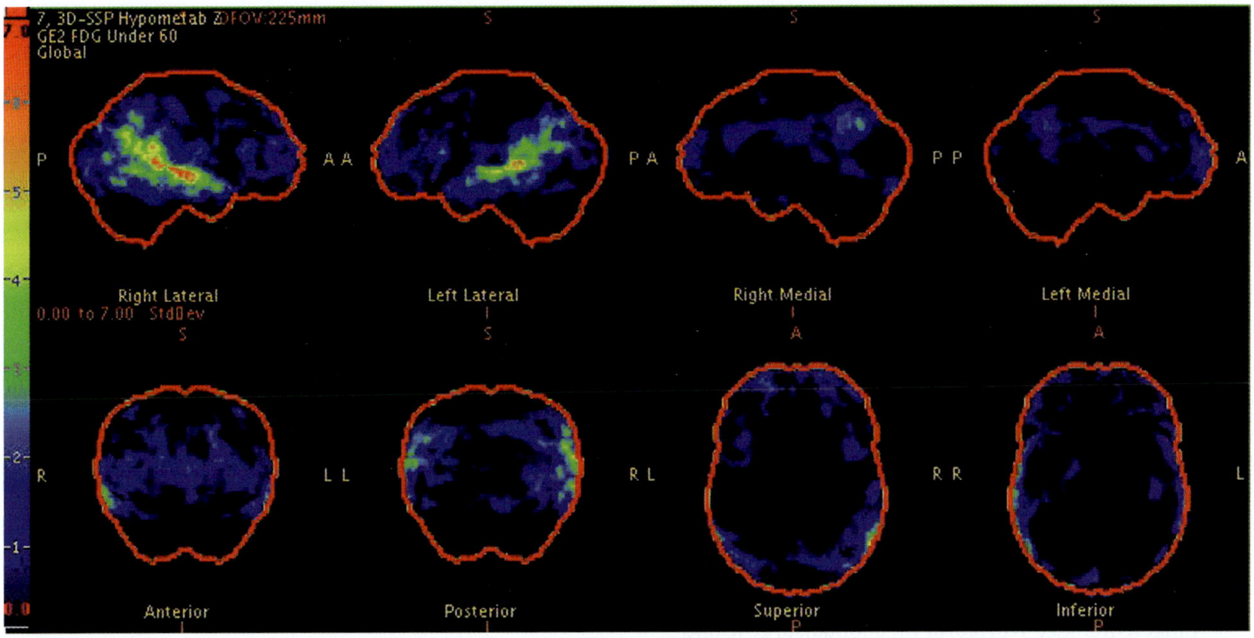

Abb. 4.13 Im FDG-PET zeigt sich ein deutlicher regionaler Hypometabolismus temporal beidseits. [T982]

rakteristisch, entweder in Form eines Hypometabolismus im FDG-PET oder in Form einer Atrophie im MRI.

Semantische Demenz (SD)

Eine semantische Demenz (SD) kann zu Beginn sehr viel schwieriger zu erkennen sein als eine PNFA. Die Symptome beginnen sehr subtil. Die Patienten haben weiterhin eine flüssige Spontansprache, und nur bei wenigen Details fällt am Anfang auf, dass das semantische Wissen, also die Bedeutung von Objekten, schleichend verloren geht. Dies kann dazu führen, dass die Patienten sich sehr wohl noch an Konversationen beteiligen, jedoch immer wieder inhaltlich daneben liegen. Dies kann für die Gesprächspartner sehr befremdlich wirken, ohne dass es auf den ersten Blick einfach wäre, das Problem zu benennen.

Nach Gorno-Tempini sind für die klinische Diagnose einer SD die folgenden Merkmale erforderlich [20]:

- Beide der folgenden Kriterien:
  a. Benennstörung und Wortfindungsstörung
  b. Eingeschränktes Verständnis auf Einzelwort-Ebene
- Zusätzlich mindestens drei der folgenden Kriterien:
  a. Eingeschränktes Objektwissen (vor allem sporadisch gebrauchte Objekte)
  b. Fehler beim Lesen und Schreiben schwieriger Wörter (Dyslexie und Dysgraphie)
  c. Erhaltenes Nachsprechen
  d. Erhaltene motorische Sprachproduktion und Grammatik

Auch die Diagnose einer SD kann bildgebend unterstützt werden. In diesem Fall sind die pathologischen Befunde vor allem im vorderen Temporallappen zu erwarten.

Verlauf

Die Sprachvarianten einer frontotemporalen Demenz können sich in ihrem Verlauf deutlich von den Verhaltensvarianten unterscheiden. Oft sind die aphasischen Symptome über mehrere Jahre die einzigen. Früher oder später im Verlauf der Erkrankung treten dann aber entweder Verhaltenssymptome oder andere Demenzsymptome mit in den Vordergrund, je nachdem, in welchen Hirnregionen sich der pathologische Prozess ausbreitet. In einem fortgeschrittenen Stadium wird die Differenzierung der einzelnen Subtypen immer schwieriger.

Da die Symptomatik lange auf sprachliche Domänen beschränkt bleiben kann, sind Alltagskompetenzen wie die Urteilsfähigkeit oder auch die Fahreignung bei Sprachvarianten der frontotemporalen Demenzen häufig länger erhalten. Im Zweifelsfall muss dies mit neuropsychologischen Untersuchungen im Verlauf immer wieder überprüft werden.

4.7.2 Logopenische Variante der Alzheimer-Demenz

Die logopenische Variante einer primär progredienten Aphasie (lvPPA) ist die am jüngsten beschriebene Form der PPA. Erste Beschreibungen im Jahr 2004 resultierten aus der Beobachtung, dass sich nicht alle Fälle mit einer primär progredienten Aphasie mit dem diagnostischen Konzept der PNFA und SD erklären ließen.

Bei der lvPPA besteht wie bei der PNFA eine nichtflüssige Aphasie. Allerdings bleibt die Grammatik erhalten und auch die Sprachmelodie verändert sich nicht. Die Auffälligkeiten im Sprachfluss entstehen vor allem durch Probleme im Einzelwortabruf. Letztlich kann eine zunehmende Anzahl Wörter im Verlauf nicht mehr erinnert werden. Auch das Nachsprechen ist beeinträchtigt.

Einer lvPPA liegt im Gegensatz zu den zuvor beschriebenen FTD-Varianten oftmals eine Alzheimer-Pathologie zugrunde. Zwar können auch hier Jahre vergehen, bis die Symptomatik voranschreitet, im längeren Verlauf entwickelt sich bei den meisten Patienten aber doch das Vollbild einer Alzheimer-Demenz.

Für die klinische Diagnose einer lvPPA sind die folgenden Merkmale erforderlich:

- Beide der folgenden Kriterien:
  a. Eingeschränkter Wortabruf (in Spontansprache und beim Benennen)
  b. Eingeschränktes Nachsprechen (Sätze und Phrasen)
- Zusätzlich mindestens drei der folgenden Kriterien:
  a. Fehler in der Spontansprache (Paraphasien)
  b. Erhaltenes Wortverständnis und Objektwissen
  c. Erhaltene Sprachmelodie
  d. Erhaltene Grammatik

Die Diagnose wird gestützt durch typische Befunde in der Bildgebung mit parietaler und perisylvischer Atrophie bzw. einem entsprechenden Hypometabolismus.

4.7.3 Therapie

Nichtmedikamentöse Therapien Patienten mit einer primär progredienten Aphasie profitieren von einer regelmäßigen **logopädischen** Behandlung. Die Prinzipien dieser Therapie sind im Grundsatz bei allen Patienten mit einer primär progredienten Aphasie ähnlich. Wichtig ist, dass die Therapie mit einer gewissen Regelmäßigkeit (z. B. 1 × wöchentlich als Langzeitbehandlung) durchgeführt wird, da eine Bindung zum Therapeuten mit gutem Vertrauensverhältnis einen wichtigen Teil des Therapieerfolgs ausmacht.

Ziel der logopädischen Behandlung ist es nicht, die Aphasie zu heilen. Durch regelmäßiges angeleitetes Training können aber Kompensationsmechanismen gezielt gefördert und das Vertrauen in die noch erhaltenen Sprachkompetenzen gestärkt werden.

Weitere nichtmedikamentöse Therapien wie Ergo- und Physiotherapie können wie bei anderen Demenzformen versucht werden. Sehr gute Erfahrungen gibt es auch mit Therapien, welche die nonverbale Kommunikation fördern, z. B. Musik- oder Tanztherapie. Hier können die Patienten lernen, sich auszudrücken, ohne ständig mit ihren schwindenden sprachlichen Fähigkeiten konfrontiert zu werden. Diese Therapien können insbesondere die Lebensqualität der Betroffenen verbessern und wirken oftmals besser auf die Stimmungslage als eine antidepressive Medikation.

Medikamentöse Therapien Die medikamentösen Optionen bei den verschiedenen Formen einer PPA sind sehr begrenzt. Bei Diagnose einer lvPPA ist in den meisten Fällen von einer Alzheimer-Pathologie auszugehen, sodass hier entsprechend der Empfehlungen bei Alzheimer-Demenz mit einem Acetylcholinesterasehemmer behandelt werden kann (➤ Kap. 5). Für die FTD-Varianten (PNFA und SD) kommt nur eine symptomatische Behandlung von Begleitsymptomen infrage, z. B. einer begleitenden Depression. Theoretisch kann bei allen Formen mit Ginkgo biloba behandelt werden; der spezifische Nutzen auf Symptome einer primär progredienten Aphasie wurde aber bisher nicht bewiesen.

4.8 Mischformen

Michael Oberholzer, Claudio L. Bassetti und René M. Müri

Der Begriff der gemischten Demenz ist historisch gewachsen. Erstmalig wurde er in den 60er-Jahren des letzten Jahrhunderts verwendet, um die Assoziation von neurodegenerativen und vaskulären Läsionen beim gleichen Patienten zu beschreiben. Einige Autoren verwendeten den Begriff kombinierte Demenz, um die Assoziation einer Alzheimer-Pathologie mit ischämischen Läsionen unabhängig vom Ausprägungsgrad zu beschreiben. Der Begriff der gemischten Demenz wurde auch weiter gefasst, indem vaskuläre Läsionen und AD, Parkinson oder z. B. auch Hypothyreose kombiniert sein können.

4.8.1 Diagnose

Viele klinisch-epidemiologische Studien definierten die gemischte Demenz als das gemeinsame Auftreten von AD und einer vaskulären Demenz, da allgemein diese beiden Formen von Demenz als häufigste betrachtet werden. Ein Konsens zu klinischen oder auch paraklinischen Kriterien für die Diagnose einer gemischten Demenz fehlt allerdings.

Hachinski hat mit seinem **Hachinski Ischemic Score** (HIS, ➤ Tab. 4.5) versucht, klinische Kriterien für die vaskuläre Demenz festzulegen. Je höher die Summe der Scores, desto eher eine vaskuläre Ursache: Wenn klinisch die Diagnose einer Demenz gestellt werden kann, dann weisen Werte gleich oder unter 4 eher auf eine AD hin; wenn der Wert gleich oder über 7 liegt, dann weist das auf eine vaskuläre Demenz hin. Dazwischenliegende Werte, d. h. 5 oder 6, deuten auf eine gemischte Demenz. Allerdings haben Studien in der Folge gezeigt, dass der HIS zwar gut zwischen AD und vaskulärer Demenz trennen kann, bei gemischten Demenzen jedoch nicht trennscharf ist.

Die **ICD-10-Klassifikation** definiert die gemischte Demenz als eine Demenz, welche die Kriterien für eine vaskuläre Demenz und eine Alzheimer-Demenz erfüllt. Im DSM-4 von 1993 wird die gemischte Demenz als eine Kombination der Kriterien für eine Alzheimer-Demenz und den klinischen oder neuroradiologischen Kriterien einer vaskulären Demenz definiert. Im DSM-5 schließlich wird die gemischte Demenz als neurokognitive Störung aufgrund multipler Ätiologie aufgeführt.

Weitere Scores, die in der klinischen Diagnostik benützt werden, sind die „The Alzheimer's Disease Diagnostic Treatment Center (ADDTC [21])"-Kriterien oder die „National Institute of Neurological Disorders and Stroke – Association Internationale pour la Recherche et l'Enseignment en Neuroscience (NINDS-AIREN)"-Kriterien [22].

Dass die Anwendung der verschiedenen Diagnosekriterien zu unterschiedlichen Häufigkeiten von gemischten Demenzen führt, haben Gold und Mitarbeiter [23] gezeigt. In einer Gruppe von 113 Patienten verglichen sie die klinischen Befunde mit der neuropathologischen Untersuchung. Neuropathologisch diagnostizierten sie eine gemischte Demenz, wenn sowohl die pathologischen Kriterien für eine Alzheimer-Demenz als auch für eine vaskuläre Demenz erfüllt waren. Neuropathologisch diagnostizierte gemischte Demenzen wurden klinisch in 54 % als vaskuläre Demenzen diagnostiziert, wenn die Kriterien des ADDTC angewendet wurden. Wurden hingegen die Kriterien des NINDS-AIREN oder der Hachinski Ischemic Score verwendet, waren dies 29 % beziehungsweise 19 %. Die ADDTC- und die NINDS-AIREN-Kriterien waren sensitiver für die Diagnose einer vaskulären Demenz, aber konnten schlechter zwischen einer vaskulären Demenz und einer gemischten Demenz differenzieren. Eine gemischte Demenz konnte besser mittels der NINDS-AIREN Kriterien ausgeschlossen werden.

Tab. 4.5 Hachinski Ischemic Score

Item	Score
Abruptes Auftreten	2
Arteriosklerose	1
Depression	1
Emotionale Labilität	1
Fluktuierender Verlauf	2
Fokal-neurologische Ausfälle	2
Fokal-neurologische Symptome	2
Hypertonie	1
Nächtliche Verwirrtheit	1
Persönlichkeit relativ gut erhalten	1
Schlaganfall in Anamnese	2
Schrittweise Progression	1
Somatische Beschwerden	1

4.8.2 Symptome

Verschiedene Studien haben versucht, eine typische Konstellation klinischer Symptome der gemischten Demenzen zu erarbeiten. In einer Studie mit 1 700 Patienten, die wegen Gedächtnisproblemen abgeklärt wurden, zeigte sich, dass Patienten, welche die Diagnose gemischte Demenz erhielten, häufiger unter Depressionen, fokalen motorischen oder sensorischen Defiziten oder Gangstörungen litten.

Dass die Diagnose einer gemischten Demenz die klinisch am wenigsten sichere Diagnose ist, zeigte eine andere prospektive Kohortenstudie mit 1 000 Patienten. Fokale Zeichen fanden sich bei 20 % der Patienten mit der initialen Diagnose einer gemischten Demenz, bei 4 % der Patienten mit Alzheimer-Demenz und bei 38 % mit vaskulärer Demenz. Der Nachweis ischämischer Läsionen im CT oder MRI führte bei 20 % der AD-Patienten dazu, dass die initiale Diagnose in gemischte Demenz geändert werden musste. Dies zeigt auch den großen diagnostischen Stellenwert der Bildgebung für die Diagnose gemischte Demenz.

Studien, die versuchten, ein typisches neuropsychologisches Muster bei gemischter Demenz herauszuarbeiten, gibt es wenige. Eine große, multizentrische Studie von Kang und Mitarbeitern mit 1 021 AD-Patienten und 577 Patienten mit gemischter Demenz führte ausführliche neuropsychologische Tests in dieser Kohorte durch [24]. Im Allgemeinen zeigte sich, dass Patienten mit gemischter Demenz schlechter in frontalen/exekutiven Tests abschnitten als die AD-Patienten. Dies war vor allem für leichtere Demenzen zutreffend, bei denen außerdem Patienten mit gemischter Demenz bei den Gedächtnistests besser abschnitten als die AD-Patienten. Eine weitere Studie von Dong und Mitarbeitern ergab, dass Patienten mit gemischter Demenz schlechtere Ergebnisse bei der Testung der Aufmerksamkeit und der Visuokonstruktion aufwiesen als AD-Patienten [25].

4.8.3 Multiple Pathologien

In den letzten Jahren sind mehrere große autopsiebasierte Studien publiziert worden, welche die Bedeutung von gemischten Pathologien herausstreichen. In einer Studie von Brenowitz und Mitarbeitern wurden 2 Kohorten von je 2 700 und 500 AD-Patienten untersucht [26]. Die Autoren fanden, dass unabhängig von der untersuchten Kohorte bei über 50 % der Patienten neben der typischen AD-Pathologie auch Lewy Bodies oder vaskuläre Schädigungen vorhanden waren, obwohl die meisten Patienten klinisch die Diagnose einer AD-Demenz hatten. Dies verdeutlicht die Schwierigkeit einer akkuraten klinischen Diagnose zu Lebzeiten. Neben diesen drei Pathologien hat sich aber auch gezeigt, dass beim Einzelfall gemischte Neuropathologien viel häufiger vorkommen als bisher angenommen.

Boyle und Kollegen haben in zwei Longitudinalstudien den Anteil von AD-Pathologien und anderer neurodegenerativer Pathologien sowie vaskulärer Läsionen am kognitiven Defizit am Einzelfall quantifiziert [27]. Die 9 verschiedenen Pathologien waren: typische AD-Pathologie, neokortikale Lewy Bodies, hippokampale Sklerose, TDP-43 zytoplasmatische Einschlüsse, makroskopisch sichtbare Hirninfarkte, Mikroinfarkte, Arterio- und Arteriolosklerose oder zerebrale Amyloidea-Angiopathie. Diese insgesamt über 1 000 Patienten hatten mindestens 2 (maximal 22) neuropsychologische Verlaufsuntersuchungen. Mittels statistischer Modelle wurde die Assoziation zwischen Neuropathologie und kognitivem Abbau evaluiert und der proportionale Anteil der jeweiligen Neuropathologie am kognitiven Abbau berechnet. Die Resultate waren überraschend: 94 % aller Patienten hatten mehr als eine Pathologie, 78 % mehr als 2, 58 % mehr als 3 und 35 % hatten mehr als 4 Pathologien. Die AD-Pathologie war zwar die häufigste mit 65 %, aber in nur 9 % der Fälle waren die AD-Veränderungen isoliert vorhanden. Insgesamt über 230 Kombinationen von Neuropathologien hatten die Autoren gefunden, die aber jeweils nur in kleinen Prozentsätzen (< 6 %) in der Kohorte vorkamen. Ein weiteres wichtiges Resultat war, dass auf individueller Ebene der Anteil der AD-Pathologie eine sehr variable Rolle beim kognitiven Abbau spielte (zwischen 22 und 100 %). Eine ähnlich große Variabilität fand sich individuell auch für die Rolle der Lewy-Body-Pathologie oder der hippocampalen Sklerose.

Sollten sich die Resultate dieser Studien in weiteren Studien bestätigen, dann würde in der Zukunft das Konzept der gemischten Demenzen eine größere Rolle spielen als bisher angenommen. Die Erkenntnisse sind auch für künftige kausale Therapien von großer Relevanz, da man nicht mehr unbedingt davon ausgehen kann, dass man mit der Behandlung einer Pathologie alleine erfolgreich sein kann.

4.8.4 Klinische Konsequenzen

Die praktischen Konsequenzen aus diesen Studien lassen sich aktuell nur annähernd abschätzen: Das demnach deutlich häufigere Vorkommen von Mischdemenzen als zuvor erwartet wäre beispielsweise auch eine Erklärung dafür, warum z. B. für Donepezil als Cholinesterasehemmer, der sich bei der Alzheimer-Demenz als wirksam erwiesen hatte, danach auch in einer Population von vaskulären Demenzen gemäß klinischer Definition eine Wirksamkeit gezeigt werden konnte [28].

Für den klinischen Alltag bedeutet dies unserer Meinung nach, dass im individuellen Fall bei klinischen oder paraklinischen Hinweisen auf eine kombinierte Pathologie (z. B. Neuroradiologie passend zu einer vaskulären Demenz, aber auch früh auftretende Halluzinationen als Hinweis auf eine Lewy-Body-Pathologie oder bildgebend mesiotemporale und parietale Atrophie im MRT als Hinweise auf eine Alzheimer-Pathologie) durchaus auch ein Therapieversuch mit einem für die konkomitante Pathologie zugelassenen Antidementivum sinnvoll sein kann.

4.9 Demenz und Depression

Lilian De Cassai und Uwe Herwig

Depression und Demenzen zählen zu den häufigsten Erkrankungen im höheren Lebensalter und die Prävalenz steigt mit zunehmendem Alter an. Im klinischen Alltag sind beide oft komorbid vergesellschaftet. Bis zu ca. 30 % der Menschen mit Demenz leiden auch unter Depressionen und viele demente Menschen haben zumindest einige depressive Symptome. Bei Patienten mit einem Mild Cognitive Impairment (MCI) wird die Prävalenz einer Depression auf 20 % geschätzt.

Beide Krankheitsbilder erfordern neben der diagnostischen und differenzialdiagnostischen Herausforderung ein hohes Maß an ärztlicher und pflegerischer Zuwendung und Unterstützung mit Einbezug der Angehörigen und professioneller Hilfsinstitutionen. Oft sind gerade Depressionen bei älteren Menschen unterdiagnostiziert und unterbehandelt [29], was wegen der Folgen wie einem erhöhten Demenzrisiko und Gefahr der Suizidalität im Alter eine bedeutsame Aufgabe darstellt. Vor allem bei älteren Männern ist das Risiko einer unerkannten Depression hoch, mit entsprechender Suizidrate.

Eine frühzeitige Diagnose hilft angesichts der Berührungspunkte und Überschneidungen beider Erkrankungen, eine angemessene Behandlung in die Wege zu leiten, die mögliche Komplikationen abfedern kann. Dabei ist das Zusammenspiel beider Erkrankungen komplex (➤ Abb. 4.14):

- Depression kann mit einer Demenz im Sinne einer Komorbidität zusammentreffen.
- Depression kann als Reaktion auf eine Demenz entstehen.
- Depressive Symptome können Vorboten einer Demenz und Teil der klinischen Manifestation von Demenz im Rahmen der sogenannten BPSD, der behavioralen und psychologischen Symptome der Demenz, sein.
- Depression kann mit kognitiven Störungen einhergehen, die schwer von einer Demenz zu unterscheiden sind („Pseudodemenz“).
- Depression ist ein eigenständiger Risikofaktor für Demenz.

4.9.1 Diagnostik

Eine zentrale Herausforderung besteht darin, depressive und demenzielle Symptome nicht als Ausdruck eines „normalen“ Alterungsprozesses zu sehen und zu akzeptieren, sondern

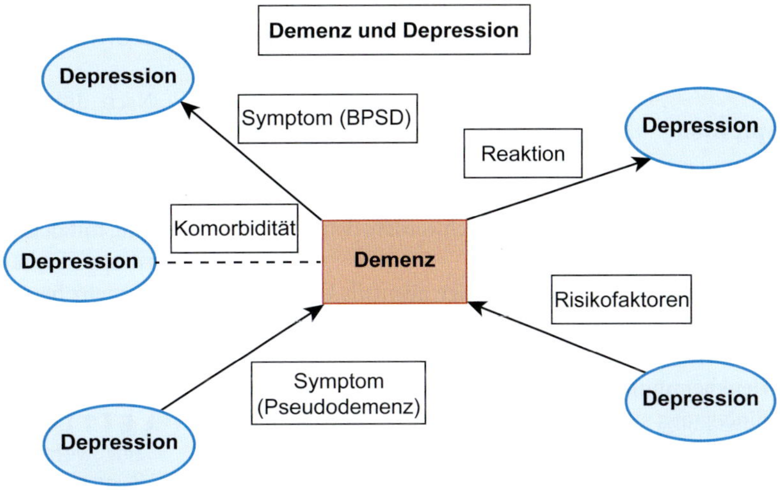

Abb. 4.14 Eine Beziehung von Demenz und Depression gibt es auf verschiedenen Ebenen, beide Erkrankungen sind insofern eng miteinander verknüpft. [L143]

einer weiterführenden Abklärung zuzuführen. Oft müssen hierzu gerade die Patienten selbst motiviert werden, die schon erkrankungsbedingt einen reduzierten Antrieb und eine fatalistische Grundhaltung dazu haben können, sich der Problematik zu widmen.

Eine zweite Herausforderung besteht in den oft somatisch larvierten Symptomen der Depression im Alter. Ältere depressive Patienten stellen teils eher körperliche Beschwerden in den Vordergrund, was eine Abgrenzung zu komorbiden somatischen Erkrankungen erschwert und die Depression als solche nicht erkennen lässt. Zudem ist es wichtig, somatische Ursachen wie Anämie, Vitamin-B_{12}-, Vitamin-D- und Folsäuremangel oder eine Hypothyreose auszuschließen und die Medikamentenanamnese zu beachten, da verschiedene Medikamente eine Depression auslösen oder deren Symptome verstärken können (z. B. bestimmte Antihypertensiva, Beta-Blocker, ACE-Hemmer, Ca^{++}-Blocker, Digitalispräparate, Kortikosteroide, Salbutamol, Metoclopramid, Immunsuppressiva u. v. a.).

Diagnostik Grundsätzlich besteht die Diagnostik der Depression im Alter genauso wie bei jüngeren Patienten in einer gründlichen psychopathologischen Untersuchung inklusive Anamnese und einer somatischen Untersuchung. Psychopathologische Kernsymptome der Depression sind:

- Freud- und Interesselosigkeit
- Depressive Verstimmung
- Antriebsstörung

Zusätzlich liegen weitere Symptome vor:

- Kognitive Beeinträchtigungen
- Denkstörungen wir Grübeln oder Denkhemmungen
- Synthyme Wahninhalte, Selbstwertstörungen und Schuldgefühle
- Suizidalität
- Schlaf- und Appetitstörungen
- Somatische Syndrome

In Bezug auf die Demenz stellen überschneidende Symptomkomplexe insbesondere auf kognitiver Ebene spezielle Anforderungen.

Kognitive Störungen durch Depression umfassen v. a. die Geschwindigkeit der Informationsverarbeitung, das episodische Gedächtnis, die Sprache, das Arbeitsgedächtnis und exekutive Funktionen.

4.9.2 Differenzialdiagnostik

Hinweise zur Differenzialdiagnose lassen sich durch eine exakte Anamnese, klinische Beobachtung, somatische und neurologische Untersuchungen, Testungen wie BDI (Becks Depressions-Inventar), Hamilton-Depressions-Skala oder Geriatrische Depressionsskala, MMS (Mini-Mental-Status) und Uhrentest gewinnen.

Demenz vs. Depression Im klinischen Alltag deuten schlechte Leistungen morgens wegen des Morgentiefs eher auf eine Depression hin, schlechtere Leistungen abends sprechen eher für Demenz wegen der nachlassenden Konzentration. Ermüdbarkeit, verminderte Entscheidungsfähigkeit, unsichere Antworten, prompte „Weiß nicht"-Antworten oder verzögerte korrekte Antworten sprechen eher für Depression, während bei Demenz eher Konfabulationen und falsche Antworten zu erwarten sind. Depressive sind eher verzagt, ängstlich und schnell entmutigt, geben bei Aufgaben schnell auf und bemerken ihre eigenen Defizite, während Menschen mit Demenz ihre eingeschränkte Kognition oft nicht selbst wahrnehmen und Fehler nicht korrigieren. Jedoch bleibt die Unterscheidung häufig schwierig, wobei der Verlauf wegweisend sein kann, wenn sich z. B. nach Abklingen der Depression die kognitiven Funktionen langsam erholen. Im Alter können jedoch in 45 % der Fälle depressionsbedingte kognitive Beeinträchtigungen noch ein Jahr nach Remission der Depression bestehen bleiben.

Folgende Punkte mit entsprechend tendenziellem Vorhandensein können zur diagnostischen Differenzierung herangezogen werden:

Depression

- Beginn erinnerbar, ggf. Auslöser
- Raschere Entwicklung, höherer Leidensdruck
- Neigung zur Betonung der Beschwerden, detailliertes Klagen, Selbstentwertung
- Orientierung nicht beeinträchtigt, allenfalls Unschärfen
- Konzentrationsstörung beklagt
- „Ich weiß nicht"-Antworten in Testung
- Denkhemmung und -sperrung, Grübeln, Verlangsamung, Einengung, synthymer Wahn, Hypochondrie, Schulderleben, nihilistisch
- Depressive Verstimmung, innere Unruhe, Freudlosigkeit, Suizidalität
- Antriebshemmung oder -losigkeit, reduzierte Mimik und Gestik oder auch ungerichtete Agitiertheit
- Morgentief, Schlafstörungen
- Somatische Symptome der Depression wie Schmerzen, Libidominderung
- Sozialer Rückzug, Ambivalenz

Demenz

- Unbestimmter Beginn und schleichende Entwicklung, fluktuierend, stufenweise Verschlechterung
- Neigung zur Dissimulation, Umgebung weist auf Symptome hin, Patient wird begleitet
- Orientierung früh gestört, kognitive Störungen in mehreren Domänen, pathologische Testung, neurologische Auffälligkeiten
- Inkohärenz, Perseverationen, Konkretismus, Misstrauen, Irritierbarkeit, Verkennungen
- Affektlabilität und -verflachung, Stimmung indifferent, ratlos
- Antrieb normal bis reduziert, gelegentlich motorische Unruhe, Getriebenheit
- Tagesfluktuationen, nächtliche Verwirrung und Umtriebigkeit, zirkadiane Störungen
- Soziale Umtriebigkeit, Aggressivität, Hygienebeeinträchtigung

Biomarker Zur weiteren Klärung kann die Diagnostik um eine ausführliche neuropsychologische Testung, bildgebende Verfahren sowie eine Lumbalpunktion mit Bestimmung der sogenannten Demenzmarker (➤ Kap. 3.7) erweitert werden. Manchmal ist erst mit aufwendiger Zusatzdiagnostik eine sichere Unterscheidung zwischen einer Demenz und einer Depression möglich.

4.9.3 Therapie von Depressionen bei Demenz

Nach differenzialdiagnostischer Bestätigung, dass ein depressives Syndrom bei einem Patienten mit einer Demenz vorliegt, erfolgt die zielgerichtete Behandlung. Hierbei gelten die Grundregeln der allgemeinen antidepressiven Behandlung mit den etablierten biopsychosozialen Ansätzen. Jedoch ist spezifische Evidenz für die Depressionsbehandlung bei Demenz heterogen und es müssen unterschiedliche Aspekte bei dementen Patienten mit Depressionen in biologischer, psychologischer und sozialer Hinsicht beachtet werden.

LEITLINIEN

Eine wichtige Orientierungshilfe bieten im deutschsprachigen Raum die S3-Leitlinien für Depressionen und Demenz der verschiedenen Fachgesellschaften, die auch den folgenden Empfehlungen zugrunde liegen.

Viele leichte Depressionen bessern sich ohne spezifische Behandlung, wobei die von diesen Menschen beanspruchten Dienste zumindest teilweise depressiogene Umweltfaktoren angehen, wie Einsamkeit und Unterstimulation aufgrund von mangelnder Aktivität.

Folgende Einteilung von depressiven Symptomen bei Demenz ist denkbar:

- Eine Gruppe, in der die Depression situationsbedingt als Reaktion auf die Demenz zu verstehen ist oder auch mit zusätzlichen Belastungsfaktoren wie Partner- und Statusverlust; hier stehen insbesondere psychoedukative und soziale Maßnahmen im Vordergrund.
- Menschen mit einer Vorgeschichte früherer Depressionen (also rezidivierende depressive oder bipolare Störung) oder einer ersten Episode einer „klassischen" unipolaren Depression. Obwohl letztlich nicht durch Studien belegt, ist zu vermuten, dass aus einem früheren guten Ansprechen auf ein Antidepressivum bzw. eine antidepressive Strategie Rückschlüsse auf zukünftige Therapie-Response abzuleiten sind. So empfiehlt sich als Erstes der Rückgriff auf zuvor erfolgreiche Behandlungen.
- Demente Patienten mit einer klassischen ersten Episode einer unipolaren Depression; hier empfehlen sich die etablierten Behandlungsleitlinien.
- Patienten, bei denen das psychopathologische Syndrom wie eine Depression imponiert, sich wahrscheinlich jedoch biologisch unterscheidet und mit der Neurodegeneration oder mit z. B. vaskulären Läsionen in Zusammenhang steht. Zu dieser Gruppe gehören Depressionen im Rahmen der Verhaltenssymptome bei Demenz (BPSD) oder neurologischer Grunderkrankungen wie bei einem Parkinson-Syndrom. Im weiteren Sinne zählen grundsätzlich organische bzw. somatisch bedingte depressive Syndrome zu dieser Gruppe. Bei diesen steht naheliegenderweise die Behandlung der Grundproblematik im Vordergrund.

Psychotherapeutische, psychoedukative und psychosoziale Ansätze

Die Evidenz für die Wirksamkeit psychologischer Therapien spezifisch in der Behandlung von depressiven Symptomen bei Demenz ist noch eher gering. Insgesamt bestehen gemäß Leitlinien Hinweise auf die Wirksamkeit psychologischer Therapien einschließlich kognitiver Verhaltenstherapien, interpersoneller Therapie oder Beratung. Verhaltensaktivierung einschließlich Ausführen von angenehmen Ereignissen und Teilnahme an Aktivitäten scheint Depressionen zu bessern.

Kognitive Therapien zielen auf eine kognitive Umstrukturierung, indem dysfunktionale Gedanken korrigiert und durch positive Gedanken ersetzt werden. Verhaltenstherapeutische Interventionen mit dem Ziel einer Verhaltensmodifizierung sind bei Depression im Rahmen einer Demenzerkrankung wahrscheinlich leicht wirksam. Ein wesentliches Augenmerk ist auf Suizidalität zu legen, die insbesondere bei älteren Männern die höchste Inzidenz hat. Multikomponenten-Programme mit kognitiv-behavioralen Interventionen und strukturierten Freizeitaktivitäten scheinen erfolgreich zu sein. Der kombinierte Einsatz von Psychotherapie, Psychoedukation und praktischer Unterstützung der Angehörigen zeigt die beste Wirksamkeit.

Bewegungsförderung und sportliche Betätigung mit Kombination von Bewegungstraining und Ausbildung der Betreuer zwecks Förderung der Teilnahme an sportlichen Übungen, die Freude machen, können depressive Symptome bessern. Hinweise für eine Wirkung von körperlichen Übungen auf Depressionssymptome bei Alzheimer-Demenz fanden sich in Pflegeheimen. Bewegungstraining umfasst gezielte Programme, oft kombiniert mit Musik, Tanz, aber auch mit Aktivitäten zur Orientierung im Alltag wie z. B. regelmäßige Spaziergänge.

Psychosoziale Interventionen umfassen unter anderem Psychoedukation, Sozialberatung, Einbezug des Umfeldes und Milieutherapie. Zur Behandlung depressiver Symptome bei Demenzerkrankten können Edukations- und Unterstützungsprogramme von Pflegenden und Betreuenden hilfreich sein. Hierbei, wie auch bei den anderen Maßnahmen, ist ein besonderer Wert auf die Einbeziehung der Angehörigen zu legen.

Medikamentöse Behandlung

Obwohl sehr häufig verschrieben, ist die Evidenz für die Wirksamkeit von Antidepressiva auf Depressionen bei Menschen mit Demenz gesamthaft eher gering [30]. Zudem fehlt die konsistente Evidenz, dass Antidepressiva andere Symptome verbessern, wie etwa Alltagsfunktionen im täglichen Leben, Kognition oder Belastung der Betreuer.

Nach Diagnostik, Ursachenklärung und Risikobeurteilung erfolgen zuerst psychosoziale Interventionen und psychologische Therapien, erst sekundär Psychopharmakotherapie. Vor dem Einsatz von Psychopharmaka müssen die medizinischen, personen- und umgebungsbezogenen Bedingungsfaktoren identifiziert und soweit möglich behandelt bzw. modifiziert werden. Eine pharmakologische Intervention sollte erst erfolgen, wenn psychosoziale Interventionen nicht effektiv sind oder bei Eigen- oder Fremdgefährdung.

Antidepressiva Sie werden nichtsdestotrotz in der Praxis häufig bei depressiven Demenzpatienten eingesetzt. Hier kommen die klassischen Ansätze mit selektiven Serotonin-Wiederaufnahmehemmern (SSRI) oder duale Antidepressiva mit serotonergen und noradrenergen (SNRI), aber auch dopaminergen Ansatzpunkten zum Einsatz. Allerdings sind z. B. Studien betreffend Sertralin kontrovers und Mirtazapin wurde in einer Studie nicht besser als Placebo befunden. Wegen der anticholinergen Komponente von einigen Antidepressiva, insbesondere den Trizyklika, sind diese nicht zu empfehlen. Auch muss allgemein auf mögliche somatische Komplikationen wie z. B. auf QT-Zeit-Verlängerungen oder komplexe Interaktionen bei Multipharmazie geachtet werden.

Grundsätzlich muss wie bei allen Depressionen im Alter von längeren Ansprechzeiten von bis zu 6 Wochen bei ausreichender Dosierung ausgegangen werden, wobei diese zunächst bei etwa ⅔ der Dosierung bei jüngeren Patienten angesiedelt werden kann.

CAVE

Beim Einsatz von Antidepressiva bei Menschen mit Demenz sind einige Besonderheiten zu beachten:
- Trizyklische Antidepressiva wegen der anticholinergen Effekte vermeiden
- Längere Ansprechzeiten beachten
- Zieldosis niedriger als bei jüngeren Patienten (ca. ⅔ der üblichen Dosis)

Wirkung Menschen mit Depressionen und Demenz haben wahrscheinlich eine andere Neurochemie als Depressive ohne Demenz. Dieser Unterschied könnte zum Teil das schlechtere Ansprechen auf eine Antidepressiva-Behandlung erklären. Zudem wird versucht, ein komplexes, heterogenes, multifaktorielles Phänomen mit einer einfachen Intervention zu behandeln. Trotz begrenztem Wirknachweis werden Menschen mit Alzheimer-Krankheit dreimal so häufig Antidepressiva verschrieben wie Menschen gleichen Alters ohne Demenz.

Präparatauswahl Über die Reaktion auf Antidepressiva bei Menschen mit Demenz, die im früheren Leben depressive Episoden hatten, liegen nur wenige Daten vor. Ihre Reaktion auf Antidepressiva könnte ähnlich sein wie bei Menschen mit Depressionen ohne Demenz. Hier ist es klinische Praxis für Patienten mit einem früheren Ansprechen auf die Antidepressiva-Behandlung vor der Demenzerkrankung, diese

Behandlung als First-Line-Behandlung für depressive Episoden auch nach der Demenzdiagnose zu verwenden. Zudem können Lithium und andere stimmungsstabilisierende Prinzipien bei individueller Indikationsstellung eingesetzt werden. Therapieresponse-Prädiktoren liegen nicht vor. Klinische Entscheidungen werden deshalb immer auf einer individuellen Einschätzung von Risiken, Schäden und möglichen Vorteilen beruhen.

Dauer Ein Dilemma der Antidepressiva-Therapie bei Demenz ist, dass es schwierig sein kann, eine einmal begonnene Therapie zu beenden. Es ist wenig darüber bekannt, wie lange die Therapie mit Antidepressiva fortgesetzt werden sollte. Eine Studie zu Antidepressiva-Absetzen wurde bei Pflegeheimbewohnern mit Demenz durchgeführt und stellte fest, dass das Absetzen zu erhöhten depressiven Symptomen führte. Während dieses Ergebnis eine Wirksamkeit in dieser Gruppe nahelegt, könnte es auch sein, dass der Anstieg der depressiven Symptome ein vorübergehendes Entzugssyndrom war.

Cholinesterasehemmer Donepezil, Galantamin und Rivastigmin können die Depressivität bei Demenz leicht verbessern. Sie haben v. a. bei Verhaltensauffälligkeiten wie Apathie, Depression, Angespanntheit und Irritabilität („Minus-Symptome") bei leichter bis mittelschwerer Alzheimer-Demenz einen positiven Effekt.

Anticholinerge Substanzen Demenzerkrankte sind sehr häufig sensibel gegenüber zentral-anticholinerg wirksamen Medikamenten. Daher sollen z. B. klassische trizyklische Antidepressiva mit zentral-anticholinergem Effekt nicht gegeben werden.

Sedierende Medikamente Sie erhöhen die Sturzgefahr und können die kognitive Leistung bei Patienten mit Demenz verschlechtern. Antipsychotika, die bei jüngeren Depressiven oft zur Beherrschung von depressiv-wahnhaftem Erleben und (off-label) von Agitation, zur Anxiolyse und zur Schlafförderung eingesetzt werden, können bei Patienten mit Demenz besonders gravierende Gesundheitsschäden zur Folge haben. Melatonin ist in der Behandlung von Schlafstörungen bei Demenz nicht wirksam.

Unerwünschte Wirkungen von Neuroleptika umfassen Sedierung, extrapyramidalmotorische Symptome und vor allem ein deutlich erhöhtes Risiko für kardiovaskuläre und zerebrovaskuläre Ereignisse sowie eine erhöhte Mortalität vor allem in den ersten 30 Tagen der Behandlung. Antipsychotika verursachen zudem kognitive Beeinträchtigungen. Bei der Mehrzahl der Demenzkranken überwiegen die unerwünschten Wirkungen der konventionellen und neuen Antipsychotika bei fraglichem Nutzen.

Somatische Behandlungsverfahren

Elektrokrampf- oder Elektrokonvulsionstherapie (EKT) Dies ist eine etablierte Behandlung von schwerer Depression bei Therapieresistenz. Bei älteren Patienten liegt eine bessere antidepressive Wirksamkeit vor als bei jüngeren, die EKT hat sich als sicher und gut verträglich erwiesen. In einer Studie ergab sich nach vorübergehender Verschlechterung eine mittelfristige Verbesserung der kognitiven Leistung über 6 Monate. Bei Demenzpatienten war die Verbesserung dann ausgeprägt, wenn gleichzeitig Antidementiva eingenommen wurden. Die häufigste Nebenwirkung bei EKT sind kognitive Störungen wie Aufmerksamkeits- und Gedächtnisstörungen sowie Störungen der Orientierung, die in der Regel akut auftreten und meist innerhalb von wenigen Tagen reversibel sind und mit der EKT und der Narkose erklärt werden.

Lichttherapie Diese kann bei Demenz und Depression sowohl morgens als auch abends angewendet werden. Schlafentzug bzw. Wachtherapie werden nicht empfohlen. Für Stimulationsverfahren wie TMS, TDCS, VNS oder gar tiefe Hirnstimulation besteht keine spezifische Evidenz. Allenfalls die TMS oder TDCS könnten bei schweren therapieresistenten Verläufen erwogen werden.

4.9.4 Empfehlungen

Viele Menschen mit Demenz und leichten Depressionen erholen sich mit der Zeit von der Depression. Da Altersdepression ein eigener Risikofaktor für Demenz ist und sich das Risiko für Demenz fast verdoppelt, sollten Depressionen im Alter früh diagnostiziert und behandelt werden. Altersdepressionen sind vor allem bei älteren Männern unterdiagnostiziert. Die Erfahrung spricht dafür, dass vermehrte Aktivität, Reduktion von sozialer Isolation und Gesprächstherapien bei depressiven Symptomen helfen können.

Antidepressiva haben sich bei Menschen mit Demenz nicht als generell sicher wirksam erwiesen und zeigen Nebenwirkungen; daher sind sie bei Depressionen bei Demenz nicht die erste Wahl. Die Indikation einer Antidepressiva-Behandlung bei Menschen mit Demenz ist sehr zurückhaltend zu stellen; es sei denn, eine Vorgeschichte depressiver Episoden vor der Demenz liegt vor oder der Patient hat auf eine soziale oder psychologische Behandlung nicht reagiert und ist mäßig oder stark depressiv.

Grundsätzlich ist eine Überweisung an spezialisierte psychiatrische Dienste zu erwägen und insbesondere in den folgenden Fällen indiziert: diagnostische Schwierigkeiten, schlechtes Ansprechen auf die Behandlung, psychotische Symptome, erhebliche psychiatrische Komorbidität oder das Risiko von Selbstvernachlässigung oder Suizidalität.

INTERPROFESSIONELLES TEAM

Eine interprofessionelle Zusammenarbeit und ein multidimensionaler Ansatz sind essenziell für die Bewältigung der Herausforderung von Depressionen bei Demenzen.

4.10 Behandelbare Demenzursachen

Dominik Zieglgänsberger

4.10.1 Diagnostik

Bei Erstabklärung und Diagnosestellung einer Demenz sollten potenziell behandelbare Demenzformen aktiv gesucht resp. ausgeschlossen werden. Dazu gehören eine zerebrale Bildgebung und eine Laboruntersuchung, bei Verdacht auf eine entzündliche Erkrankung des Gehirns (erregerbedingt oder autoimmun) auch eine Liquorpunktion. In großen Metaanalysen lag der Anteil behandelbarer Demenzursachen, die sich nur durch Labor- und Bildgebungsdiagnostik fanden, bei 9 %. Zählt man auch psychiatrische Differenzialdiagnosen zu den behandelbaren Demenzursachen, steigt die Zahl auf bis zu 30 %.

Eine Labordiagnostik gehört zu jeder Demenzabklärung und kann in der Regel bereits mit geringem Aufwand in der hausärztlichen Praxis erfolgen. So können erste behandelbare Demenzursachen früh erkannt und behandelt werden. Insbesondere zählt zu der Labordiagnostik im Hinblick auf behandelbare Demenzursachen die Bestimmung der Schilddrüsenparameter und des Vitamins B_{12}.

4.10.2 Normaldruckhydrozephalus (NPH)

Historisches

1964 beschrieb der kolumbianische Neurochirurg Solomon Hakim den Fall eines hirntraumatisierten 16-Jährigen, bei dem es durch wiederholte Liquorpunktionen bei normalem Liquordruck und anschließender Implantation eines ventrikuloatrialen Shunts zu einer dramatischen Besserung des klinischen Zustandsbildes bestehend aus Somnolenz und Mutismus kam. Ermutigt durch diesen positiven Verlauf, führten Hakim und sein amerikanischer Kollege Adams dann Shunt-Implantationen, initial als ventrikuloatrialer Shunt, später als ventrikuloperitonealer Shunt, auch bei anderen Patienten mit kognitivem Abbau resp. mit Gangstörungen durch und erzielten dabei wiederholt gute Erfolge. Dies führte 1965 zu einer viel beachteten Veröffentlichung im New England Journal of Medicine (mit Adams als Erstautor, da die Autoren in alphabetischer Reihenfolge aufgeführt wurden), in der von einer potenziellen „Heilung“ bei einem Krankheitsbild, das der senilen Demenz ähnlich sei, gesprochen wurde. Im Laufe der Jahre erschienen zahlreiche Veröffentlichungen zum Thema Normaldruckhydrozephalus (Normal Pressure Hydrocephalus, NPH), wobei immer wieder neue Verfahren verwendet wurden, um die Diagnose zu sichern resp. das Ansprechen auf einen Shunt vorherzusagen. Parallel dazu wurden u. a. auch von Hakim selbst immer neue Shunt-Ventile entwickelt und verwendet, was letztlich die Vergleichbarkeit der klinischen Studien in punkto Diagnostik, Therapie und Outcome erheblich erschwert [31].

Epidemiologie

Aufgrund der bereits oben beschriebenen uneinheitlichen Diagnosekriterien schwanken die Angaben zur Häufigkeit des NPH erheblich. So werden in der Literatur Prävalenzen zwischen 0,4 % und 3 % angegeben, wobei die alleinigen radiologischen Zeichen durchaus noch häufiger sind. Als sicher gilt, dass die Prävalenz des klassischen „idiopathischen“ NPH (iNPH) mit dem Alter deutlich ansteigt und vor dem Alter von 60 bis 65 Jahren eine Rarität darstellt. Allerdings kann sich das klinische Bild eines NPH auch nach verschiedenen Hirnerkrankungen wie einer Subarachnoidalblutung oder einer Meningitis entwickeln; dann spricht man von einem „sekundären NPH“, der keine so starke Altersabhängigkeit zeigt [32].

Pathophysiologie

Letztlich ist die Pathophysiologie des NPH nicht gut verstanden. Die ursprüngliche Annahme, dass beim NPH ein „normaler“ Liquordruck besteht, ist so sicherlich nicht ganz richtig. So konnten invasive Langzeitmessungen des Liquordrucks zeigen, dass – zumindest intermittierend – auch deutlich erhöhte Liquordrücke vorliegen können. Wahrscheinlich besteht die Pathophysiologie des NPH in einem dynamischen Zusammenspiel verschiedener Faktoren. So scheint bei NPH-Patienten die physikalische Fähigkeit des Gehirns, Liquordruckspitzen „abfedern“ zu können, reduziert zu sein. Dabei spielt eine reduzierte Elastizität der arteriellen Blutgefäße z. B. durch langjährigen Hypertonus eine wichtige Rolle, weshalb es Überschneidungen mit der vaskulären Demenz gibt. Durch diese Mechanismen kommt es zu einer Erweiterung der inneren Liquorräume und zu einer Liquordiapedese in periventrikuläre Strukturen, die dann zu Störungen der zerebralen Netzwerke mit der entsprechenden klinischen Symptomatik führen.

Klinisches Bild

Das klassische klinische Bild besteht aus der sogenannten Hakim-Trias aus Gangstörung, Inkontinenz und Demenz, wobei zu Beginn der Erkrankung resp. bei Diagnosestellung nur ein kleiner Teil der Patienten die vollständige Trias aufweist. Meistens ist das erste Symptom eine Gangstörung oder unspezifischer Schwindel. Bereits bei einem klinischen Zeichen mit dem radiologischen Bild einer Ventrikelerweiterung sollte ein NPH in Erwägung gezogen werden.

DEFINITION

Die klassische Trias aus Gangstörung, Demenz und Inkontinenz liegt anfangs nur bei einem kleinen Teil der Patienten mit Normaldruckhydrozephalus vor (NPH), das initiale Leitsymptom ist zumeist die Gangstörung resp. ein diffuses Schwindelgefühl.

Die Gangstörung wird als „magnetischer Gang" bezeichnet, mit am Boden klebenden, außenrotierten Füßen und kleinschrittigem Gang. Als klinisch wichtiges Zeichen haben die Patienten insbesondere Mühe, sich auf der Stelle umzudrehen, d. h., sie haben eine erhöhte Wendeschrittzahl. Außerdem ist die Initiierung der Bewegung gestört, was sich auch beim Wechsel vom Sitzen zum Stehen und umgekehrt zeigt.

Die demenzielle Entwicklung ist eine subkortikale Demenz mit psychomotorischer Verlangsamung und dysexekutivem Syndrom, wobei es sich um eine relativ langsam innerhalb von einigen Monaten bis wenigen Jahren fortschreitende Symptomatik handelt, die aber üblicherweise erst nach der Gangstörung auftritt.

Die Blasenstörung, bestehend aus einer Drangsymptomatik und einer Inkontinenz, ist meist ebenfalls ein Spätsyndrom, kann aber zu jedem Zeitpunkt auftreten.

Differenzialdiagnostik

Es besteht eine lange Liste an Differenzialdiagnosen zum NPH, weshalb eine umfangreiche und gründliche Abklärung erfolgen sollte [31]. Zu den wichtigsten Differenzialdiagnosen gehören:

- Morbus Parkinson und atypische Parkinson-Syndrome
- Demenz vom Alzheimer-Typ
- Gangstörung durch Spinalkanalstenosen zervikal und/oder lumbal
- Gangstörung bei Polyneuropathie
- Vaskuläre Demenz
- Andere neurodegenerative Demenzen
- Zerebrale Raumforderungen

Bildgebung

Eine zerebrale Bildgebung ist für die Diagnose eines NPH obligat. Das radiologische Bild alleine reicht aber für die Diagnosestellung nicht aus, diese benötigt zusätzlich immer auch klinische Zeichen.

CAVE

Das radiologische Bild alleine reicht zur Diagnosestellung eines NPH nicht aus. Eine Kombination aus erweiterten Ventrikeln in CT oder MRI und mindestens einem Symptom der Trias sollte zu einer standardisierten NPH-Abklärung führen.

Während für eine degenerative Demenz eine generalisierte oder auch relativ lokalisierte Atrophie typisch ist, zeigt sich im Gegensatz dazu bei einem NPH eine Erweiterung der inneren Liquorräume (➤ Abb. 4.15) bei aber relativ engen Sulci an der Konvexität (➤ Abb. 4.16), also ein Missverhältnis von inneren zu äußeren Liquorräumen. In der FLAIR-Sequenz sieht man meist auch sogenannte Polkappen an den Seitenventrikeln, die Ausdruck der o. g. Liquordiapedese sind.

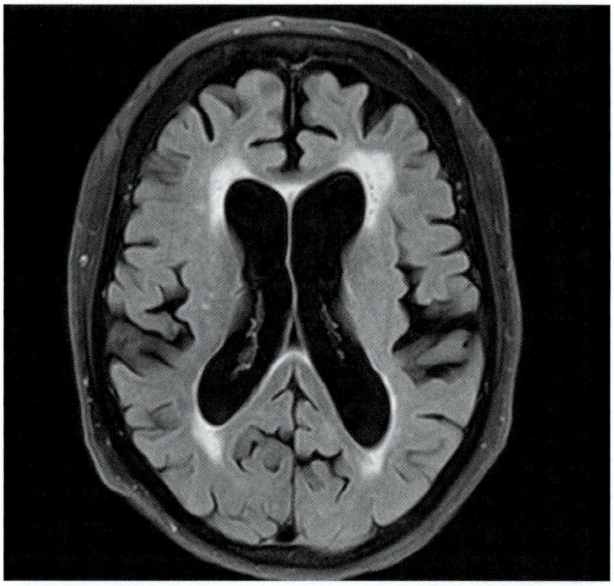

Abb. 4.15 In der transversalen FLAIR-Sequenz zeigt sich im MRI eine innere Atrophie mit typischen Polkappen und (in diesem Fall) moderater vaskulärer Leukenzephalopathie. [P494]

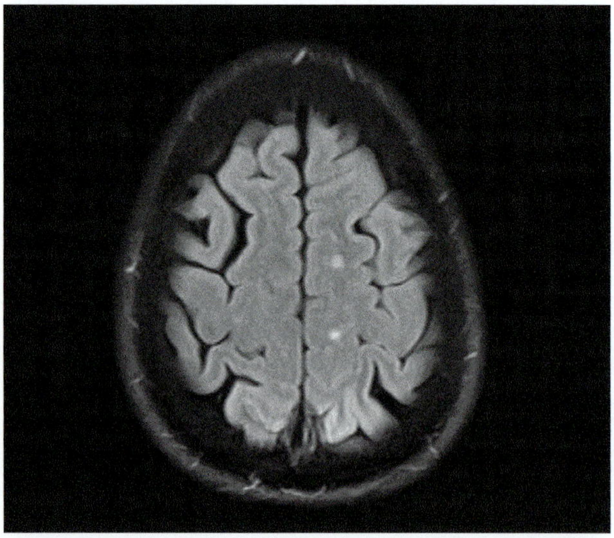

Abb. 4.16 In der transversalen FLAIR-Sequenz zeigen sich deutlich die relativ engen Sulci an der Konvexität (Tight Convexity). [P494]

Der Evans-Index, definiert als das Verhältnis des Durchmessers der Seitenventrikelvorderhörner zum inneren Durchmesser der Kalotte (➤ Abb. 4.17), ist bei NPH-Patienten (aber auch bei anderen Erkrankungen) auf mindestens 0,3 vergrößert. Der sogenannte Corpus-callosum-Winkel, der senkrecht auf der hinteren Kommissur stehend gemessen wird, ist bei NPH-Patienten spitz (bis ca. 90°) im Gegensatz zum flachen Winkel bei Atrophie (> 90°; ➤ Abb. 4.18).

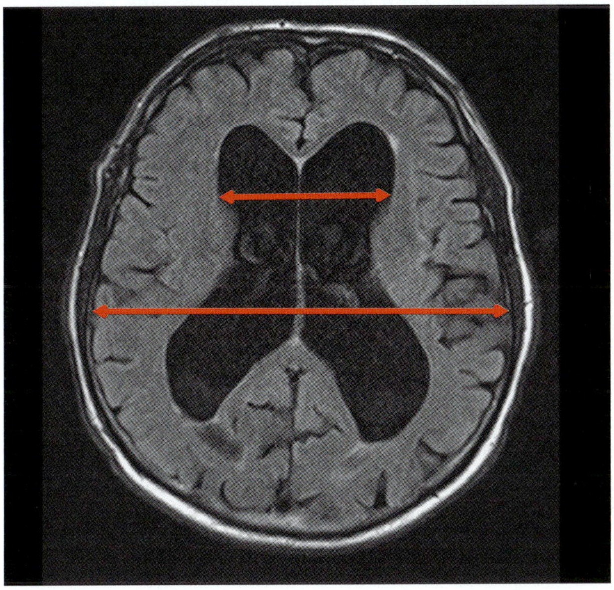

Abb. 4.17 MRI (FLAIR-Sequenz): Der Evans-Index berechnet sich aus dem Verhältnis des Durchmessers der Seitenventrikelvorderhörner zum inneren Durchmesser der Kalotte. [P494]

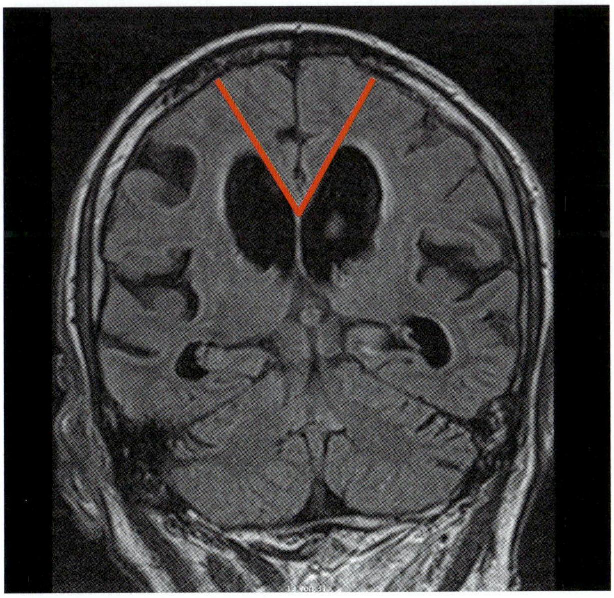

Abb. 4.18 MRI (FLAIR-Sequenz): Berechnung des Corpus-callosum-Winkels. [P494]

Weitere Diagnostik

Die Diagnose des NPH stützt sich neben der passenden klinischen Symptomatik und der zerebralen Bildgebung (s. o.) auch auf die Ergebnisse der technischen Zusatzuntersuchungen. Wie schon oben beschrieben, wurden im Laufe der Jahre aber zahlreiche verschiedene diagnostische Verfahren verwendet. Außerdem ist ein wesentliches Kriterium für die Diagnose NPH das leider erst nach der OP festzustellende Ansprechen auf den Shunt.

Der am einfachsten durchführbare und immer noch wichtigste Test ist der Liquorablassversuch, der mit einer Ablassmenge von mindestens 40 ml durchgeführt werden sollte. Der Liquorablassversuch (Spinal Tap Test) zeigt dabei laut Literatur positive Vorhersagewerte von ca. 90 % bei allerdings nur mäßig hoher Sensitivität von ca. 50–70 %, sodass ein negativer Ablassversuch einen NPH nicht ausschließt.

Auch eine mehrtägige externe lumbale Drainage (ELD) kann zur Diagnostik verwendet werden und wird von einigen Autoren als Goldstandard angesehen (hohe Sensitivität von bis zu 100 % bei hohem positivem Vorhersagewert von 80–100 %). Eine ELD birgt aber aufgrund des einliegenden Liquorkatheters ein Infektionsrisiko, weshalb nur wenige Zentren diesen Test routinemäßig in der Erstabklärung verwenden. Ein Einsatz in Grenzfällen ist aber aufgrund der hohen Relevanz bei dieser potenziell behandelbaren Erkrankung nach Abwägung von Nutzen und Risiken im Einzelfall durchaus zu rechtfertigen.

Einige Zentren führen auch eine Bestimmung der zerebralen Compliance durch, testen also, wie das Gehirn auf eine plötzliche Volumenzunahme reagiert. Dazu wird eine definierte Menge Flüssigkeit in einer gewissen Zeitspanne lumbal infundiert und parallel dazu wird der Liquordruck gemessen. Die Ergebnisse dieses Verfahrens sind aber schwierig zu interpretieren.

Es hat sich bewährt, standardisiert die oben genannten Differenzialdiagnosen abzuklären. Aufgrund der zahlreichen Zusatzuntersuchungen sowie der nötigen Nachbeobachtungszeit nach Liquorablass (größter Effekt auf die Gangstörung nach 24 bis 48 Stunden) bietet sich ein mehrtägiger stationärer Aufenthalt an. Neben der klinischen Untersuchung, die sich auf neurodegenerative Erkrankungen wie Morbus Parkinson und die Ursachen der Gangstörung fokussiert, sowie der Bildgebung können bei einem ersten Liquorablass von 40–50 ml auch die Demenzmarker (➤ Kap. 3.7) mitbestimmt werden. Bei eindeutigem Ansprechen auf den Ablassversuch kann der Patient dann relativ rasch einer Therapie zugeführt werden (s. u.), bei unklarem oder negativem Ansprechen kann der Ablassversuch nach einigen Tagen – möglichst mit größerer Liquormenge bis ca. 70 ml – wiederholt und nach wenigen Wochen eine ambulante Nachkontrolle durchgeführt werden. Liegen Hinweise auf eine Alzheimer-Erkrankung vor oder wurde z. B. eine relevante Polyneuropathie nachgewiesen, sollten operative Maßnahmen selbst bei Ansprechen auf einen Liquorablassversuch nur sehr zurückhaltend eingesetzt werden, da langfristig die anderen Diagnosen die Prognose bestimmen bzw. eine Besserung verhindern werden.

Therapie

Operative Versorgung mit einem Shunt Bei erfolgreichem Liquorablassversuch oder entsprechendem Ergebnis einer anderen der o.g. technischen Zusatzuntersuchungen sollte der Patient neurochirurgisch vorgestellt werden [31]. Allerdings ist bisher keineswegs klar definiert, was ein „erfolgreicher Ablassversuch" ist, sodass hier auch viel individuelle Beratung im Einzelfall nötig ist.

CAVE

Bei bereits fortgeschrittener demenzieller Entwicklung ist der klinische Nutzen der sonst oft sehr wirksamen Shunt-Implantation bei NPH meist nur noch gering.

Letztlich ist aber die Implantation eines ventrikuloperitonealen Shunts (VP-Shunt) die Therapie der Wahl und wird seit Jahrzehnten erfolgreich angewendet. Die OP selbst ist dabei komplikationsarm und wird üblicherweise während eines kurzen stationären Aufenthaltes durchgeführt. Der Shunt wird über ein kleines Bohrloch in den Seitenventrikel implantiert und mit dem Shuntventil hinter dem Ohr verbunden. Die Ableitung des Liquors erfolgt dann über einen unter der Haut durchgezogenen Katheter in das Peritoneum.

Eine Wissenschaft für sich ist die Auswahl des Shunt-Modells, da es zahlreiche verschiedene Typen mit unterschiedlichen Wirkungsweisen gibt, die alle verschiedene Vor- und Nachteile haben. Als Minimalstandard kann aber ein programmierbares Ventil angesehen werden. Oft wird zusätzlich noch ein sogenanntes Anti-Siphoning-Device eingesetzt, das eine plötzliche Überdrainage beim Aufstehen verhindert resp. abschwächt.

Das Hauptproblem der VP-Shunts ist aber nicht die eigentlich geringe unmittelbare perioperative Komplikationsrate, sondern die relativ hohe Komplikationsrate im Verlauf. Diese umfasst insbesondere Dysfunktionen und Diskonnektionen, aber auch Materialinfekte, die Explantationen notwendig machen.

Andere Therapieoptionen Nur wenige Studien haben bei NPH andere Optionen als die o.g. VP-Shunt-Implantation untersucht. Am häufigsten wurde dabei Azetazolamid (125–375 mg/Tag) eingesetzt, das durch eine Wirkung auf die Carboanhydrase zu einer reduzierten Liquorproduktion führt. Die klinischen Ergebnisse sind sehr unterschiedlich, wobei in Einzelfällen aber auch positive Verläufe zu beobachten sind. Nach Meinung des Autors kann daher ein Therapieversuch gerechtfertigt sein, wenn das Ansprechen auf den Liquorablass nicht eindeutig war oder aus anderen Gründen Zurückhaltung bei der VP-Shunt-Implantation angezeigt ist.

Verlauf

Nach VP-Shunt-Implantation kann sich die klinische Symptomatik eines NPH dramatisch bessern, wobei in der Literatur Ansprechraten von 60–80 % angegeben werden. Insbesondere die Gangstörung kann sehr gut und auch sehr lange positiv ansprechen. Deutlich schlechter ist das Ansprechen auf einen Shunt, wenn das Hauptsymptom eine Demenz ist oder die Demenz bereits weit fortgeschritten ist. Unterhalb eines Mini-Mental-Status von 21 Punkten wird eine Operation nicht mehr empfohlen.

Als technische Komplikation der VP-Shunt-Implantation kann es zu Über- und Unterdrainagen kommen. Während die Unterdrainage sich durch eine fehlende Wirksamkeit oder eine progrediente NPH-Symptomatik zeigt, können die Symptome der Überdrainage erheblich bedrohlicher sein. So kann es einerseits zu einer deutlichen Alltagseinschränkung des Patienten kommen, da bei jedem Positionswechsel ins Stehen ein signifikanter Liquorunterdruck mit Schwindel und Kopfschmerzen entsteht. Andererseits kann die Überdrainage auch zur Ausbildung von Hygromen oder sogar zu behandlungsbedürftigen Subduralhämatomen führen. Daher ist eine engmaschige klinische und bildgebende Nachkontrolle im Verlauf wichtig, um durch umsichtige Einstellung des VP-Shunts ein optimales Behandlungsergebnis zu erhalten.

Wichtig ist auch, dass sich bei einem nicht unerheblichen Anteil der NPH-Patienten trotz umfassender Abklärungen und trotz strenger und richtiger Indikationsstellung für einen Shunt im Verlauf weitere neurodegenerative Erkrankungen wie ein Morbus Alzheimer oder ein Parkinson-Syndrom demaskieren.

4.10.3 Vitamin-B_{12}-Mangel

Ein Vitamin-B_{12}- und Folsäure-Mangel kann diffuse kognitive Defizite wie Verlangsamung, Gedächtnisstörungen und psychiatrische Störungen auslösen, die durchaus das Ausmaß einer Demenz erreichen können. Der Mechanismus ist nicht vollständig klar; man vermutet eine Beteiligung von Vitamin B_{12} an der Myelinisierung von Neuronen.

Ein Vitamin-B_{12}-Mangel findet sich im Rahmen einer Demenzabklärung relativ oft. Allerdings muss einschränkend gesagt werden, dass angesichts der Häufigkeit gerade in der älteren Bevölkerung dies oft nicht die alleinige Ursache eines kognitiven Abbaus darstellt. Außerdem vergeht nach einem Ausgleich des Mangels oft eine lange Zeit, bis sich eine Besserung der kognitiven Symptome einstellt. Im Zweifelsfalls sollten Patienten, bei denen ein Vitamin-B_{12}-Mangel als

Ursache einer Demenz diagnostiziert und behandelt wird, sicherlich im Verlauf gut kontrolliert werden, um das Vorliegen einer unabhängigen (progredienten) Pathologie nicht zu verpassen.

Oft finden sich, sobald der Vitamin-B_{12}-Mangel kognitive Symptome verursacht, auch schon andere Symptome wie hämatologische Auffälligkeiten, eine Polyneuropathie oder eine funikuläre Myelose mit symmetrischen Gefühlsstörungen der Extremitäten, Ataxie, Sehstörungen und Muskelschwäche.

CAVE

Bereits bei normalen Serum-Vitamin-B_{12}-Spiegeln kann ein intrazellulärer B_{12}-Mangel vorliegen, sodass eher hochnormale B_{12}-Spiegel angestrebt werden und eine Substitution niederschwellig erfolgen sollte. Genauere Marker des intrazellulären Vitamin-B_{12}-Mangels sind Holo-Transcobalamin und Methylmalonsäure.

Es wird angenommen, dass ca. 25 % der über 80-Jährigen einen Vitamin-B_{12}-Mangel haben, wobei neben dem Alter auch die langandauernde Einnahme eines Protonenpumpenhemmers (PPI), eine atrophe Gastritis sowie eine vegetarische resp. vegane Ernährung einen Risikofaktor darstellen.

4.10.4 Hypo-/Hyperthyreose

Eine wichtige Differenzialdiagnose zu einer Demenz ist eine Schilddrüsendysfunktion [32]. Sowohl eine Hypothyreose als auch eine Hyperthyreose, die sich an entsprechenden Veränderungen des TSHs und der freien Schilddrüsenwerte zeigen, können Demenzsymptome verursachen. Diese Situation sollte keinesfalls verpasst und dann entsprechend den Leitlinien der Inneren Medizin behandelt werden. Nach Studienlage widersprüchlich bzw. nicht abschließend geklärt sind dabei allerdings die zu verwendenden Grenzwerte des TSHs und der Effekt der Schilddrüsentherapie auf das kognitive Funktionsniveau bei Älteren.

4.10.5 Autoimmune Enzephalopathien

Eine weitere wichtige behandelbare Demenzform sind die autoimmunen Enzephalopathien oder limbischen Enzephalitiden. Seit Ende der 1990er-Jahre wurden zunehmend häufig Patienten beschrieben, die an neuropsychiatrischen Symptomen litten, die sich auf die Entfernung eines im Verlauf gefundenen Tumors (oft gutartige Teratome) deutlich besserten. Diese Enzephalitiden können sowohl als paraneoplastisches Syndrom als auch ohne Tumor auftreten und in ihrer Verlaufsform der Creutzfeld-Jakob-Erkrankung (CJD) ähneln.

Es sind seither diverse Antikörper beschrieben worden, die sowohl gegen intraneurale Strukturen als auch gegen Zelloberflächenstrukturen gerichtet sein können, wobei Letztere tendenziell besser behandelbar sind. Die Liste der zu untersuchenden Antikörper wird laufend erweitert. Zwar unterscheiden sich die klinischen Syndrome der verschiedenen Antikörper voneinander, allerdings gibt es auch immer wieder atypische Verläufe, sodass nach Meinung der Autoren eine primäre Paneldiagnostik in einem hierauf spezialisierten Labor sinnvoller ist als Einzelbestimmungen. Häufige Autoantikörper bei limbischer Enzephalitis sind:

- GAD
- Onkoneurale Antikörper (Anti-Hu/-Ma)
- VGKC (mit Subklassen LGI1 und CASPR2)
- NMDAR
- AMPAR
- $GABA_BR$

LEITLINIEN

Autoantikörper

Die Suche nach Autoantikörpern in Liquor und Serum sollte zum Standard einer Abklärung bei rasch progredienter Demenz gehören. Eine Liste der infrage kommenden Antikörper und klinischen Syndrome findet sich in den Leitlinien zu den immunvermittelten ZNS-Erkrankungen [33].

Bei rasch progredienten demenziellen Entwicklungen (innerhalb von 2 Jahren) stellen autoimmune Enzephalopathien eine wichtige Differenzialdiagnose dar, sodass in diesen Fällen eine Liquordiagnostik zum Abklärungsstandard gehören sollte. Neben dem kognitiven Abbau können zusätzlich diverse andere neurologische Symptome wie Myoklonien, Bewegungsstörungen, epileptische Anfälle, zerebelläre Symptome oder die namensgebenden affektiven Störungen vorliegen. In Fallserien konnten bis zu 25 % aller vermeintlichen CJD-Fälle letztlich als autoimmune Enzephalitis diagnostiziert werden. Ein verspäteter Behandlungsbeginn verschlechtert die Prognose erheblich.

Eine Hyponatriämie im Zusammenhang mit einer rasch progredienten demenziellen Entwicklung kann ein wichtiger Hinweis auf eine durch Antikörper gegen VGKC (Voltage-gated Potassium Channels, spannungsabhängige Kaliumkanäle) verursachte limbische Enzephalitis sein.

Die Behandlungsschemata basieren noch auf relativ kleinen Fallzahlen, umfassen aber in der Regel einen Kortisonstoß und bei fehlender Wirksamkeit eine eskalierende Therapie z. B. mit Immunglobulinen, Plasmaseparation oder Cyclophosphamid. Bei tumorbedingten paraneoplastischen Enzephalitiden steht die Behandlung des Tumors im Vordergrund.

CAVE

Ein erstes Symptom einer limbischen Enzephalitis ist oft eine Psychose, sodass bei Erstmanifestation einer Psychose wegen der völlig unterschiedlichen Behandlungskonzepte auch organische Ursachen, insbesondere Tumoren, gesucht werden sollten.

SREAT/Hashimoto-Enzephalopathie

Im weiteren Sinne zu den autoimmunen Enzephalopathien kann man die steroidresponsive autoimmune Enzephalopathie (SREAT) zählen, die früher als Hashimoto-Enzephalopathie bezeichnet wurde. Sie wird im Zusammenhang mit autoimmunen Erkrankungen der Schilddrüse beobachtet. Der klinische Phänotyp ist zwar selten eine reine Demenz, aber es treten häufig kognitive Störungen im Verlauf der Erkrankung hinzu.

Diagnose Für die Diagnose muss zunächst ein typisches klinisches Bild mit Enzephalopathie vorliegen. Die Dynamik kann schleichend oder schlaganfallähnlich ablaufen. Es müssen zunächst andere, spezifischere Enzephalitis-Antikörper und entzündliche Ursachen sorgfältig ausgeschlossen sein. Zusätzlich ist das Vorliegen von TPO-Antikörpern obligat; zudem können Thyreoglobulin-Antikörper oder TSH-Rezeptor-Antikörper nachweisbar sein. Zuletzt ist ein klinisches Ansprechen auf eine Steroidtherapie ein Diagnosekriterium.
Relevanz Insgesamt würden relativ viele Patienten die Diagnosekriterien erfüllen. Es bleibt aber umstritten, ob die SREAT wirklich ein derart relevant häufiges Krankheitsbild darstellt. Problematisch ist vor allem das häufige Vorkommen von Schilddrüsen-Antikörpern in der normalen Population. Alle anderen Diagnosekriterien würden auch auf andere autoimmune Enzephalitiden zutreffen, bei denen der kausale Antikörper noch nicht beschrieben ist. Insofern ist es aber aus klinischer Sicht sicherlich nicht falsch, die Verdachtsschwelle auf eine autoimmune Enzephalopathie (welcher Art auch immer) relativ niedrig anzusetzen und frühzeitig mit Steroiden zu behandeln.

4.10.6 Infektiöse Erkrankungen des Gehirns

Neben autoimmunen Entzündungen des Gehirns müssen weiterhin Infektionskrankheiten, die das Gehirn betreffen, als Ursache einer demenziellen Erkrankung in Erwägung gezogen werden. Das gilt insbesondere für die (Neuro-)Lues und HIV. Bei Infektionskrankheiten, die im Rahmen einer Demenzabklärung erstdiagnostiziert werden, sind die nationalen Bestimmungen hinsichtlich der Meldepflicht zu beachten.

Eine **Neurolues** oder Syphilis verursacht typischerweise im Tertiärstadium kognitive Symptome. Neben der Demenz liegen meist weitere Symptome im Rahmen einer progressiven Paralyse, einer Vaskulitis oder einer Hinterstrangschädigung vor. Die zugrunde liegende chronisch progrediente Gehirnentzündung ist zum Zeitpunkt des Auftretens von Symptomen meist schon so weit fortgeschritten, dass auch bei einer adäquaten antibiotischen Therapie mit Penicillin keine vollständige Heilung mehr zu erreichen ist. Mindestens eine Stabilisierung des kognitiven Abbaus kann aber erwartet werden.

HIV ist eine stets zu beachtende infektiöse Ursache bei unklaren ZNS-Symptomen. Kognitive Störungen im Rahmen einer HIV-Infektion sind relativ häufig; allerdings stellt es eher eine Ausnahme dar, dass im Rahmen einer Demenzabklärung eine bis dato noch nicht bekannte HIV-Infektion gefunden wird. Dennoch sollte die Bestimmung von HIV zumindest bei der Abklärung präseniler Demenzen oder beim Vorliegen weiterer verdächtiger Symptome zum Standard gehören.

4.10.7 Metabolische Enzephalopathien

Metabolische Enzephalopathien bewirken eine meist diffuse kognitive Verschlechterung mit im Vordergrund stehender Verlangsamung. Daneben finden sich oft weitere neurologische Zeichen wie z. B. Myoklonien und Bewusstseinsstörungen. Ein einfaches laborchemisches Screening von Leber- und Nierenwerten sowie der Elektrolyte liefert oft die zugrunde liegende Ursache. Neben der Labordiagnostik kann ein EEG als Diagnostik hilfreich sein. Die Bildgebung und weitere Diagnostik liefert meist unauffällige Befunde.

4.10.8 Wernicke-Enzephalopathie

Nicht übersehen werden darf die Wernicke-Enzephalopathie, die durch einen Mangel an Thiamin (Vitamin B_1) entsteht. Nicht nur alkoholkranke Patienten sind aufgrund der Malnutrition und verminderten Speicherkapazität der Leber gefährdet, sondern auch Patienten mit Leberkrankheiten und Mangelernährung anderer Ursache (z. B. auf Intensivstation, nach Magenbypass, ältere selbstversorgende Menschen, Hyperemesis, Essstörungen, Tumorerkrankungen). Eine laborchemische Thiaminbestimmung ist nicht sinnvoll, sie kann eine Wernicke-Enzephalopathie nicht ausschließen. Symmetrische Läsionen im Thalamus, periventrikulär, periaquäduktal und in den Mamillarkörperchen unterstützen die Diagnose.

Neben einer Enzephalopathie mit Desorientiertheit, Aufmerksamkeits-, Gedächtnis- oder Bewusstseinsstörungen gehören eine Ataxie (insbesondere Gang- und Standataxie) und eine Augenbewegungsstörung (Ptose, Nystagmus, Blicklähmung) zur klassischen Trias, die komplett jedoch nur selten vorhanden ist. Die Verwechslungsgefahr mit einem Delir ist groß.

Beim geringsten Verdachtsfall sollte Thiamin sofort substituiert werden, wobei Dosis und Substitutionsdauer strittig sind. Bei Vorliegen von neurologischen Symptomen ist in jedem Fall eine hohe Substitutionsdosis zu empfehlen (z. B. 300 mg Thiamin 3 ×/Tag über 5–7 Tage intravenös und dann 100 mg/Tag oral). Ataxie und Augenbewegungsstörung sind meist rasch reversibel. Die kognitiven Funktionen bessern sich häufig nicht vollständig und nur langsam über Monate.

Unbehandelt verlaufen 20 % der Fälle letal. Die Überlebenden entwickeln oft ein Korsakoff-Syndrom (➢ Kap. 4.11.2).

4.10.9 Medikamenteneffekte

Unerwünschte Wirkungen von Medikamenten sollten bei Auftreten von kognitiven Symptomen immer bedacht werden. Gerade angesichts der bei älteren Patienten häufig vorliegenden Polypharmazie können sich negative Effekte gegenseitig unter Umständen so verstärken, dass Demenzsymptome verursacht werden.

CAVE
Die Abklärung von kognitiven Problemen sollte immer auch zum Anlass genommen werden, die Medikamentenliste zu überprüfen. Diese sollte soweit wie möglich vereinfacht werden, insbesondere sollten alle zentral wirksamen Substanzen kritisch evaluiert werden.

Zu den Substanzen, die im Besonderen das Potenzial haben, kognitive Störungen auszulösen oder zu verstärken, gehören:
- Benzodiazepine
- Neuroleptika
- Antikonvulsiva (insbesondere Carbamazepin und Topiramat)
- Zentral anticholinerge Substanzen (u. a. trizyklische Antidepressiva)

4.10.10 Psychiatrische Erkrankungen

Die Prävalenz von depressiven Episoden bei älteren Menschen ist hoch, und nicht selten kommt es im Rahmen der Depression zu ausgeprägten kognitiven Störungen („Pseudodemenz“). Eine Depression gehört ebenso wie andere psychiatrische Erkrankungen wie ein Delir oder eine Psychose zu den behandelbaren Demenzursachen, wird aber an anderer Stelle in diesem Buch behandelt (➢ Kap. 4.9 und ➢ Kap. 4.12).

4.11 Weitere Demenzursachen

Ansgar Felbecker und Kristina Göhl

Neben den bisher beschriebenen häufigen Demenzursachen gibt es noch zahlreiche weitere Ursachen für eine Demenz. Einige von ihnen sind extrem selten und können im Rahmen dieses Buches nicht alle behandelt werden. Viele der seltenen Ursachen stellen im Rahmen von Demenzabklärungen jedoch immer wieder relevante Differenzialdiagnosen dar. Im Sinne einer optimalen Behandlung von Demenzerkrankungen sollte immer eine möglichst genaue Diagnose angestrebt und dabei auch an seltene Ursachen gedacht werden; denn gerade hinsichtlich der Prognose ergeben sich bei diesen seltenen Ursachen oft besondere Aspekte.

CAVE
Meist existieren klinische Zusatzsymptome, welche die Abklärungen in die entsprechende Richtung einer seltenen Demenzursache lenken.

4.11.1 Creutzfeld-Jakob-Erkrankung

Die Creutzfeld-Jakob-Erkrankung (Creutzfeld Jacob Disease, CJD) ist der Prototyp einer rasch progredienten Demenz [34]. Ursächlich ist eine Prionenerkrankung. Diese tritt in den meisten Fällen sporadisch auf, in seltenen Fällen wurden jedoch vor allem in Großbritannien, Frankreich und Kanada auch übertragbare Varianten beschrieben. Die Übertragung erfolgte durch den Verzehr von Rindfleisch von Tieren, die an der bovinen spongiformen Enzephalopathie (BSE) erkrankt waren. Ebenso gab es einzelne Fälle von Erkrankungen, die iatrogen bei neurochirurgischen Eingriffen oder Transplantationen übertragen wurden. Daneben existieren einige seltene genetische Varianten:
- Familiäre CJD
- Gerstmann-Sträussler-Scheinker-Syndrom
- Fatale familiäre Insomnie

Klinisch stehen neben der innerhalb weniger Monate voranschreitenden Demenz meist weitere neurologische Zeichen wie Myoklonien, eine extrapyramidalmotorische Symptomatik und ein akinetischer Mutismus im Vordergrund. Die Prognose ist immer infaust, die Überlebenszeit variiert zwischen wenigen Monaten und wenigen Jahren nach Symptombeginn.

Für die Diagnosestellung sind neben den klinischen Zeichen auch Biomarker von entscheidender Bedeutung. Es finden sich insbesondere im Liquor und im MRI pathognomonische Befunde.

Diagnosekriterien der wahrscheinlichen CJD sind:
1. 2 von 4 klinische Zeichen:
   - Rasch progrediente Demenz
   - Zerebelläre Zeichen oder Probleme in der visuellen Verarbeitung
   - Pyramidenbahnläsion oder extrapyramidalmotorische Zeichen
   - Akinetischer Mutismus
2. 1 von 3 paraklinischen Befunden:
   - Periodische triphasische Wellen im EEG
   - Nachweis von Protein 14-3-3 im Liquor
   - Hyperintensitäten in den Diffusions- und FLAIR-Sequenzen im MRI im Nucleus caudatus und Putamen oder kortikal (➢ Abb. 4.19)

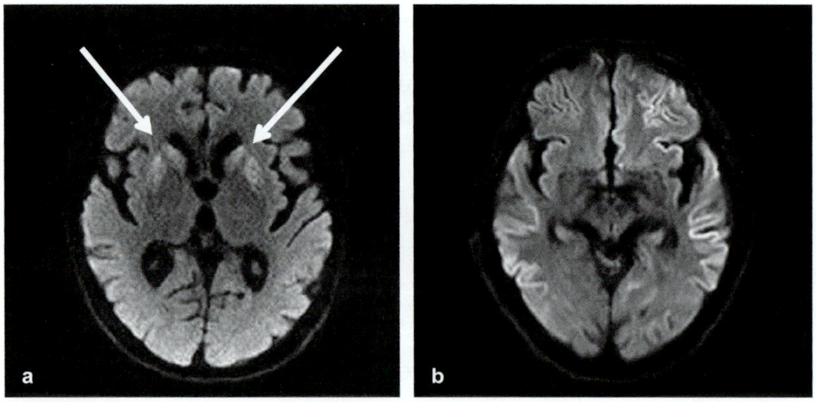

Abb. 4.19 Typische Zeichen einer Creutzfeld-Jakob-Erkrankung im MRI (Diffusionssequenz) in Form von Hyperintensitäten des Caput nuclei caudati und Putamen beidseits **(a)** sowie des Kortexbandes in multiplen Hirnregionen **(b).** [P494]

CAVE

Die Creutzfeld-Jakob-Erkrankung stellt eine meldepflichtige Erkrankung dar! Das länderspezifische Vorgehen bei Verdachtsfällen ist zu beachten.

4.11.2 Alkoholbedingte Demenzen

Der Zusammenhang zwischen Alkoholkonsum und Demenz ist ein interessantes und kontroverses Thema. Es finden sich in vielen Veröffentlichungen zur Demenzprävention sogar Empfehlungen für einen moderaten Alkoholkonsum. Insbesondere Rotwein als Teil der sogenannten mediterranen Diät wird ein protektiver Effekt zugeschrieben. Dies darf aber nicht darüber hinwegtäuschen, dass regelmäßiger übermäßiger Alkoholkonsum einen starken **Risikofaktor** für eine Demenz darstellt. Die Grenze zu einem schädlichen Konsum liegt dabei, wie auch hinsichtlich anderer Alkoholfolgeerkrankungen, relativ niedrig bei täglich 2 Alcohol Units (entsprechend z. B. 150 ml Wein oder 0,5 l Bier täglich). Eine seriöse Empfehlung eines regelmäßigen Rotweinkonsums zur Demenzprävention fällt also schwer, da die Erfahrung zeigt, dass die Grenze zum schädlichen Konsum sehr leicht überschritten wird.

In die Gruppe der alkoholbedingten Demenzen fallen neben dem klassischen Korsakoff-Syndrom weitere Demenzformen. Es ist heute üblich, alle alkoholbedingten Demenzen terminologisch zusammenzufassen (Alcohol Related Dementia, ARD). Es ist dabei keine Bedingung, dass Symptome einer Wernicke-Enzephalopathie oder eines Korsakoff-Syndroms vorliegen. Viel häufiger ist Alkohol ursächlich für eine sich langsam entwickelnde Demenz mit typischerweise subkortikofrontalem Störungsmuster und Problemen in der visuellen Verarbeitung. Wie beim Korsakoff-Syndrom sind bei allen alkoholbedingten Demenzen Konfabulationen ein führendes Symptom.

Über die genaue **Epidemiologie** von alkoholbedingten Demenzen liegen keine Zahlen vor. Es ist jedoch eine der Demenzformen, die auch bei jüngeren Patienten auftreten kann, falls ein exzessiver Alkoholkonsum bereits in frühen Erwachsenenjahren betrieben wurde. Die **Prognose** ist besser als bei neurodegenerativen Demenzen, falls es gelingt, den Alkoholkonsum dauerhaft zu stoppen. Allerdings sind erhaltene kognitive Fähigkeiten für eine erfolgreiche Entzugsbehandlung Voraussetzung. Insofern ist eine alkoholbedingte Demenz wiederum ein prognostisch schlechter Faktor hinsichtlich einer Alkoholabstinenz. Eine vollständige Erholung der kognitiven Funktionen ist somit in den meisten Fällen oft nur theoretisch möglich.

Korsakoff-Syndrom

Patienten mit einer Wernicke-Enzephalopathie bei Thiaminmangel entwickeln häufig ein Korsakoff-Syndrom mit schwerer anterograd betonter Amnesie und Konfabulationen bei ansonsten großteils intakten kognitiven Funktionen [35]. Das semantische retrograde Gedächtnis (Fakten) ist im Gegensatz zu anderen Demenzen relativ ausgespart. Störungen der Exekutivfunktionen und der Krankheitseinsicht sowie Apathie und Affektverflachung können begleitend vorliegen. Es gibt Hinweise darauf, dass Ethanol selbst hauptsächlich zu reversiblen kognitiven Funktionsstörungen führt und bleibende kognitive Einschränkungen in erster Linie durch Thiaminmangel hervorgerufen werden.

Marchiafava-Bignami-Syndrom

Die Marchiafava-Bignami-Erkrankung kommt nicht ausschließlich, aber gehäuft bei alkoholkranken Patienten vor. Ursächlich werden ähnlich wie bei der zentralen pontinen Myelinolyse rasche osmotische und Elektrolytschwankungen sowie Mangelzustände diskutiert. Es kommt in der Folge zu einer Demyelinisierung des Balkens. Klinisch ist das Syndrom recht variabel. Es reicht von leichten Verläufen mit Gedächtnisstörungen und einem zentralen Diskonnektionssyndrom (es können z. B. mit geschlossenen Augen Gegenstände, die mit der linken Hand ertastet werden, nicht benannt werden) bis hin zu schweren Bewusstseinsstörungen und sogar fatalen Verläufen. Durch die heute häufig durchgeführten MRI-Untersuchungen werden auch häufiger Balken-Demyelinisierungen ohne oder nur mit sehr geringer Klinik gefunden, sodass das klinische Spektrum der Marchiafava-Bignami-Erkrankung groß ist.

4.11.3 Weitere toxische Ursachen

Neben Alkohol gibt es eine Vielzahl weiterer toxischer Substanzen, die eine Demenz verursachen können. Meistens liefert die Anamnese entscheidende Hinweise. Vor allem Schwermetalle wie Blei, Aluminium, Mangan oder Quecksilber kommen als Verursacher einer Demenz infrage. Eine entsprechende Exposition lässt sich z. B. aus der Berufsanamnese erfragen.

Mangan-Vergiftungen wurden in den letzten Jahren nicht nur bei Minenarbeitern, sondern auch bei Rauschgift-Konsumenten gesehen, da bestimmte Substanzen (Ephedron) mit Mangan vorbehandelt werden können und so große Mengen Mangan in den Körper gelangen. Im Vordergrund steht jedoch oft nicht die Demenz, sondern ein Parkinson-Syndrom. Interessant ist auch der Zusammenhang zwischen **Aluminium** und einer Demenz, da früher nach langjähriger Dialyse häufiger Demenzerkrankungen auftraten, für die eine Aluminum-Beschichtung der Dialysemembranen verantwortlich gemacht wurde.

Daneben können zahlreiche organische Verbindungen wie z. B. Kraftstoffe, Formaldehyd, Toluol oder Methylalkohol bei ausreichender Exposition zu persistierenden kognitiven Störungen und einer Demenz führen.

4.11.4 Strukturelle Ursachen

Zahlreiche strukturelle Veränderungen des Gehirns können im akuten oder chronischen Stadium zu einer Demenz führen. Hierzu gehören natürlich zerebrale Ischämien oder Blutungen, die im ➤ Kap. 4.4 behandelt werden. Daneben können aber auch andere strukturelle Läsionen in gewissen Fällen das klinische Bild einer Demenz verursachen.

Intrakranielle Tumoren

Diese können je nach Lokalisation variable, demenzähnliche Zustände hervorrufen. Daher ist eine zerebrale Bildgebung (vorzugsweise MRI) im Rahmen jeder Demenzabklärung obligat, auch wenn kein dezidierter klinischer Verdacht auf eine strukturelle Pathologie besteht. Schnelle Progredienz oder plötzliches Auftreten sind zusätzliche Warnsymptome.

Fallbeispiel

Eine 75-jährige Patientin wird notfallmäßig nach einem epileptischen Anfall zugewiesen. Fremdanamnestisch wird berichtet, dass die Patientin über die letzten Monate allmählich kognitiv abgebaut habe. Der Zustand fluktuiere. Sie kenne sich teils in der Wohnung nicht mehr aus, sei verwirrt und habe Wortfindungsstörungen. Neu sei auch eine Inkontinenz. Außerdem sei eine Fallneigung beim Laufen aufgefallen. Der Hausarzt habe eine Demenz vermutet, eine zerebrale Bildgebung habe jedoch bislang noch nicht stattgefunden.

Im sofort veranlassten Schädel-CT zeigen sich multiple Raumforderungen, die sich in der weiteren Abklärung als multifokales Glioblastom herausstellen. Die Patientin verstirbt wenige Monate später unter palliativer Betreuung.

Schädel-Hirn-Trauma

Ein schweres Schädel-Hirn-Trauma (SHT) ist ein signifikanter Risikofaktor für die Entwicklung einer Demenz im späteren Leben. Dabei kann das Auftreten der Demenz sogar schon in das jüngere Erwachsenenalter fallen, wenn das SHT entsprechend früh aufgetreten ist. Epidemiologische Studien zeigen, dass das Demenzrisiko nach einem schweren SHT bis zu 60 % erhöht ist. Allerdings ist die Art der Demenz bis heute nicht endgültig geklärt. Es scheint im Gegensatz zur typischen Alzheimer-Demenz oft eher eine gemischte Pathologie aus Amyloid- und Tau-Pathologie sowie chronischer Inflammation vorzuliegen [36].

Neben einem einzelnen schweren SHT stellen auch multiple leichte SHT einen Risikofaktor für eine Demenz dar. Diese früher vor allem bei Boxern als Dementia pugilistica beschriebene Entität wurde inzwischen ebenfalls bei vielen anderen Kontaktsportarten wie dem American Football beschrieben. Auch hier ist das pathologische Bild sehr gemischt und wird teilweise als eigenständiger Befund im Sinne einer Chronic Traumatic Encephalopathy beschrieben.

Kognitive Störungen nach Bestrahlung

Die Ganzhirnbestrahlung gehört entweder als prophylaktische oder gezielte Therapie zur Behandlung vieler Tumoren. Mit modernen Bestrahlungstechnologien können viele der akuten Nebenwirkungen deutlich reduziert werden. Ein Problem stellt aber weiterhin die Entwicklung von kognitiven Störungen als Spätfolge einer Bestrahlung dar [37]. Diese tritt typischerweise 6 Monate bis viele Jahre nach einer Gehirnbestrahlung auf. Klinisch dominieren amnestische und exekutive Symptome. Ursächlich werden chronische Entzündungsprozesse diskutiert, die durch die Bestrahlung angestoßen wurden. Dies könnte auch einen therapeutischen Ansatzpunkt darstellen, falls es gelingen würde, diese vor Ausbruch der kognitiven Störungen zu reduzieren.

Hypoxische Enzephalopathie

Die häufigste Ursache von hypoxischen Enzephalopathien sind zerebrale Minderperfusionen infolge eines Herz-Kreislauf-Stillstands. Durch die heute besseren Möglichkeiten einer Reanimation werden solche kritischen Situationen eher überlebt. Insbesondere einige gedächtnisrelevante Strukturen wie die Hippocampi oder die Basalganglien sind besonders anfällig für eine zerebrale Hypoxie, sodass nicht selten kognitive Störungen resultieren, die eine Alltagsrelevanz haben und damit eine Demenzdiagnose rechtfertigen.

Genauso können kognitive Störungen und eine Demenz aber auch nach chronischen hypoxischen Zuständen wie z. B. im Rahmen einer schweren chronisch obstruktiven Lungenerkrankung oder einer ausgeprägten nächtlichen Hypoventilation resultieren. Auch eine Kohlenmonoxidvergiftung führt letztlich zu einem verminderten Angebot an Sauerstoff und damit zu einer hypoxischen Enzephalopathie.

4.11.5 Multiple Sklerose

Die Multiple Sklerose (MS) ist eine häufige chronisch-entzündliche ZNS-Erkrankung, die oft bereits Menschen im jungen Erwachsenenalter betrifft und lebenslang begleitet. Zwar treten bei > 50 % der Betroffenen im Verlauf der Erkrankung kognitive Störungen auf, allerdings wird relativ selten das Ausmaß einer Demenz erreicht. In der Regel können die kognitiven Defizite im Alltag kompensiert werden [38].

Insbesondere ältere Menschen mit MS sind jedoch wissenschaftlich relativ schlecht untersucht. Die Forschung hat sich lange stark auf die früheren Krankheitsstadien fokussiert, in denen mit wirksamen Therapien große Effekte erzielt werden können. Neben den kognitiven Störungen treten bei fortgeschrittener MS immer auch körperliche Symptome hinzu, welche die Alltagskompetenzen des Patienten zusätzlich reduzieren und so die Diagnose einer Demenz erschweren können. Insgesamt dürfte die Häufigkeit einer Demenz in fortgeschrittenen Stadien einer Multiplen Sklerose höher sein als bisher beschrieben. In den Krankheitsphasen, in denen die Patienten körperlich noch unabhängig sind, stellt sie aber eine Ausnahme dar.

4.11.6 Chorea Huntington

Die Huntington-Erkrankung ist eine autosomal dominant vererbte Erkrankung, die durch eine pathologische Anzahl Wiederholungen im Huntingtin-Gen verursacht wird. Eine Demenz tritt bei den meisten Betroffenen im Verlauf der Erkrankung auf, stellt aber eher selten das Erstsymptom dar. Im Vordergrund stehen mehr die motorischen Symptome mit überschießenden, choreatischen Bewegungen. Diese können von den Betroffenen aber oft erstaunlich gut in willkürliche Bewegungsmuster eingebaut werden. Hierdurch ist es für den ungeübten Untersucher manchmal schwierig, die „ungewohnten" Bewegungen korrekt zu beschreiben und so zur Diagnose zu gelangen. In solchen Fällen ist eine Demenz manchmal scheinbar das erste Symptom der Erkrankung.

Die kognitiven Störungen bei der Huntington-Erkrankung umfassen initial vor allem exekutive Störungen und Beeinträchtigungen der Aufmerksamkeit, im Verlauf treten Gedächtnisstörungen und visuell-räumliche Probleme hinzu.

4.11.7 Trisomie 21

Patienten mit einer Trisomie 21 haben ein deutlich erhöhtes Risiko, früh an einer Alzheimer-Demenz zu erkranken. Mit den heutigen medizinischen Möglichkeiten erhöht sich die Lebenserwartung dieser Patienten immer weiter und damit auch die Anzahl der Patienten mit einer Demenzerkrankung. Der Grund für die Häufung wird in der vermehrten Expression des Amyloid-Precursor-Proteins APP gesehen, das für die Amyloidbildung verantwortlich ist und durch die Trisomie in 1,5-facher Menge im Vergleich zu Menschen mit einem normalen Chromosomensatz vorliegt.

4.11.8 Leukodystrophien

Die Gruppe der Leukodystrophien umfasst mehr als 30 verschiedene Erkrankungen, denen im Wesentlichen die klinische Symptomatik aus kognitiven und psychiatrischen Problemen und Bewegungsstörungen sowie ein typischer MRI-Befund mit ausgeprägter subkortikaler Leukenzephalopathie gemeinsam ist.

Eine detaillierte Darstellung der verschiedenen Entitäten würde den Rahmen dieses Buches sprengen. Hierzu wird z. B. auf die entsprechende Leitlinie der Deutschen Gesellschaft für Neurologie verwiesen [39]. Wichtig ist jedoch, dass bei Nachweis von auffälligen Veränderungen der weißen Substanz im MRI insbesondere bei präsenilen Demenzen an diese Differenzialdiagnosen gedacht wird und entsprechende Abklärungen eingeleitet werden.

4.12 Differenzialdiagnosen

Kristina Göhl und Ansgar Felbecker

Das Abklären möglicher Differenzialdiagnosen einer Demenz ist von großer Wichtigkeit, da es gilt, kausal therapierbare Ursachen auszuschließen oder die Therapie in eine andere Richtung zu lenken. Einige dieser Differenzialdiagnosen lassen sich leicht durch den akuten Beginn und die Assoziation zu anderen Erkrankungen identifizieren, andere sind schwerer erkennbar und müssen gezielt gesucht werden. Nicht zuletzt klagen Patienten manchmal über kognitive Störungen, die jedoch nicht die Kriterien einer Demenz erfüllen und die andere Ursachen haben können.

Mögliche Differenzialdiagnosen einer Demenz sind in der ➢ Abb. 4.20 zusammengestellt.

4.12.1 Physiologische und altersbedingte Gedächtnisstörungen

Nicht jede Gedächtnisstörung oder andere kognitive Störung muss einer Demenz entsprechen. Das Vergessen selbst ist eine sinnvolle Fähigkeit des menschlichen Gehirns, andernfalls würde es mit überflüssigen Informationen überflutet. Dass es bei dieser Fähigkeit individuelle Unterschiede gibt, erscheint offensichtlich. Manch einer hatte vielleicht schon immer Mühe, sich schnell Namen zu merken oder sich an fremden Orten zu orientieren. Andere haben erstaunliche Fähigkeiten, sich auch beiläufig wahrgenommene Dinge lange zu merken. Diese **Variabilität** gilt es zu bedenken, wenn man eine Demenzanamnese erhebt oder Testergebnisse interpretiert.

Physiologische Gedächtnisstörungen Nicht nur persönliche Stärken und Schwächen bei der Gedächtnisleistung sind normal, sondern auch eine gewisse **Abnahme des Gedächtnisses mit dem Alter.** Am leistungsfähigsten ist das menschliche Gedächtnis im Kindes- und jungen Erwachsenenalter; später nehmen einige gedächtnisrelevante Leistungen langsam ab. Wenn diese altersphysiologische Gedächtnisabnahme und eine vorbestehende Schwäche in bestimmten Domänen zusammentreffen, können durchaus lästige kognitive Störungen resultieren, die aber noch keine Demenz darstellen. Während dies für Fachleute selbstverständlich erscheint, ist es bei Laien ein häufiger Grund, eine Demenzabklärung zu wünschen. Oft werden diese physiologischen Störungen von den Betroffenen selbst stark wahrgenommen (Subjective Cognitive Decline, SCD), im Gegensatz zu der oft vorhandenen Leugnung der Symptome bei einer Demenz.

Dynamik Was die Demenz von der physiologischen Gedächtnisabnahme unterscheidet, sind letztlich die Dynamik und das Ausmaß der Störungen. Eine Demenz führt immer zu alltagsrelevanten Schwierigkeiten und zu einem mehr oder weniger raschen weiteren Abbau im Verlauf. Diese Unterscheidung kann jedoch gerade am Anfang einer Demenzerkrankung schwierig sein. In der Regel zeigen die neuropsychologische Testung und Biomarker aber sehr früh Hinweise bezüglich der Unterscheidung zwischen einer Demenz und physiologischen Gedächtnisstörungen.

Risikofaktor Ernst zu nehmen sind subjektive kognitive Störungen aber in jedem Fall, da sie das Risiko für das spätere Auftreten einer Demenz erhöhen können. Eine mögliche Erklärung ist, dass subjektive kognitive Störungen in einem Teil der Fälle doch einem sehr frühen Demenzstadium entsprechen, wenngleich sie in den üblichen Abklärungen noch keinen Krankheitswert erreichen.

4.12.2 Vorbestehende kognitive Störungen

Neben einer altersbedingten Abnahme der kognitiven Leistungsfähigkeit und der Variabilität individueller Stärken und Schwächen stellen auch vorbestehende kognitive Störungen eine Differenzialdiagnose einer Demenz dar. Im Unterschied zu den zuvor genannten sind hier durchaus Defizite vorhan-

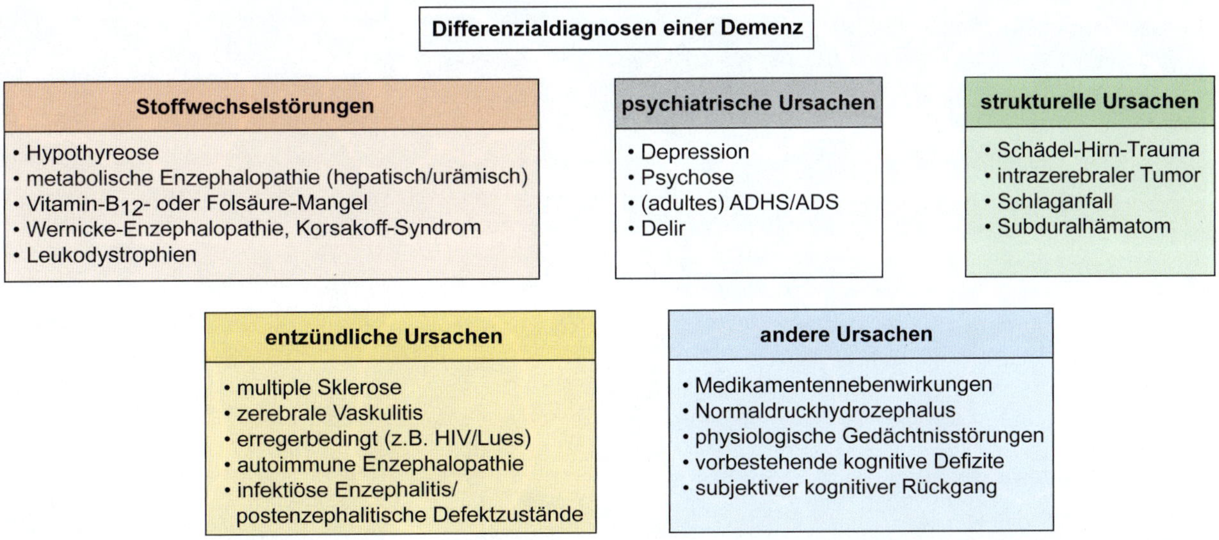

Abb. 4.20 Mögliche Differenzialdiagnosen einer Demenz, wobei einige je nach Schweregrad die Diagnosekriterien einer Demenz erfüllen können. Diese werden an anderer Stelle im Buch behandelt, insbesondere in ➢ Kap. 4.10 und ➢ Kap. 4.11. [L143]

den, die nicht mehr als normal zu bezeichnen sind und in den Untersuchungen einer Demenzabklärung auffallen. Ihnen fehlt allerdings das Kriterium der Progredienz, das bei einer Demenzdiagnose obligat ist.

Zu den vorbestehenden kognitiven Störungen, die bei einer Demenzabklärung Schwierigkeiten bereiten können, zählen angeborene Hirnleistungsschwächen wie z. B. eine Intelligenzminderung, eine Legasthenie oder eine Rechenschwäche. Dabei sind die Übergänge zum Normalen fließend. Als Beispiel seien die Intelligenzminderungen erwähnt: Während eine leichte Intelligenzminderung gemäß ICD-10 bei einem IQ < 70 codiert werden sollte, wird ein IQ von 71 noch nicht als Krankheit gewertet. Doch im Alltag werden sich die Fähigkeiten eines Menschen mit einem IQ von 71 von jemandem mit einem IQ von 69 wenig unterscheiden.

Gerade diese Grenzfälle, die zuvor nicht als Krankheit diagnostiziert wurden, können bei einer Demenzabklärung Probleme bereiten. Die Betroffenen konnten ihre Defizite früher im Leben vielleicht knapp kompensieren. Später reichen dann Dinge wie ein einschneidendes Lebensereignis, ein Stellenwechsel im Beruf, eine Kündigung oder ein Scheitern bei einer Weiterbildung aus, damit die Kompensationsstrategien versagen und scheinbar alltagsrelevante kognitive Defizite neu auftreten.

Fallbeispiel

Die 53-jährige Patientin meldet sich bei ihrem Hausarzt, da sie seit mindestens einem Jahr im Alltag Probleme mit dem Gedächtnis bemerkt, die ihr Sorge bereiten. Zeitlich korreliert der Beginn der Probleme mit dem Scheitern bei einer Weiterbildung in ihrem Beruf, in der sie im Vergleich zu den anderen Teilnehmern kaum in der Lage war, neue Dinge zu lernen. Da die Situation für den Hausarzt unklar erscheint, wird eine weitere Abklärung in einer Memory Clinic veranlasst.

In der neuropsychologischen Testung fallen leichte bis mittelschwere kognitive Störungen insbesondere beim Lernen neuer Informationen auf. Schon bei der Durchführung der Tests gibt die Patientin an, dass sie solche Dinge „noch nie gut gekonnt habe". Die meisten anderen Testergebnisse waren normal. Dennoch erreichen die Auffälligkeiten in einigen Bereichen ein Ausmaß, das eine Alltagsrelevanz möglich erscheinen lässt.

Bei nochmaliger Befragung schildert sie, dass sie schon in der Schule große Mühe mit dem Lernen gehabt habe und eine Klasse habe wiederholen müssen. Sie habe sich für eine Lehre zur Gärtnerin entschieden, wo sie ihre praktischen Fähigkeiten stark habe einbringen können und die sie knapp geschafft habe. In diesem Beruf hatte sie ihr Leben lang gute Leistungen erbracht. Nun droht mit dem Scheitern der Weiterbildung aber die Kündigung.

Wegen der hohen Relevanz auch für die Arbeitsfähigkeit wird noch eine funktionelle Bildgebung mittels FDG-PET ergänzt, die einen unauffälligen Befund ergibt (➤ Abb. 4.21). Zusammenfassend wird bei der Patientin eine vorbestehende kognitive Leistungsminderung diagnostiziert, die durch die berufliche Situation dekompensierte. Es wird ein Gespräch mit dem Arbeitgeber veranlasst, womit sich die Situation langsam wieder stabilisieren lässt.

Differenzierung Letztlich helfen bei der Unterscheidung vorbestehender kognitiver Störungen von einer Demenz vor

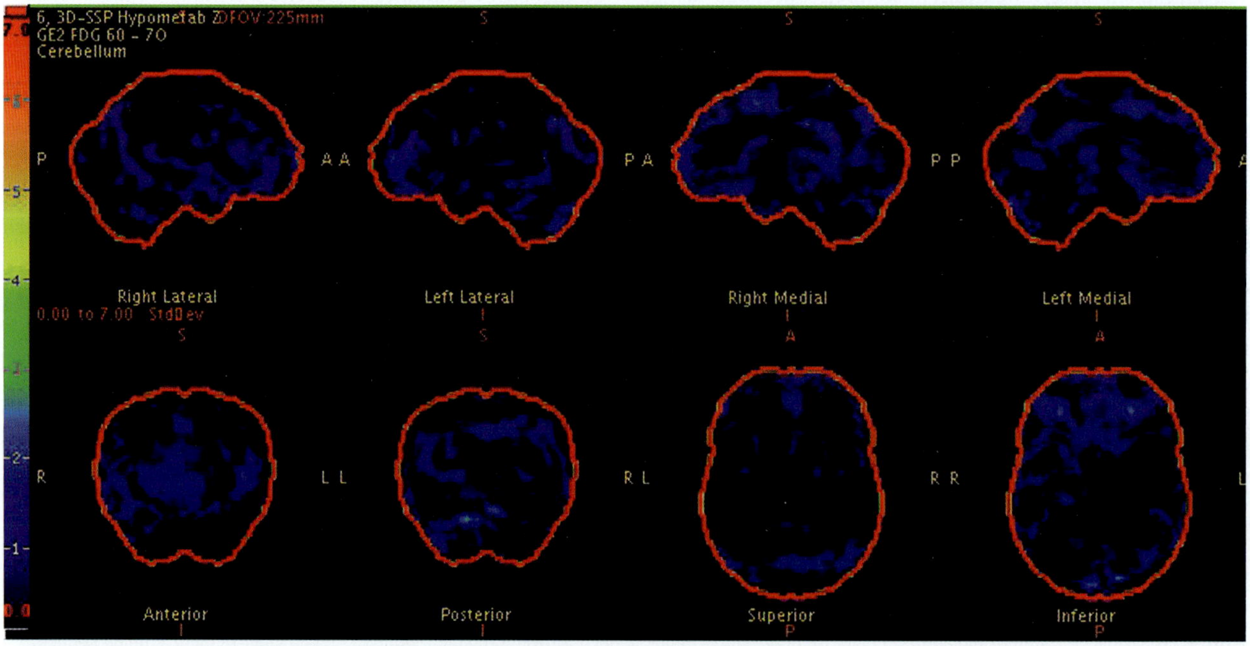

Abb. 4.21 Das FDG-PET der Patientin zeigt einen normalen Befund ohne signifikante Abweichungen von einem Normalkollektiv. [P494]

allem eine sorgfältige Eigen- und Fremdanamnese. Erfragt werden sollten vor allem Leistungen in Schule und Ausbildung sowie der berufliche Werdegang. Im Zweifelsfalle können Zusatzuntersuchungen wie eine neuropsychologische Testung und eine strukturelle sowie metabolische Bildgebung notwendig sein, um eine klare Differenzierung zu ermöglichen.

Therapie Die Situation bei dekompensierten vorbestehenden kognitiven Störungen unterscheidet sich von einer Demenz insofern, als sie therapeutisch etwas besser zugänglich sind und wenig Progredienz zeigen. Falls irgendwie möglich, sollte versucht werden, die Ursachen zu erkennen und zu ändern. Vorbestehende Kompensationsstrategien müssen wieder aktiviert werden. Hierfür können eine Verhaltenstherapie oder kognitives Training in einer Ergotherapie sinnvoll sein.

4.12.3 Delir

Eine wesentliche und häufige Differenzialdiagnose einer Demenz ist die akute Verwirrtheit, das Delir. Es betrifft ca. 30–50 % der stationär behandelten älteren Patienten und bis zu 80 % auf Intensivstationen [40]. Nicht mehr gebräuchliche Begriffe sind Durchgangssyndrom oder akutes organisches Psychosyndrom. Ein Delir kann jedes akute Krankheitsbild, insbesondere bei geriatrischen Patienten, begleiten und ist grundsätzlich reversibel. Unter anderem deshalb wird für die Diagnose der Demenz ein mindestens sechsmonatiges Anhalten der kognitiven Störungen gefordert.

Risikofaktor Eine vorbestehende kognitive Einschränkung ist ein wesentlicher Risikofaktor für ein Delir. Umgekehrt ist heute aber auch unbestritten, dass ein durchgemachtes Delir einen Risikofaktor für eine Demenz darstellt. Dies gilt insbesondere bei wiederholtem Auftreten.

Klinisches Erscheinungsbild

Im Gegensatz zur Demenz dominiert beim Delir primär eine Aufmerksamkeitsstörung. Eine Gedächtnisstörung muss nicht zwingend vorhanden sein. Zusätzlich finden sich eine Desorientiertheit, ein inkohärentes Denken und eine Schlaf-Wach-Störung. Wichtige Kriterien in Abgrenzung zur Demenz sind der akute, oft situationsgebundene Beginn und die Fluktuationen des Delirs. Im Gegensatz zur Demenz sind quantitative Bewusstseinsstörungen möglich. Das Delir ist eine klinische Diagnose. Kognitive Kurztests (z. B. MoCA, MMS) im Delir sind in der Regel nicht sinnvoll. Die Früherkennung durch Pflegekräfte gerade im stationären Setting mit Unterstützung durch Scores ist wertvoll (z. B. Confusion Assessment Method, CAM; Delirium Observation Screening Scale, DOSS).

Es werden verschiedene Formen des Delirs unterschieden:

- Hyopaktives Delir (20 %): häufig übersehen, da diese Patienten antriebsarm und apathisch sind
- Hyperaktives Delir (30 %): psychomotorische Unruhe, Aggression, Angst, Halluzinationen, Wahn
- Mischformen (50 %)

Ätiologie

Viele Delirursachen sind kausal therapierbar und sollten deshalb (fremd-)anamnestisch abgefragt bzw. diagnostisch abgeklärt werden (➤ Abb. 4.22). Das Delir sollte immer als Warnzeichen für eine körperliche Erkrankung begriffen werden.

Prophylaxe

Ein Delir

- kann eine therapeutische Herausforderung darstellen,
- verschlechtert die Prognose eines Patienten unabhängig von der Grunderkrankung,
- erhöht Kosten und Dauer des stationären Aufenthalts.

Insofern kommt einer Delirprophylaxe eine zentrale Rolle zu. Viele der möglichen ätiologischen Faktoren lassen sich beeinflussen.

Folgende Maßnahmen werden gerade in stationärem Rahmen empfohlen:

- Orientierung unterstützen (Brille, Hörgeräte, Tafel mit Datum und Uhrzeit)
- Unnötige Unruhe, Personal- und Ortswechsel vermeiden
- Häufige Raumwechsel vermeiden und bei Risikopatienten notwendige Zusatzdiagnostik kritisch hinterfragen
- Katheter, Schläuche und Kabel frühestmöglich entfernen
- Mobilisierung
- Adäquate Analgesie; kritische Medikamente und Polypharmazie vermeiden; schnelle Medikationswechsel vermeiden („start low, go slow")
- Regelmäßigen Konsum von Benzodiazepinen in der Anamnese routinemäßig erfragen und – sofern erforderlich – weiter verabreichen
- Alkoholanamnese
- Stationären Aufenthalt vermeiden (wenn vertretbar) oder so kurz wie möglich halten

CAVE

Bei der Behandlung von somatischen Problemen sollte immer das Nebenwirkungspotenzial bezüglich einer Delirauslösung bedacht werden. Zum Beispiel sollten zur Therapie des Harnwegsinfekts bei delirgefährdeten Patienten möglichst statt Fluorchinolonen (Ciprofloxacin etc.) Cotrimoxazol oder andere Alternativen eingesetzt werden, sofern vom infektiologischen Standpunkt vertretbar.

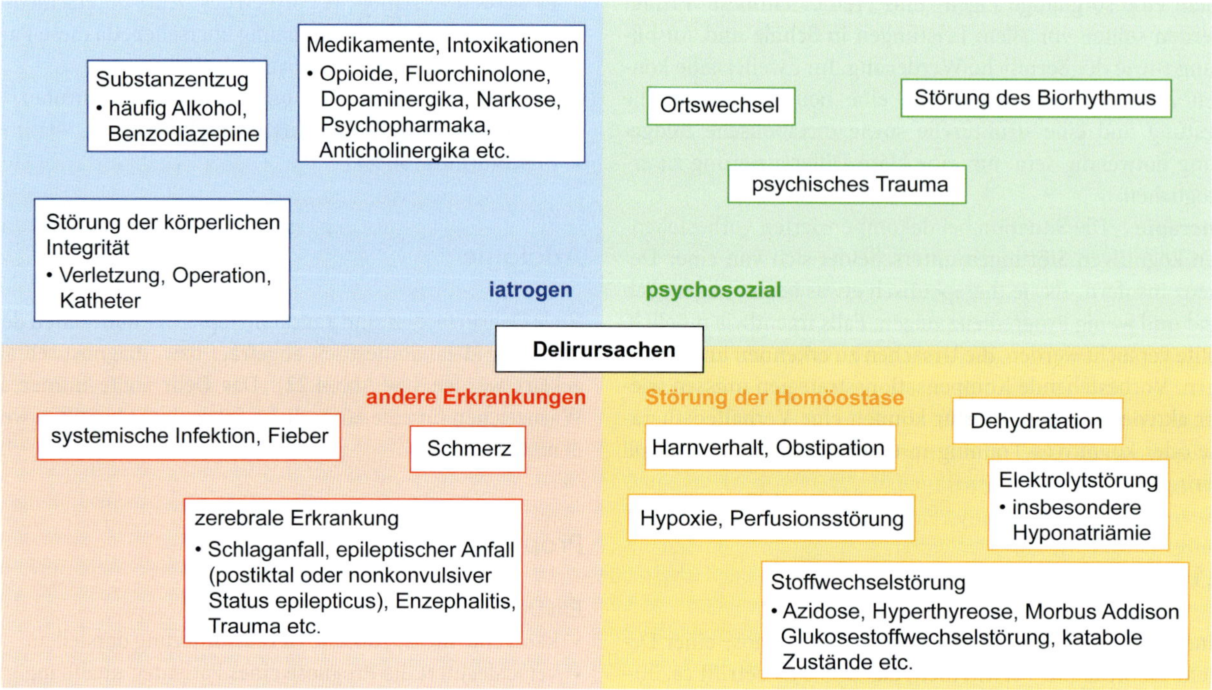

Abb. 4.22 Zahlreiche Ursachen eines Delirs sollten bei Diagnosestellung gesucht werden, da eine Therapie der Ursachen das zentrale Element der Delirtherapie ist. [L143]

Differenzialdiagnosen des Delirs

Eine Aphasie wird von Angehörigen oft als Verwirrtheit beschrieben und muss unbedingt vom Delir differenziert werden. Auch akute Amnesien wie nach Schädel-Hirn-Trauma oder bei der transienten globalen Amnesie müssen vom Delir abgegrenzt werden. Ein nonkonvulsiver Status epilepticus kann klinisch nicht vom Delir unterscheidbar sein (im Zweifelsfall EEG durchführen). Auch eine Wernicke-Enzephalopathie ist eine schwer zu erkennende Differenzialdiagnose, insbesondere da die typische Trias aus Bewusstseinsstörung, Okulomotorikstörung und Gangstörung in den meisten Fällen nicht vollständig vorliegt. Die wesentliche Differenzialdiagnose zum Delir ist jedoch eine Demenz.

CAVE

Bei deliranten Patienten sollte immer die Fremdanamnese zum kognitiven Vorzustand erhoben werden. Falls auffällig, wird eine Demenzabklärung nach Abklingen des Delirs (in circa 3–6 Monaten) empfohlen. Eine kognitive Abklärung während einer akuten Erkrankung ist in aller Regel nicht sinnvoll!

Kommunikation mit Angehörigen

Die Angehörigen von Delirpatienten sind oft sehr erschreckt und besorgt. Sie sollten über den Zustand, die Tendenz zu Fluktuationen und allfällige Fixierungsmaßnahmen aufgeklärt werden – idealerweise bevor sie den Patienten besuchen. Es handelt sich mit hoher Wahrscheinlichkeit um einen vorübergehenden Zustand über einige Tage bis Wochen. Es sollte jedoch auch nicht verschwiegen werden, dass das Delir indirekt auf eine gewisse Anfälligkeit des Gehirns hindeutet (bedingt durch Alter, Komorbiditäten etc.) und insofern ein ernst zu nehmendes Zeichen ist.

Symptomatische Delirtherapie

Bei starker Unruhe und Selbstgefährdung kann als Ultima Ratio eine passagere Fixierung nötig sein, die jedoch ihrerseits das Delir verschlimmern kann. Falls möglich, ist eine Eins-zu-Eins-Betreuung (Sitzwache, Angehörige etc.) sinnvoller. Pflegerische Maßnahmen, wie unter „Prophylaxe" geschildert, sind ebenfalls ein wichtiger therapeutischer Baustein bei bereits bestehendem Delir [41].

Medikamentös sollte auf Benzodiazepine wegen der Gefahr einer paradoxen Reaktion verzichtet werden [42]. Ausgenommen hiervon sind das Benzodiazepin-Entzugsdelir und das Alkoholentzugsdelir, bei denen Benzodiazepine Mittel der ersten Wahl sind.

Neuroleptika sollten so kurz und niedrigdosiert wie möglich bei Agitation eingesetzt werden. Eine Fixmedikation ist über einige Tage sinnvoll, um die Symptomatik jeweils vor deren Dekompensation abzufangen. Sobald eine Besserung der Symptome erreicht ist, sollte nach spätestens zwei Tagen mit einem langsamen Ausschleichen begonnen werden. Eine sedierende Therapie des rein hypoaktiven Delirs wird nicht empfohlen; eine Behandlung mit Neuroleptika kann aber im Einzelfall erwogen werden.

Bislang sind keine Neuroleptika dezidiert für die Delirtherapie zugelassen. Risperidon ist für „Agitation bei Demenz" zugelassen, Haloperidol ist am längsten erprobt und wird in der Literatur oftmals immer noch als Goldstandard für die Delirtherapie angegeben. Diese Medikamente bergen jedoch das Risiko eines Parkinsonoids und sind bei Morbus Parkinson und Lewy-Body-Demenz kontraindiziert. Außerdem sind weitere Nebenwirkungen wie Blutdruckschwankungen und eine erhöhte Sturzgefahr kritisch, die zu einer erhöhten Gesamtmortalität bereits bei kurzer Verabreichung führen. Wenn die orale Verabreichung nicht möglich ist, bleibt Haloperidol aber manchmal die einzige Alternative. In diesem Fall ist eine Monitorüberwachung zu empfehlen.

Häufig wird Quetiapin off-label eingesetzt. Da es nur mit geringer Wahrscheinlichkeit extrapyramidalmotorische Nebenwirkungen verursacht, ist der Einsatz auch bei Morbus Parkinson (off label) möglich [43]. Manche Patienten reagieren schon auf niedrige Dosen wie 12,5 mg mit einer Vigilanzminderung, insbesondere bei zerebraler Vorschädigung. Eine Dosistitration beginnend mit 6,25 bis 25 mg ist daher sinnvoll.

CAVE

Alle Neuroleptika erhöhen bereits bei kurzfristigem Einsatz die Gesamtmortalität. Zu beachten sind insbesondere Einflüsse auf die Blutdruckregulation, ein erhöhtes Sturzrisiko und z. B. eine QTc-Zeit-Verlängerung. Der Einsatz sollte immer zeitlich limitiert erfolgen.

Prognose

Patienten mit Delir haben eine relevante Mortalität, vor allem wegen des häufigen Auftretens bei Schwerkranken und vulnerablen älteren Personen. Die Prognose quoad vitam ist umso schlechter, je protrahierter das Delir verläuft und je schwerer die Grunderkrankung ist. Im Extremfall kann es mehrere Monate andauern. Patienten mit protrahiertem Delir erreichen manchmal den kognitiven Ausgangszustand nicht mehr. Findet man hingegen eine gut behandelbare Ursache und liegt keine zerebrale Vorschädigung vor, verschwindet das Delir meist binnen einiger Tage.

Manchmal wird das Delir als auslösend für eine Demenz erlebt. Häufig wurden jedoch die vorbestehenden kognitiven Einschränkungen noch nicht ernst genommen und erst das Delir bringt diese zu Bewusstsein. Die Interaktion zwischen Delir und Demenz ist auf pathophysiologischer Ebene jedoch noch nicht geklärt.

Fallbeispiel

Ein 82-jähriger Patient mit bekannter Alzheimer-Demenz wird wegen akuter Verschlechterung zugewiesen. Die Tochter berichtet, er habe normalerweise mit etwas Hilfe einfache Haushaltsarbeiten und die Körperpflege selbst bewältigen können. Er sei gut führbar, aber desorientiert gewesen. Vor zwei Tagen sei ihr aufgefallen, dass er ungewöhnlich unruhig in der Wohnung umherlaufe und immer wieder an Möbelstücken anstoße. Er schlafe nachts nicht mehr durch und sei völlig durcheinander. Das Rasieren klappe ebenfalls nicht mehr. So kenne sie ihn nicht.

Die neurologische Untersuchung ist aufgrund der Unruhe im Detail nicht möglich. Im CT zeigt sich ein neu aufgetretener demarkierter Hirninfarkt im Posteriorstromgebiet rechts. Der Patient leidet unter einem Delir, getriggert durch die akut aufgetretene Hemianopsie. Das Delir klingt schließlich während der stationären Rehabilitation komplett ab.

KAPITEL

5

Suzie Diener, Stefan Hägele-Link, Tatjana Meyer-Heim, Irene Bopp-Kistler und Ansgar Felbecker

Therapie

Kernaussagen

- Die Therapie von Demenzerkrankungen umfasst verschiedene Aspekte:
  - Nichtmedikamentöse Behandlungen
  - Medikamente zur Demenzbehandlung
  - Therapien zur Kontrolle von Verhaltenssymptomen
- Eine Patientenverfügung ist bei Therapieentscheidungen zu beachten.
- Im Rahmen von Angehörigenedukation soll durch gezielte Information der Betreuer das Verständnis für Verhaltensstörungen verbessert werden.

Nichtmedikamentöse Behandlungsansätze

- Die noch erhaltenen Fähigkeiten stehen im Vordergrund, nicht die Defizite.
- Demenzassoziierte Verhaltensauffälligkeiten werden verringert.
- Therapien mit Einbezug der Angehörigen sind wirksamer.
- Die Lebensqualität von Betroffenen und Angehörigen wird verbessert.
- Je nach Verfügbarkeit und Interesse sind sinnvoll:
  - Musiktherapie und musikbasierte Aktivitäten wie Tanz
  - Körperliche Aktivitätsprogramme und Physiotherapie
  - Ergotherapie, auch im häuslichen Umfeld des Erkrankten
  - Kunsttherapie
  - Psychosoziale Interventionen für Erkrankte und Angehörige
  - Kognitive Verfahren für ausgewählte Patienten
  - Sensorische Verfahren bei mittelschwerer bis schwerer Demenz
  - Einbezug komplementärmedizinischer Methoden

Medikamente zur Demenzbehandlung

- Therapieziel ist ein langsameres Fortschreiten der Symptome.
- Acetylcholinesterasehemmer bei leichter bis mittelschwerer Demenz.
- Memantin bei mittelschwerer bis schwerer Demenz.
- Ginkgo biloba 240 mg täglich bei allen kognitiven Störungen.

Behandlung von Verhaltenssymptomen

- Verhaltensstörungen sind ein Teil des Demenzsyndroms.
- Angehörigenedukation zur Verbesserung des Verständnisses hilft.
- Nichtmedikamentöse Therapiemöglichkeiten haben immer Vorrang.
- Gründliche somatische Abklärung, da hier oft eine Ursache liegt.
- Sorgfältiges Überprüfen der eingenommenen Medikamente.
- Falls medikamentöse Therapien notwendig sind:
  - Bei medikamentöser Behandlung Monotherapie bevorzugen.
  - Bei der Behandlung von Verhaltenssymptomen mit niedriger Dosis starten, langsam steigern („*start low, go slow*").
  - Trizyklische Antidepressiva wegen anticholinerger Wirkung vermeiden.
  - Einige Serotoninwiederaufnahmehemmer (SSRI) sind möglich.
  - Neuroleptika erhöhen die Mortalitätsrate und das Sturzrisiko.

– Risperidon und Quetiapin haben ein kleineres Risiko als Haloperidol.
– Angehörige und Betreuer müssen über die Risiken aufgeklärt werden.
– Neuroleptika sind bei Lewy-Body-Demenz kontraindiziert.

Aktuelle Forschung

- Zahlreiche Therapiestudien wurden in den vergangenen Jahren gestoppt.
- Es befinden sich weiter zahlreiche Substanzen in klinischer Testung.
- Die Hoffnung auf einen therapeutischen Erfolg ist weiterhin groß.

Nach einer eingehenden Demenzabklärung mit sorgfältigem Ausschluss behandelbarer Ursachen und ätiologischer Zuordnung stellt sich immer die Frage nach Therapiemöglichkeiten. Diese Frage ist für die Betroffenen und Angehörigen von großer Bedeutung.

In diesem Kapitel werden die verfügbaren Therapien und Methoden dargestellt und in den jeweiligen Unterkapiteln auf die Wirksamkeit bei bestimmten Erkrankungen eingegangen. Dabei können sich die wirksamen Therapien bei verschiedenen Demenzformen stark unterscheiden. Es ist deswegen wichtig, dass vor Einleitung von therapeutischen Maßnahmen eine klare Diagnose im Rahmen einer Demenzabklärung festgelegt wird.

Oberstes Behandlungsziel sollte ein Gewinn an Lebensqualität für den Betroffenen sein. Die Effekte der meisten Therapien sind so moderat, dass in der Regel das Ziel nicht eine signifikante Verbesserung der kognitiven Funktionen sein kann. Vor diesem Hintergrund sollte der Bedarf an therapeutischen Angeboten mit dem Betroffenen und den Angehörigen gut besprochen werden. Manche Menschen mit Demenz profitieren stark von bestimmten Therapien, besonders wenn sie sich in dem Therapiesetting auch wohlfühlen. Umgekehrt führen Therapieangebote gegen den Widerstand des Betroffenen praktisch nie zu einem zufriedenstellenden Ergebnis.

5.1 Medikamentöse Therapie der Demenz

Suzie Diener

Die medikamentöse Therapie von Demenzerkrankungen bezieht sich primär auf die Alzheimer-Erkrankung, da diese die häufigste und meist untersuchte Demenzform darstellt. Bei den aktuell zugelassenen Medikamenten handelt es sich um eine symptomatische Therapie, die auf die Behandlung der Kernsymptome (kognitive Störung, Beeinträchtigung der Alltagsaktivitäten) und der psychischen und Verhaltenssymptome (z. B. Apathie, Halluzinationen, Wahn, Aggression) zielt.

LEITLINIEN

Die für die Indikation Demenz vom Alzheimer-Typ verfügbaren Medikamente umfassen drei Medikamentengruppen:
- Acetylcholinesterasehemmer (bei leichter bis mittelschwerer Demenz)
- NMDA-Rezeptor-Antagonist (bei mittelschwerer bis schwerer Demenz)
- Ginkgo biloba (bei allen Formen kognitiver Einschränkung)

Die Acetylcholinesterasehemmer sind für die leichte bis mittelschwere und der NMDA-Rezeptor-Antagonist Memantin für die mittelschwere bis schwere Alzheimer-Demenz zugelassen. Ginkgo-biloba-Präparate sind geeignet zur Behandlung kognitiver Störungen unabhängig von Schweregrad und Ätiologie.

5.1.1 Acetylcholinesterasehemmer

Die Acetylcholinesterasehemmer (AChE-Hemmer) sind zur Behandlung der leichten bis mittelschweren Alzheimer-Demenz zugelassen. Bei der Alzheimer-Demenz handelt es sich um eine chronische Erkrankung, deren Fortschreiten durch die zurzeit zur Verfügung stehenden Medikamente nicht verhindert werden kann. Ziel der Therapie ist es, eine vorübergehende Stabilisierung und/oder eine Verlangsamung des Progresses zu bewirken. Darüber sollten die Erkrankten und deren Angehörige aufgeklärt werden. Bei der Abwägung des Nutzen-Risiko-Verhältnisses sollen Vorerkrankungen, Multimorbidität und Polypharmazie berücksichtigt werden. Die derzeit verfügbaren AChE-Hemmer sind:
- Donepezil
- Galantamin
- Rivastigmin

Es gibt keine Evidenz für die Überlegenheit einer Substanz gegenüber den anderen. Sie unterscheiden sich u. a. in der Darreichungsform (Tablette vs. Saft vs. Pflaster) und der Einnahmehäufigkeit (einmal vs. zweimal täglich). Die Auswahl des geeigneten Präparates obliegt einer individuellen Entscheidung. In diese Entscheidung fließen die Vorerkrankungen und Komorbiditäten (z. B. Schluckstörungen, koronare Herzerkrankung) sowie die Polypharmazie mit entsprechenden möglichen Wechselwirkungen ein. Eine Aufdosierung bis zur zugelassenen Maximaldosis ist für die Abschätzung der Wirksamkeit entscheidend (Donepezil 10 mg/d, Galantamin 24 mg/d, Rivastigmin 12 mg/d oder 13,3 mg/d als Pflasterapplikation).

Nebenwirkungen Acetylcholinesterasehemmer sind im Allgemeinen gut verträglich. Dennoch berichten Patienten häufig über Nebenwirkungen, die aber oft mild sind und sich nach einigen Tagen auf einer Dosis bessern. So kann dann langsam weiter aufdosiert werden. Sind die Nebenwirkungen aber stark, muss zunächst auf die letzte gut vertragene Dosis zurückgegangen werden und später ein langsamerer Erhöhungsversuch erfolgen. Wenn auch hierunter Nebenwirkungen persistieren, sollte die Medikation beendet werden, da die Nutzen-Risiko-Abwägung in diesem Fall negativ ausfallen wird. Ein Präparatwechsel oder eine andere Darreichungsform sollen erwogen werden. Eine sorgfältige Aufklärung der Erkrankten und der Betreuer beugt Missverständnissen und fehlerhaften Einnahmen vor.

Zu den häufigsten Nebenwirkungen zählen Schwindel, Benommensein, Kopfschmerzen, Übelkeit und Erbrechen sowie weitere gastrointestinale Beschwerden. Es kann zudem zu einer Gewichtsabnahme und zu psychischen Nebenwirkungen wie Unruhe, Aggressivität und Depression kommen. Schwere Nebenwirkungen sind selten, sollten aber auch bedacht werden. Hierzu zählen epileptische Anfälle, Herzrhythmusstörungen, Harnverhalt, Asthmaanfälle und Stürze. Vor Beginn der Behandlung wird der Ausschluss einer bradykarden Rhythmusstörung oder eines AV-Blocks mittels EKG empfohlen. Während der Aufdosierungsphase werden EKG-Kontrollen zum Aufdecken eines neu aufgetretenen AV-Blocks empfohlen, wobei dies in der Routine eine eher seltene Problematik darstellt.

Spezielle Indikationen Rivastigmin zeigt als Besonderheit eine Wirksamkeit bei Demenzerkrankungen im Rahmen von idiopathischen und atypischen Parkinson-Syndromen. Es gibt in der Zulassung länderspezifische Unterschiede, sodass hier die lokalen Gegebenheiten besonders zu beachten sind. Grundsätzlich kann Rivastigmin aber bei der Parkinson-Demenz und bei der Lewy-Body-Erkrankung empfohlen werden. Es reduziert insbesondere die bei diesen Erkrankungen oft vorliegenden Halluzinationen, sodass der Einsatz von Neuroleptika reduziert oder vermieden werden kann.

CAVE

- Die Wirkung von AChE-Hemmern ist dosisabhängig.
- Vorsicht bei Patienten mit AV-Block, Bradykardie sowie unter Betablocker-Therapie!
- Weitere relative Kontraindikationen: Epilepsie, Harnverhalt, Asthma bronchiale.
- Die Behandlung mit AChE-Hemmern bei der schweren Demenz ist eine Off-label-Therapie.

Ein Absetzen von AChE-Hemmern bei Langzeitbehandlung und klinischer Progredienz ist mit dem Risiko einer klinischen Verschlechterung assoziiert.

Fallbeispiel

Die Patientin kommt zur Verlaufskontrolle vor Dosiserhöhung von Donepezil. Sie berichtet, das Medikament nicht vertragen zu haben. Sie habe das ständige Gefühl gehabt, „neben sich zu stehen", und sei ständig wie benommen durch die Gegend gelaufen. Zudem bestanden Übelkeit und Magenkrämpfe. Sie habe nach ein paar Tagen das Medikament selbstständig abgesetzt. Auf Nachfrage stellt sich heraus, dass die Patientin das Medikament morgens eingenommen hat.

Sie wird darüber aufgeklärt, Donepezil abends vor dem Schlafengehen einzunehmen. Die Nebenwirkungen würden meistens nur während der Eingewöhnungsphase auftreten und sich nach wenigen Wochen zurückbilden. Ein neuer Versuch wird gestartet, womit die Patientin einverstanden ist.

Bei der nächsten Verlaufskontrolle nach 4 Wochen berichtet die Patientin, Donepezil gut vertragen zu haben. Die im Rahmen der ersten Einnahme aufgetretenen Nebenwirkungen habe sie kaum bis gar nicht mehr verspürt. Nach EKG-Kontrolle kann die Aufdosierung auf 10 mg erfolgen.

5.1.2 Memantin

Memantin ist für die Therapie der mittelschweren bis schweren Demenz zugelassen. Die tägliche Höchstdosis liegt bei 20 mg. Eine langsame Aufdosierung in 5-mg-Schritten wöchentlich ist für die bessere Verträglichkeit zu empfehlen, um das Risiko des Auftretens von Nebenwirkungen zu minimieren. Memantin wird in Tabletten- und in Tropfenform angeboten. Die Tablette wird einmal täglich mit oder ohne Nahrung eingenommen.

Nebenwirkungen Zu den häufigsten Nebenwirkungen von Memantin gehören Schwindel, Kopfschmerzen, Schläfrigkeit, Obstipation und erhöhter Blutdruck. Beim Auftreten von Nebenwirkungen während der Aufdosierungsphase empfiehlt sich, zur letzten verträglichen Dosis zurückzugehen und die Aufdosierungsintervalle zu verlängern.

Spezielle Indikationen Eine Add-on-Behandlung mit Memantin bei Patienten mit mittelschwerer Demenz, die bereits einen AChE-Hemmer erhalten, kann erwogen werden. Es handelt sich bei der Kombinationsbehandlung jedoch um eine Off-label-Therapie, worüber die Patienten aufzuklären sind.

5.1.3 Ginkgo biloba

Ginkgo-biloba-Präparate sind zur symptomatischen Behandlung von Patienten mit hirnorganisch bedingten geistigen Leistungseinbußen bei demenziellen Syndromen zugelassen. Ginkgo ist ein Wirkstoff der Traditionellen chinesischen Medizin, aus deren Blättern ein wirksamer Extrakt gewonnen wird. Sie enthält spezielle Terpene (Ginkgolide) und zahlreiche Flavonoide mit antioxidativen Eigenschaften.

Ginkgo biloba kann die Wirkung von oralen Antikoagulanzien verstärken. Die Patienten und deren Betreuer sollen darüber aufgeklärt und eine Gerinnungsanamnese soll erhoben werden.

Tee aus getrockneten Ginkgoblättern hat keinen Effekt, weil die aktiven Substanzen (Ginkgolide und Bilobalide) in Wasser unlöslich sind.

5.1.4 Fehlende Evidenz

Während es für die Acetylcholinesterasehemmer, Memantin und Ginkgo biloba zumindest eine gewisse wissenschaftliche Evidenz gibt, dass sie in der Behandlung von Demenzerkrankungen wirksam sind, liegen für andere Substanzen keine Wirksamkeitsnachweise vor. Beim Einsatz dieser Medikamente zur Behandlung einer Demenz ist also Zurückhaltung geboten.

Aspirin Es gibt keine überzeugende Evidenz für den Einsatz von Aspirin oder anderen Thrombozytenaggregationshemmern zur Behandlung der Demenz. Dies gilt insbesondere auch für die Therapie der vaskulären Demenz. Es gibt allerdings Situationen, in denen der Einsatz wegen einer anderen Indikation gerechtfertigt ist. Dazu gehören selbstverständlich ein durchgemachter Schlaganfall (je nach Ätiologie) oder eine koronare Herzerkrankung, um nur zwei Beispiele zu nennen. In diesen Situationen sollte die Behandlung bei Diagnose einer vaskulären Demenz fortgeführt werden. Einzige Ausnahme ist die Diagnose einer zerebralen Amyloid-Angiopathie, bei welcher der Einsatz jedweder gerinnungsaktiver Substanzen sehr sorgfältig gegen das erhöhte zerebrale Blutungsrisiko abgewogen werden muss.

Benzodiazepine Sie sollten in der Therapie der Demenz möglichst sparsam eingesetzt werden. Zum einen sind paradoxe Reaktionen in diesem Patientenklientel häufig, zum anderen wird die Gesamtmortalität hierdurch erhöht.

Neuroleptika Diese sollten ebenfalls möglichst wenig eingesetzt werden. Auf sie wird im ➤ Kap. 5.4 ausführlich eingegangen. Grundsätzlich gibt es im Verlauf einer Demenzerkrankung Situationen, in denen ihr Einsatz unvermeidlich ist. Aber das Prinzip der Neuroleptikatherapie bei Demenz sollte immer lauten: so gezielt wie möglich, so kurz wie nötig. Grund ist auch hier, dass die Gesamtmortalität bei Einsatz dieser Substanzklasse deutlich erhöht wird. Neuroleptika dienen nur der Symptomkontrolle. Für den Einsatz wegen einer Demenz allein gibt es keine bzw. sogar negative Evidenz.

Hormonersatztherapie Es gibt keine Nachweise für die Wirksamkeit von Hormonersatztherapie auf die Kognition bei Frauen. Das Risiko für Schlaganfälle, thrombotische Ereignisse und Brustkrebs ist erhöht, sodass ein Einsatz dieser Substanzklasse nicht gerechtfertigt ist.

Vitamin E Es gibt keine Evidenz für die Behandlung der Alzheimer-Demenz mit Vitamin E. Das Risiko-Nutzen-Verhältnis ist ungünstig. Grund dafür sind die erhöhte Gesamtmortalität sowie der Anstieg kardiovaskulärer Ereignisse.

5.1.5 Vaskuläre Demenz

Die Behandlung vaskulärer Risikofaktoren wie der arteriellen Hypertonie und des Diabetes mellitus ist der Grundpfeiler der Therapie der vaskulären Demenz. Sekundäre Verbesserungen oder stabile Verläufe bei der vaskulären Demenz sind möglich.

CAVE

- Thrombozytenaggregationshemmer wie Aspirin sind bei vaskulärer Demenz zur primären Prävention nicht indiziert.
- Die Behandlung der vaskulären Demenz mit AChE-Hemmern oder Memantin ist eine Off-label-Behandlung und war in Studien nicht reproduzierbar wirksam.

5.1.6 Gemischte Demenz

Die Behandlung einer gemischten Demenz richtet sich nach der Therapie der beteiligten Ätiologien. Bei zumindest anteiligem Vorliegen einer Alzheimer-Demenz sollte entsprechend den Empfehlungen bei dieser Demenzursache vorgegangen werden.

5.1.7 Frontotemporale Demenz

Es gibt keine wirksame und zugelassene medikamentöse Therapie zur Behandlung der frontotemporalen Demenz. Nichtmedikamentöse Maßnahmen wie die logopädische Therapie bei der primären progredienten Aphasie oder Coaching der Angehörigen stehen im Vordergrund. Bei dominierenden Verhaltenssymptomen muss entsprechend behandelt werden (➤ Kap. 5.4).

5.1.8 Parkinson- und Lewy-Body-Demenz

Der Acetylcholinesterasehemmer Rivastigmin zeigt eine gute Wirksamkeit zur Behandlung von Patienten mit einer Demenz im Rahmen einer Parkinson-Erkrankung im leichten bis mittelschweren Stadium.

Auch für eine Wirksamkeit von Rivastigmin bei Lewy-Body-Demenz gibt es Hinweise. Insbesondere können Halluzinationen und Verhaltenssymptome günstig beeinflusst werden. Die therapeutische Herausforderung bei diesem Patientenkollektiv besteht darin, dass teilweise das Ansprechen eines Symptoms auf ein Medikament (z. B. Besserung von Halluzinationen auf Neuroleptika) mit einer Verschlechterung eines anderen Symptoms (z. B. Verschlechterung der Bewegungsstörung) einhergeht.

5.2 Nichtmedikamentöse Therapie

Suzie Diener

Die nichtmedikamentösen Behandlungsmöglichkeiten bei Demenzerkrankungen spielen neben der medikamentösen Therapie eine Schlüsselrolle für die Betreuung der Betroffenen und deren Angehörige. Gerade in den Frühstadien einer Demenz verbessert ein Lebensstil mit regelmäßigem körperlichem und kognitivem Training die Hirnleistung. Leider kommen diese Ansätze teilweise zu kurz, weil die Vermittlung in der Praxis mehr Zeit erfordert als das Verschreiben von Medikamenten. Dabei ist es nicht überraschend, dass nichtmedikamentöse Behandlungsansätze wenige Nebenwirkungen zeigen und somit eine sichere Therapieoption darstellen.

Im Rahmen einer Demenzerkrankung bleiben die emotionalen Kompetenzen im Gegensatz zu den früh eingeschränkten und verlorenen kognitiven Fähigkeiten lange vom Abbau verschont. Unter anderem auf diese emotionalen Kompetenzen zielt die nichtmedikamentöse Therapie. Dabei ist der Fokus weniger auf die Defizite, sondern vor allem auf die noch erhaltenen Fähigkeiten gerichtet.

Die Therapie von Verhaltenssymptomen wird gesondert im ➢ Kap. 5.4 beschrieben.

5.2.1 Körperliche Aktivität

Der positive Effekt von regelmäßiger körperlicher Aktivität ist nicht nur für Herz-Kreislauf-Erkrankungen, sondern auch für Demenzerkrankungen bekannt. Dennoch ist die Compliance für körperliche Aktivitäten bei Demenzkranken ähnlich wie bei kognitiv Gesunden variabel. Wichtig ist, die Trainingsintensität vernünftig zu wählen und einen gut erreichbaren Trainingsort zu haben. Sinnvoll gerade bei Demenzerkrankungen ist zudem ein Sport mit Möglichkeit zum sozialen Austausch. Regelmäßige langsame Spaziergänge und leichtes körperliches Training (Bewegungsübungen) sind realistische Ziele. Dies führt zu:

- Verbessertem Schlaf
- Stressreduktion
- Senkung des Sturzrisikos
- Verminderung von Apathie
- Vorbeugung von nächtlichem Wandern

5.2.2 Ergotherapie

Die Ergotherapie gehört zu den Aktivierungstherapien. Sie dient der Verbesserung und dem Erhalt von Alltagsfunktionen und Handlungsfähigkeit. Dabei geht es um das Üben noch erhaltener alltagspraktischer Fähigkeiten und positiv besetzter Tätigkeiten (z. B. Kochen, Gartenarbeit).

Im Rahmen ergotherapeutischer Angebote werden die Angehörigen z. B. darin geschult, Auslöser eigener Gereiztheit zu erkennen sowie potenzielle Auslöser problematischen Verhaltens in der Kommunikation bei den Erkrankten zu identifizieren. Der Umgang mit den problematischen Verhaltensmustern wird gelernt.

EVIDENZ

> Die individuell ausgerichtete Ergotherapie bei Patienten mit leichter bis mittelschwerer Demenz unter Einbeziehung der Bezugspersonen trägt zum längeren Erhalt von Alltagsfunktionen bei.

5.2.3 Künstlerische Therapien

Künstlerische Therapien nutzen nonverbale und prozedurale Kommunikation, um mit künstlerischen Medien und Prozessen wahrnehmungs- und gestaltungsorientiert Fähigkeiten zu stärken und Ressourcen zu aktivieren. Künstlerische Therapien sind unter anderem:

- Musiktherapie
- Kunsttherapie
- Tanztherapie
- Theatertherapie

Die Auswahl der geeigneten Therapie richtet sich nach der Verfügbarkeit und nach der Biografie des jeweiligen Patienten.

Musikbasierte Aktivitäten

Musikalische Aktivität in jüngeren Lebensjahren geht mit einer besseren Gedächtnisleistung im höheren Alter einher. Allerdings ist es im Alter nicht zu spät, um z. B. mit Klavierspielen zu beginnen, denn die positiven Eigenschaften der Musik auf die Kognition können weiterhin zunutze gemacht werden. Dies wird dadurch erklärt, dass das musikalische Gedächtnis bei Alzheimer-Patienten vom degenerativen Abbau bis in fortgeschrittene Stadien weitgehend verschont bleiben kann. Dies unterstreicht das therapeutische Potenzial von Musik bei Alzheimer-Demenz, insbesondere im Hinblick auf das verbale Gedächtnis. Gesungene Texte werden besser memorisiert als gesprochene. Unterschieden werden:

- Aktive Musiktherapie: aktive Beteiligung des Demenzkranken mittels Stimme oder Instrument
- Rezeptive Musiktherapie: gezieltes Abspielen von Musik

Es wird spekuliert, dass aktives Musikhören vor allem die bezüglich Plastizität und Reserve äußerst potenten Hirnareale im medio-präfrontalen Kortex aktiviert. Musikalische Interventionen über 3 Monate führen auch 6 Monate später zu signifikanten kognitiven, emotionalen und sozialen Verbesserungen. Eine individuelle Musikintervention über 5 Monate im fortgeschrittenem Stadium kann eine Reduktion von neuropsychiatrischen Symptomen und eine Verbesserung des Wohlbefindens des Patienten mit sich bringen. Die Kombination von Musik und Bewegungsaktivität wie z. B. Tanz zeigt ebenfalls eine positive Wirkung auf neuropsychologische Symptome; vor allem scheinen die sprachlichen Fähigkeiten bei fortgeschrittenen Demenzkranken dadurch gefördert zu werden.

Kunsttherapie

Bei der Kunsttherapie werden verhaltens- und tiefenpsychologische sowie heilpädagogisch-rehabilitative Ansätze angewandt. Dies geschieht in Einzel- oder Gruppensetting mit nonverbalen Ausdrucksmöglichkeiten. Eine Verbesserung der Stimmung und der Gesamtbefindlichkeit im Lebensalltag kann dadurch erreicht werden.

5.2.4 Kognitive Verfahren

Kognitive Verfahren fassen alle Interventionen zur Aktivierung kognitiver Funktionen (z. B. Gedächtnis, Aufmerksamkeit oder Sprache) zusammen. Sie können wie folgt unterteilt werden:

- Kognitives Training: Durchführung von Übungen kognitiver Funktionen
- Kognitive Stimulation: Anregung kognitiver Tätigkeit, z. B. Aktivierung von Altgedächtnisinhalten oder Einbindung in Konversationen
- Kognitive Rehabilitation: Kombination aus Training und Stimulation
- Realitätsorientierung: Förderung der Orientierung in Zeit und Raum durch Hinweise
- Reminiszenz/autobiografische Arbeit: Aktivierung von autobiografischen, emotional positiv besetzten Altgedächtnisinhalten

LEITLINIEN

Details zur Evidenz und zur Anwendung der verschiedenen kognitiven Verfahren werden ausführlich in den S3-Leitlinien für Diagnostik und Therapie in der Neurologie beschrieben.

Die Verfahren werden einzeln oder in Gruppen durchgeführt, wobei Einzeltherapien eine bessere Wirkung als Gruppentherapie vorweisen. Stimulationsverfahren wie Problemlöseaufgaben, kreative Aktivitäten, verbale Kommunikation zeigen eine bessere Wirksamkeit gegenüber stützenden Verfahren wie Einsatz von Gedächtnishilfen.

Reminiszenztherapie

Die Reminiszenztherapie wird auch als Erinnerungstherapie bezeichnet. Sie stützt sich auf die autobiografischen Lebensinhalte der Menschen mit Demenz. Diese Therapie wirkt bei allen Schweregraden der Demenzerkrankung. Sie kann durch Therapeuten sowie durch geschulte Angehörige durchgeführt werden. Die Erinnerung kann z. B. durch Betrachten älterer Urlaubsfotos, ergänzt durch Gespräche über vergangene Zeiten, hervorgerufen werden. Eine angenehme Gefühlswelt wird dadurch aktiviert. Die Erkrankten werden in positive Erinnerungen versetzt, wodurch Angst, Unruhe und Aggressivität reduziert werden.

EVIDENZ

- Stimulationsverfahren zeigen eine bessere Wirksamkeit als stützende Verfahren.
- Der Effekt der kognitiven Stimulation kann noch bis zu drei Monate nach Beendigung der Therapie nachgewiesen werden.
- Eine Wirksamkeit von kognitiver Stimulation auf die kognitive Leistung bei Patienten mit leichter bis mittelschwerer Demenz ist erwiesen.
- Reminiszenzverfahren können in allen Krankheitsstadien aufgrund von Effekten auf die Stimmung, die kognitive Leistung und lebensqualitätsbezogene Faktoren angewendet werden.

Im Rahmen einer Selbsterhaltungstherapie werden den Erkrankten Tätigkeiten übertragen, für die noch ausreichende Kompetenzen bestehen, z. B. den Tisch decken. Dies wirkt sich positiv auf das Selbstwertgefühl der Erkrankten aus. Sie fühlen sich dadurch wahrgenommen und gebraucht. Die Auswahl der Tätigkeit geschieht in Anlehnung an die jeweilige Biografie. Erhaltene Fähigkeiten werden geübt, verlorene eher gemieden. Die autopersonelle Orientierung wird verbessert und Verhaltensstörungen wie Angst und Aggressivität reduziert.

5.2.5 Sensorische Verfahren

Bei den sensorischen Verfahren handelt es sich um Interventionen, die das sensorische Empfinden bei den Betroffenen ansprechen. Dies kommt insbesondere bei Beeinträchtigung verbaler Kommunikation bei Menschen mit Demenz zur Anwendung. Zu den sensorischen Verfahren zählen:

- Aromatherapie
- Snoezelen/multisensorische Verfahren
- Massagen/Berührung
- Lichttherapie

Aromatherapie

Im Rahmen der Aromatherapie werden Geruchsstoffe (z. B. Melissenöl, vernebeltes Lavendelöl) zur positiven Beeinflussung von Verhaltenssymptomen eingesetzt. Die Aromatherapie kann bei agitiertem Verhalten und allgemeinen Verhaltenssymptomen bei Patienten mit mittel- bis schwergradiger Demenz einen positiven Effekt haben.

Snoezelen/multisensorische Verfahren

Unter Snoezelen versteht man die multisensorische Anwendung beruhigender Stimuli mit dem Ziel der Beruhigung und Entspannung von Demenzkranken. Die Stimuli können akustischer, olfaktorischer, taktil-haptischer und/oder visueller Art sein. Wichtig ist eine biografiebezogene Anwendung.

Massagen/Berührung

Körperliche Berührung kann als Kommunikationsmittel eingesetzt werden und eine beruhigende Wirkung haben. Sie kann mit der Aromatherapie kombiniert werden (z. B. Einmassieren von Melissenöl am Unterarm). Wichtig dabei ist, auf das individuelle Bedürfnis nach Distanz und Privatsphäre des Erkrankten zu achten.

Lichttherapie

Es gibt bisher keine Hinweise für einen therapeutischen Effekt von Lichttherapie auf kognitive Funktionen, Schlaf oder psychische und Verhaltenssymptome bei Menschen mit Demenz.

5.2.6 Ernährung

Menschen mit Demenz werden im Vergleich zu kognitiv Gesunden früher mit einem verstärkten Muskelabbau konfrontiert. Dieser beginnt oft bereits vor Auftreten der ersten kognitiven Symptome und verstärkt sich im weiteren Krankheitsverlauf mit begleitendem Kraftabbau und verminderter Mobilität. Aus diesem Grunde ist es sinnvoll, auf eine gesunde und proteinreiche Ernährung zu achten. Der anzustrebende tägliche Proteinkonsum liegt bei Demenzkranken im oberen Bereich der für Senioren definierten Menge. Gegebenenfalls soll die zusätzliche Einnahme von Nahrungsergänzungsmitteln erwogen werden, z. B. Proteinprodukte mit Leucin angereicherter Molke.

Nicht zu vergessen ist eine Vitamin-D_3-Substitution, am besten mit einer oralen monatlichen Verabreichung.

Grüntee Es gibt Hinweise dafür, dass der tägliche Konsum von grünem Tee (mindestens 2 Tassen) die kognitiven Funktionen und das Erinnerungsvermögen verbessern kann. Diese Annahme beruht darauf, dass Grüntee Hemmer der Acetylcholinesterase und der β-Sekretase enthält.

Kaffee Es wird spekuliert, dass der Konsum von Koffein die Abnahme von kognitiven Funktionen reduzieren könnte. Allerdings liegt dabei die tägliche Dosis bei 400 mg Koffein, was ca. 4 Tassen Kaffee oder 6 Espressi entspricht. Dabei ist eventuell Vorsicht geboten, weil Koffein Schlafstörungen fördern und Erregungszustände sowie Tachykardien begünstigen kann.

Früchte und Nüsse Es gibt Hinweise dafür, dass der regelmäßige Konsum von Heidelbeeren und Cassis (Trinken von 1–2 dl Saft) die Abnahme von kognitiven Funktionen verlangsamen kann. Nüsse erhalten Antioxidanzien, die zum Schutz des Gehirns vor oxidativem Stress beitragen können.

Kurkuma Der Hauptbestandteil bzw. die aktive Substanz, Kurkumin, ist in der Lage, Acetylcholinesterase und β-Sekretase zu hemmen. Darauf beruht die Wirkung von Kurkuma. Allerdings müsste aufgrund der schlechten Bioverfügbarkeit hierfür Kurkuma in großen Mengen eingenommen werden (Größenordnung von ca. 1 g pro Tag). Zu beachten sind Nebeneffekte wie Mundtrockenheit, Magenbrennen oder Flatulenz. Eine Kontraindikation besteht bei Gallensteinen und Magengeschwüren; bei Leberkrankheiten ist Vorsicht geboten.

Rosmarin Eine Wirkung von Rosmarin auf Konzentrationsstörungen und kognitive Defizite wird vermutet. Es scheint, dass die aromatischen überirdischen Teile von Rosmarin Komponenten mit Hemmung der Acetylcholinesterase enthalten. Das essenzielle Rosmarinöl zu inhalieren, ist wirksamer als die Einnahme von Rosmarin in Form von Tee und Gewürz.

5.2.7 Angehörigenbetreuung

Die Betreuung von Demenzkranken erfolgt je nach Land und Kultur in zwei Drittel der Fälle zu Hause durch Familienangehörige. Beinahe die Hälfte der betreuenden Familienangehörigen leidet unter Depressionen. Der Wunsch, den Patienten solange wie möglich im gewohnten Umfeld zu behalten, ist größer als der Erhalt der eigenen Gesundheit und Bedürfnisse. Allerdings grenzt dies manchmal an eine Aufopferung, und es ist vor allem „das schlechte Gewissen“, welches die Angehörigen immer wieder dazu bewegt, weiterzumachen.

Die Aufgabe von Fachpersonen im Demenzbereich ist es, diese Zustände schnellstmöglich zu erkennen und die Angehörigen vor sich selbst zu schützen. Denn die psychische Gesundheit der Familienangehörigen ist für ein erfolgreiches Demenz-Management entscheidend. Dazu gehört eine ausführliche Aufklärung über die Demenzerkrankung, über Betreuerstress und über Unterstützungsmöglichkeiten wie z. B. Selbsthilfegruppen. Die Angehörigen können im Rahmen von ergotherapeutischen Interventionen mit integriert werden. Durch die Wissensvermittlung wird die Krankheitsakzeptanz erhöht. Durch Schulung der Angehörigen wird deren Selbstsicherheit gefördert, Stress wird abgebaut, Missverständnisse werden vermieden. Der Umgang miteinander wird entspannter. Eine angepasste Kommunikation verhindert Stress.

Fallbeispiel

Die Tochter eines Mannes mit Demenz ruft aus der Küche ins Bad: „Vater, wenn du dich mit dem Anziehen beeilst, können wir in 10 Minuten frühstücken."

Dies sind zu viele Informationen, die den Vater überfordern. Er fühlt sich unter Stress gesetzt; dadurch vergisst er, was er machen wollte, wodurch der Stress weiter gesteigert wird. Er ist frustriert, weil er nicht mehr weiß, was von ihm verlangt wird. Die Tochter ist ebenfalls frustriert, weil sie ihn tatenlos und am gleichen Ort wie zuvor findet. Derartige Situationen können eventuell bis hin zu aggressivem Verhalten führen.

Eine angepasste Kommunikation vermeidet Überforderungen, entlastet sowohl die Patienten als auch die Angehörigen und reduziert aggressives Verhalten.

Fallbeispiel

Die Tochter geht ins Bad und legt die Hand an die Schulter: „Vater!"

Der Vater wendet sich ihr zu. Die Tochter sagt: „Bitte, ziehe Dich an!"

Zehn Minuten später ergänzt sie: „Vater, komm bitte zum Frühstücken!"

Vater und Tochter gehen in die Küche.

Der Austausch innerhalb von Selbsthilfegruppen ist sowohl für die Erkrankten als auch für die Angehörigen wertvoll. Je nach Land sind Adressen auf den Webseiten der Alzheimervereinigung zu finden. Angehörigenseminare dienen dem Austausch und der Aufklärung. Ein gut aufgeklärter Angehöriger geht besser mit der Erkrankung um, gesellschaftliche Veränderungen werden besser akzeptiert, der Umgang erfolgt friedlicher. Techniken zum Umgang mit herausforderndem Verhalten, zur Umkehr von negativem Denken, zur Selbstsicherheit, Relaxation, Zukunftsplanung und Förderung von genüsslichen Aktivitäten werden z. B. im Rahmen von ergotherapeutischen Ansätzen vermittelt.

Die Resultate dieser Interventionen im Sinne von „Psychoedukation" zeigen sich in einer geringeren Depressionsrate und Anspannung der Betreuenden. Die betreuenden Familienmitglieder können somit besser und länger für ihre Demenzerkrankten zu Hause sorgen, die Institutionalisierung kann dadurch hinausgezögert und zusätzliche Betreuerkosten können eingespart werden. Die Angehörigen lernen auch, sich vor Erschöpfung zu schützen, ohne ein schlechtes Gewissen haben zu müssen.

Ein kombinierter Behandlungsansatz im Rahmen einer Demenz-Tagesklinik ist sowohl für den Erkrankten (Treffen mit anderen Erkrankten, Gruppenansatz, demenzerfahrene Therapeuten) als auch für die Angehörigen (Entlastungsmöglichkeit, einen Tag für sich) von Vorteil.

5.3 Komplementärmedizin bei Demenz

Stefan Hägele-Link

In den vergangenen Jahrzehnten konnte eine Vielzahl der zugrunde liegenden Mechanismen, die für Funktionen und Erkrankungen des Gehirns verantwortlich sind, verstanden werden. Die Vorteile der sich daraus für unsere Patienten ergebenden Therapien erleben und schätzen wir in unserem klinischen Alltag. Dennoch bleiben weiterhin viele Fragen offen und die vielschichtigen Phänomene des Bewusstseins sind nicht ausreichend dadurch erklärt, dass wir zumindest teilweise mechanisch verstehen, wie das Gehirn funktioniert. Das, was unser Menschsein ausmacht, die tägliche Erfahrung des geistigen Lebens und Leidens, ist dadurch nicht ausreichend verständlich.

Vor diesem Hintergrund wird nachvollziehbar, dass in den letzten Jahren von der Bevölkerung international zunehmend das Bedürfnis nach ganzheitlichen und komplementärmedizinischen Behandlungsmethoden artikuliert wird. Entsprechend widmet sich eine zunehmende Anzahl von Forschern auch in akademischen Institutionen der wissenschaftlichen Untersuchung komplementärmedizinischer Verfahren. Für diese Entwicklung spricht auch die Tatsache, dass im Jahr 2007 das Referendum über die Implementierung der Komplementärmedizin in die Grundversicherung durch das Schweizer Volk mit überwältigender Mehrheit angenommen wurde.

Bewusst sprechen wir bei den im Folgenden besprochenen Therapieformen nicht von Alternativmedizin, sondern von Komplementärmedizin oder – besser noch – integrativer Medizin. Diese soll medikamentöse und nichtmedikamentöse konventionell medizinische Behandlungsstrategien (Schulmedizin) ergänzen und nicht ersetzen.

DEFINITION

- Schulmedizin + Komplementärmedizin = integrative Medizin
- Die integrative Medizin soll die etablierten schulmedizinischen Behandlungskonzepte ergänzen und nicht ersetzen.
- Davon abzugrenzen ist Alternativmedizin, die anstelle (Alternative) der konventionellen Medizin eingesetzt wird

Der Arzt und Medizinethiker Giovanni Maio fordert in seinem Buch „Kranke Menschen verstehen" eine Medizin der Zuwendung [1]. Im besonderen Maße nimmt er Stellung zu den Demenzen und dazu, *„warum wir von dementiell erkrankten Menschen viel über uns lernen können"*. Die hier vermittelte Haltung ist für Ärzte, Therapeuten und Angehörige von Menschen mit Demenz sehr wertvoll. Die Demenz ist sowohl für den betroffenen Menschen selbst als auch dessen soziales Umfeld eine Katastrophe, was nicht beschönigt werden darf. Aber die Krankheit ist nicht verstanden, wenn man sie auf das reduziert, was verloren geht.

Insbesondere plädiert Maio für eine besondere Kommunikationsbedingung, die wir im Umgang mit demenzkranken Menschen schaffen müssen. Es gilt sich immer wieder bewusst zu machen, dass der Mensch mit Demenz *„den geistigen Zugang zu seiner Erinnerung"* verliert. Patienten, die unter einer Demenz leiden, verlieren oft die Fähigkeit, auf Erfahrungen ihres früheren Lebens kognitiv zurückzugreifen, und viele haben sehr bald Schwierigkeiten damit, vertraute Menschen wiederzuerkennen. Wir dürfen allerdings nicht den Fehler machen, hieraus zu schließen, dass Menschen mit Demenz ihre Erinnerung verloren haben. *„Ihre Erinnerungen sind nicht einfach getilgt, sie sind lediglich zugeschüttet und damit verdeckt, verborgen und schwerer zugänglich. Das Leben eines an Alzheimer erkrankten Menschen ist daher vor allem von Diskontinuität geprägt."*

Der Mensch mit Demenz verliert *„das Gefühl einer historischen Kontinuität seiner Biografie"*. Altes kann aber trotz einer solchen fehlenden Kohärenz zumindest zeitweise wieder hervorgeholt werden. Der demenzkranke Mensch empfindet, fühlt und denkt, aber tut dies im Hier und Jetzt. Entsprechend ist es kein kognitiver, sondern ein leiblicher Selbstbezug. Es ist nun *„nicht mehr die Vernunft, die ihn zu diesen Erinnerungsgeschichten führt, es ist die leibliche Erfahrung"*: der Duft einer Lieblingsblume, das Hören eines Musikstücks, das Gestreichelt- oder Berührtwerden, das Fühlen der Sonne oder das Schmecken von Schokolade. Es sind die leibhaftigen sensorischen Eindrücke, die dem Menschen mit Demenz einen neuen Zugang zu seinen verschütteten Erinnerungen bahnen können.

Menschen mit Demenz büßen an kognitiven Fähigkeiten ein, aber sie bewahren sich den Zugang zur Welt über ihren Körper. Alles ist „fremd geworden", da sie *„abgeschnitten sind von allem, was ihnen einst vertraut war"*. *„Die Unruhe, das rastlose Umherlaufen, manchmal auch die Aggression mancher Alzheimerkranken können als Ausdruck dieser verloren gegangenen Geborgenheit verstanden werden und als Suche nach einem verlässlichen Halt."* Es ist wichtig, nicht zu übersehen, wie viel z. B. an Alzheimer erkrankte Menschen noch können. Hierzu gehört insbesondere die verbliebene Fähigkeit zur Kommunikation mit anderen. Über seinen Körper kann sich der Demenzkranke auch weiter als lebendiger Mensch erfahren.

Die von Giovanni Maio geschilderte Haltung gegenüber und der Zugang zu Menschen mit Demenz kann sehr gut durch komplementärmedizinische Therapien unterstützt werden. Zur Verfügung stehen vor allem Therapiekonzepte aus dem Bereich der anthroposophisch erweiterten Medizin (AEM) oder der Traditionellen chinesischen Medizin (TCM).

5.3.1 Anthroposophisch erweiterte Medizin (AEM)

Die AEM ist von Rudolf Steiner (1861–1925) sowie von der Ärztin Ita Wegman (1876–1943) zu Beginn des 20. Jahrhunderts begründet worden. Ihr Anliegen ist es, *„den Menschen als leibliches, seelisches und geistiges Wesen zu begreifen und dementsprechend Diagnostik und Therapie an einem umfassenden Menschenverständnis zu orientieren"*. Es handelt sich um eine Erweiterung der etablierten akademischen Medizin und Schulmedizin, deren unbestrittene Erfolge in vollem Maße anerkannt werden und Grundlage eines jeden ärztlich Handelnden sein müssen.

CAVE

Komplementärmedizinische Methoden sollen schulmedizinische Methoden nicht ersetzen, sondern sinnvoll ergänzen.

Die anthroposophisch erweiterte Medizin im Detail darzustellen, würde an dieser Stelle zu weit führen. Diesbezüglich sei auf die vielfältig vorliegende Literatur verwiesen. Die anthroposophische Medizin versteht sich als eine medizinische Methode, der ein holistisches, nach Leib, Seele und Geist differenziertes Menschenverständnis zugrunde liegt. Sie verfügt über therapeutische Qualitäten, die sich zu einer ergänzenden Behandlung des an Demenz erkrankten Menschen besonders eignen. Dem Arzt stehen hierfür Arzneimittel aus dem Metall-, Pflanzen- und Tierreich zum Teil substanziell, zum Teil in potenzierter Form zur Verfügung. Die zur Verwendung kommenden Arzneimittelindikationen sind konzeptionell begründet, stützen sich aber auf die vorliegende Literatur sowie therapeutische Erfahrungen, wie sie z. B. im „Vademecum anthroposophischer Arzneimittel" gesammelt sind, das in einer aktualisierten Auflage von 2017 vorliegt [2].

Beispiele für eine medikamentöse Therapie im Sinne einer AEM (siehe auch [2]):

- Arnica/Plumbum mellitum (Arnica montana e planta tota D29), Wala; 2 × 5 Globuli/Tag Plumbum mellitum D29
- Aurum/Hyoscyamus comp (Aurum metallicum D9, Hyoscyamus niger ex herba D4, Stibium metallicum D7), WALA CH; z. B. 3 × 5 Globuli oder bei Unruhe 1 Amp. s. c.
- Juglans regia comp (Juglans regia e foliis et fructibus D6, Kalium phosphoricum D5, Stannum metallicum D11), Wala; 2–3 ×/Woche eine Ampulle s. c.
- Scleron® (Plumbum mellitum D12, Ursubstanz hergestellt aus Blei, Honig und Rohrzucker), Weleda

5.3.2 Achtsame Bewegungstherapie

Eine besondere Form der achtsamen Bewegungstherapie stellt die Heileurythmie dar. Hierbei handelt es sich um eine achtsame Bewegungstherapie, die ebenfalls aus der AEM kommt und dem Patienten regelmäßiges Üben ermöglicht (➢ Abb. 5.1).

Vokale und Konsonanten der Sprache werden in gezielte Gebärden umgesetzt, die eine physiologisch-therapeutische Wirkung haben. Durch den Einsatz dieser Bewegungsformen kann auf verschiedene Krankheitsprozesse regulierend und harmonisierend eingewirkt werden. Im Behandlungsprozess werden die innere Achtsamkeit und Körperwahrnehmung übend geschult. Ziel ist es wie bei den anderen genannten komplementärmedizinischen Therapieverfahren, Selbstheilungskräfte zu aktivieren.

Bei neurodegenerativen Erkrankungen hat sich der Einsatz achtsamer Bewegungstherapien bewährt. Hier sei auf das Beispiel der Parkinson-Erkrankung verwiesen, in deren Kontext sich achtsame Bewegungstherapien in Form von Thai Chi aus der Traditionellen chinesischen Medizin zur Verbesserung der posturalen Stabilität als geeignet gezeigt haben [3].

5.3.3 Kunsttherapie

Gute Erfahrungen wurden mit dem Einsatz von Kunsttherapie (➢ Abb. 5.1) gemacht. Insgesamt kann man sagen, dass jede Form von Kreativität sinnvoll, prophylaktisch und heilsam bei Demenzkranken eingesetzt werden kann.

Zwischen unserem Denken und unserem Tun liegt eine vielfarbige Welt der Gefühle. Wir empfinden Farben und Formen und drücken diese beim Malen und Zeichnen bewusst oder unbewusst aus. Die Art und Weise, wie ein Mensch malt und was er damit zum Ausdruck bringt, deutet auf seine gegenwärtige psychische und gesundheitliche Verfassung hin. Wird das, was sich so im Bilde zeigt, in der Maltherapie aufgegriffen, können mit dem Patienten heilungsfördernde Veränderungsprozesse durchlaufen werden.

Ausgehend von Goethes Farbenlehre, entwickelten u. a. Dr. Margarethe Hauschka, Liane Collot d'Herbois und Rosemarie Pütz eine Form der anthroposophischen Maltherapie, die sich an der speziellen Wirkung einer Farbe orientiert. Auch beim Zeichnen und Plastifizieren wird die jeweilige Wirkung einer Formgestalt auf den Organismus berücksichtigt.

In der Therapie werden die künstlerischen Mittel und Übungen individuell auf den Patienten abgestimmt, damit eine optimale gesundheitsfördernde Wirkung möglich wird. Malübungen durchwärmen und entspannen den Organismus. Sie vertiefen die Erlebnisqualitäten des Schaffenden. Dadurch regen sie lösende wie auch strukturierende Vorgänge im Organismus an. Es wird gezielt einseitigen seelischen Verhaltensmustern oder krankhaften Prozessen – sei es im akuten oder chronischen Zustand – entgegengewirkt. Die Stärkung der Autonomie der Patienten und die Entwicklung und Schulung ihrer Selbstregulations- und Selbstgestaltungs-

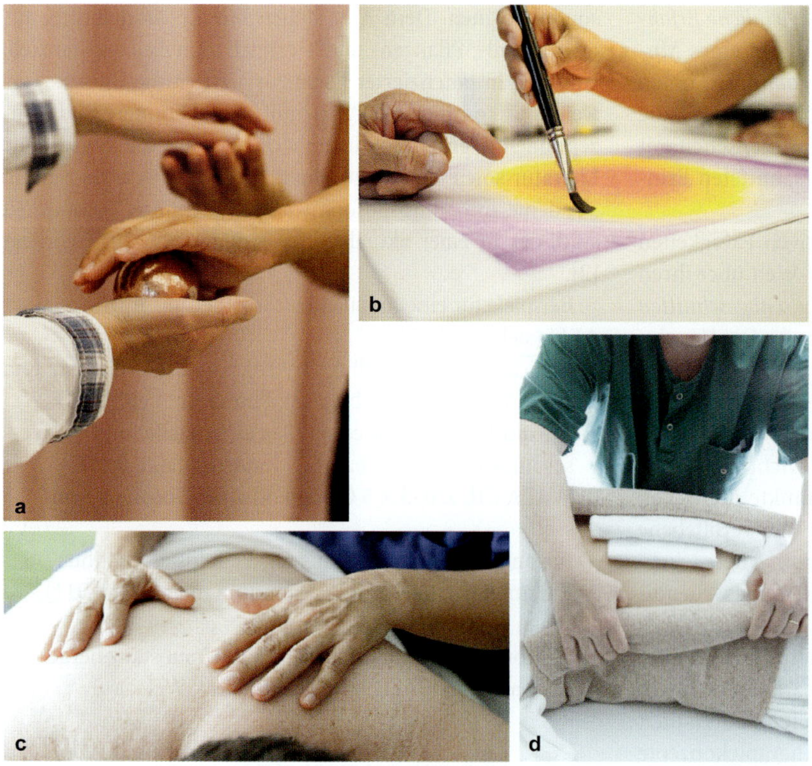

Abb. 5.1 Komplementärmedizinische Therapien aus der anthroposophisch erweiterten Medizin: **a** achtsame Bewegungstherapie, z. B. Heileurythmie; **b** Kunsttherapie; **c** rhythmische Einreibungen nach Wegman und Hauschka; **d** äußere Anwendungen wie Wickel und Kompressen (mit freundlicher Genehmigung des Zentrums für Integrative Medizin, Kantonsspital St. Gallen) [T978]

fähigkeiten sind weitere Ziele. Es braucht weder Vorkenntnisse noch Talent. Im Vordergrund steht der künstlerisch-therapeutische Gestaltungsprozess.

5.3.4 Äußere Anwendungen

Pflegerische Behandlungen wirken umhüllend und aus sich heraus wohltuend. Wickel und Kompressen gehören zu den äußeren Anwendungen und hatten schon früher in der traditionellen Volksmedizin ihren Platz (➤ Abb. 5.1). In der AEM sind sie als pflegetherapeutische Intervention aufgenommen und in das Behandlungskonzept integriert worden. Wickel und Kompressen führen u. a. zu einer verbesserten Durchblutung, wirken gegen Schmerzen und fördern die Ausscheidungsvorgänge. Die Wirkung der verordneten Substanz (Tee, Salbe oder Öl) unterstützt spezifisch bei verschiedenen Beschwerden wie Müdigkeit, Verspannung, Schmerzen, Unruhe etc.

Mit Tüchern werden Substanzen auf die Haut aufgebracht und dort befestigt. Durch den umhüllenden Wickel entsteht eine Art zweite Haut, die Grenze und Stütze gibt. Die Verbindung von Wärme/Hitze oder Kühle/Kälte gibt eine klimatische Hülle, in der sich die Wirkung von Substanzen, z. B. Kamille oder Schafgarbe, entfalten kann.

Derartige Anwendungen können nach Instruktion durch eine Pflegefachkraft auch durch Lebenspartner und andere Familienmitglieder verabreicht werden. Dies kann für den nonverbalen Umgang im familiären Umfeld nach unserer Erfahrung sehr förderlich sein.

Rhythmische Einreibungen nach Wegman/Hauschka sind pflegerische Körperanwendungen, die Anfang des letzten Jahrhunderts als Bestandteil des Therapiekonzepts der AEM von den beiden Ärztinnen Dr. Ita Wegman und Dr. Margarethe Hauschka entwickelt wurden.

Bei dieser Behandlungsmethode beruht die Berührungsqualität auf rhythmischen Prinzipien. Mit achtsamen, fein geführten Bewegungen werden medizinische Öle und Salben entweder in Teil- oder Ganzkörpereinreibungen auf den Körper aufgetragen. Im Anschluss daran soll der Patient noch eine kurze Zeit ruhen. Nächtliche Unruhe und Angst können durch eine Salbenauflage mit einer Aurum-/Lavendel-/Rosenmischung (Aurum Lavendula comp Salbe, Weleda) gelindert werden. Kalte Füße zur Nacht können durch dünnes Auftragen einer 0,4-prozentigen Kupfersalbe (z. B. Weleda) erwärmt werden.

Komplementärmedizinische Maßnahmen sind in der Regel nebenwirkungsarm und können gegebenenfalls den Einsatz von nicht immer gut verträglichen medikamentösen Therapien reduzieren oder manchmal auch ersetzen.

Erfahrungen liegen auch aus dem Bereich der Phytotherapie und Aromatherapie vor. So kann z. B. der Einsatz von Melissenöl eine Hilfe bei der Behandlung von Unruhezuständen im Rahmen einer Demenz bieten und den Einsatz z. B. von Neuroleptika reduzieren, wie in einer Doppelblindstudie gezeigt werden konnte. Die Pflegenden hatten im Rahmen dieser Studie täglich mehrfach Gesicht und Arme unruhiger Patienten mit einer Lotion eingerieben, die 10 % Melissenöl enthielt [4]. Die so behandelten Patienten waren im Verlauf weniger aggressiv und unruhig und konnten sich besser kreativ betätigen.

5.3.5 Traditionelle chinesische Medizin (TCM)

Auch der Einsatz von Therapien aus dem Bereich der TCM kann hilfreich sein.

In der westlich orientierten Medizin wird Krankheit häufig als isoliertes, organbezogenes Problem verstanden, das durch verschiedene Maßnahmen behandelt wird. Im Gegensatz dazu versteht die Traditionelle chinesische Medizin (TCM) den Menschen als Ganzes und Gesundheit als Harmonie der Körperfunktionen. Das energetische Potenzial, das die Chinesen „Qi" nennen, durchströmt den ganzen Körper auf definierten Bahnen (Leitbahnen oder Meridiane) und versorgt die Funktionskreise („Organe").

Krankheit wird in der chinesischen Medizin als verloren gegangenes Gleichgewicht verstanden. Ursache sind äußere und innere Störfaktoren wie falsche Ernährung, Überlastung, Emotionen, Disharmonien des Organsystems und weitere schädigende Einflüsse. Die chinesische Medizin ist eine wertvolle Ergänzung zur konventionellen Medizin. Für jedes Beschwerdebild wird durch einen in TCM ausgebildeten Arzt ein individueller Therapieplan zusammengestellt und mit dem Patienten besprochen. Die Behandlung erfolgt auch hier in Abstimmung mit bereits etablierten schulmedizinischen Medikamenten und anderen Therapien.

Bei der Akupunktur wird durch das Setzen von dünnen Nadeln an genau definierten Punkten u. a. der Energiefluss in den entsprechenden Leitbahnen gezielt beeinflusst (➤ Abb. 5.2). Bei der ohne Nadeln angewandten Tuina erfolgt die Behandlung durch die manuelle Therapie an den Akupunkturpunkten. Diese Therapie ist nicht gleichzusetzen mit Massage. Die Dauer und Häufigkeit der Behandlungen hängen von der Art und dem Stadium der Beschwerden und dem therapeutischen Erfolg ab.

Fallbeispiel

Bei einer sehr differenzierten älteren Dame wurde aufgrund der Gesamtkonstellation klinisch, radiologisch und nuklearmedizinisch die Diagnose einer Demenz vom Alzheimer-Typ gestellt und eine antidementive Therapie mit Rivastigmin eingeleitet. Die noch nicht schwer betroffene Patientin ist durch die drohende Vergesslichkeit und Isolation besorgt und verunsichert. Substanziell im Sinne einer Behandlung mit AEM erhält sie Arnica Plumbum mellitum (Wala) 3 ×

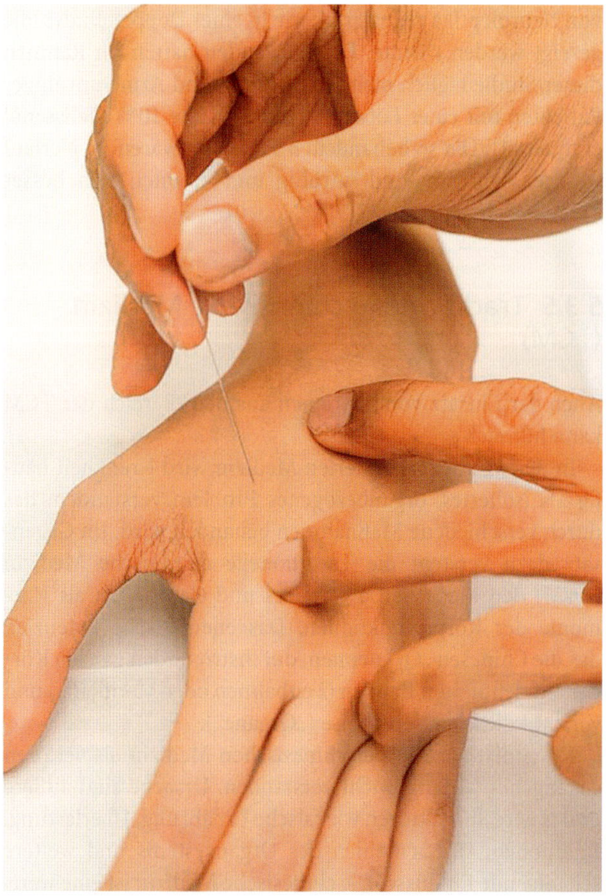

Abb. 5.2 Traditionelle chinesische Medizin, z. B. Akupunktur (mit freundlicher Genehmigung des Zentrums für Integrative Medizin, Kantonsspital St. Gallen) [T978]

5 Globuli pro Tag. In regelmäßigen Sitzungen mit Heileurythmie wird der Patientin das Üben dieser achtsamen Bewegungstherapie vermittelt.

Die täglich oder mindestens zweimal wöchentlich am Abend durchgeführte Anlage eines Schafgarbe-Leberwickels ist für die Patientin umhüllend und wohltuend und führt sie beruhigend in den Schlaf. Auf eine empfohlene Kunsttherapie möchte sie aktuell aus Sorge vor einer therapeutischen Überlastung noch verzichten.

Die Summe der genannten komplementärmedizinischen Anwendungen wird von ihr und dem Ehemann als wohltuend und allgemein kräftigend beschrieben.

5.3.6 Evidenz

Randomisierte, kontrollierte Studien im Bereich der Komplementärmedizin gibt es bisher nur vereinzelt. Erfreulich ist die wachsende akademische Kultur zu diesem Thema, wie sich an einer zunehmenden Zahl universitärer Lehrstühle in Deutschland, Österreich und der Schweiz, dem übrigen Europa, aber auch in Asien und Nordamerika zeigt. Die Möglichkeiten der Komplementärmedizin helfen im pflegerischen und ärztlichen Bereich, den großen Herausforderungen – insbesondere einem drohenden therapeutischen Nihilismus – zu begegnen.

Nach unseren Erfahrungen ist der Einbezug komplementärmedizinischer Therapien in die Betreuung von Menschen mit Demenz sowohl für Ärzte und Therapeuten als auch für Angehörige und somit letztendlich vor allem für die Betroffenen sehr hilfreich und wertvoll.

5.4 Therapie von Verhaltenssymptomen (BPSD)

Suzie Diener

Verhaltensstörungen wie Aggressivität, Unruhe, Apathie, Enthemmung, Affektlabilität oder Wahnerleben treten bei über 90 % der Menschen mit Demenz im Verlauf der Erkrankung auf. Zusammengefasst spricht man auch von *behavioralen und psychologischen Symptomen einer Demenz* (BPSD). Die Ursachen von BPSD sind unterschiedlich und reichen von Kernsymptomen der Demenz bis hin zu Therapieeffekten und Komorbiditäten wie einem Delir. Im Alltag stellen Verhaltensstörungen eine große Herausforderung bei Pflegenden und betreuenden Angehörigen dar, deren Psychoedukation für den Therapieerfolg notwendig ist. Psychopharmaka sollten erst eingesetzt werden, wenn die nichtmedikamentösen Maßnahmen ausgeschöpft sind [5]. Die Identifikation von Auslösern ist der erste Schritt zur Behandlung. Ein möglicher Auslöser sind z. B. Schmerzen.

CAVE
Ältere Patienten haben eine verstärkte Sensitivität gegenüber Psychopharmaka und zeigen ein vermehrtes Auftreten von paradoxen Reaktionen.

In diesem Kapitel werden die medikamentösen Therapien von Verhaltensstörungen behandelt. Auf nichtmedikamentöse Behandlungsmöglichkeiten wird im ➤ Kap. 5.2 eingegangen.

Eine gründliche somatische Abklärung soll vor dem Einsatz von Medikamenten erfolgen. Die erste Frage beim Auftreten von BPSD im Rahmen einer Demenz lautet: „Gibt es eine Ursache für das Auftreten zu diesem Zeitpunkt?“ Erst in einem nächsten Schritt ist die Frage zu stellen: „Welches Medikament soll der Patient bekommen?“ Ein Harnwegsinfekt kann z. B. ein Delir auslösen, oder Schmerzen durch eine Gonarthrose reichen aus, BPSD zu verursachen. Zunächst werden der Harnwegsinfekt oder die Schmerzen therapiert. Die resultierende Aggressivität ist daneben symptomatisch und zeitlich begrenzt zu behandeln.

5.4.1 Antidementiva

Acetylcholinesterasehemmer haben bei Verhaltensauffälligkeiten wie Apathie, Depression, Angespanntheit und Irritabilität („Minus-Symptome") bei leichter bis mittelschwerer Alzheimer-Demenz einen positiven Effekt. Im Gegensatz dazu ist Memantin vor allem bei Verhaltensauffälligkeiten wie Agitation, Aggression, Wahn und Halluzination („Plus-Symptome") bei mittelschwerer bis schwerer Alzheimer-Demenz wirksam. Ginkgo-Präparate zeigen eine Wirksamkeit insbesondere bei Niedergeschlagenheit, Reizbarkeit und Ängsten und können wegen ihrer guten Verträglichkeit vor allem bei moderaten Symptomen als erste Maßnahme empfohlen werden.

5.4.2 Antidepressiva

Depression und Ängstlichkeit gehören zu den häufigsten Symptomen bei Verhaltensauffälligkeiten.

Darüber hinaus hat insbesondere Citalopram günstige Effekte auf Agitation bei Demenz und kann in dieser Indikation vor dem Einsatz der mit mehr Nebenwirkungen vergesellschafteten Neuroleptika versucht werden.

Sedierend wirksame Antidepressiva können bei Schlafstörungen eingesetzt werden, da sie kaum Abhängigkeitspotenzial haben und das Nebenwirkungsprofil relativ günstig ist. Zu empfehlen ist insbesondere Trazodon, infrage kommen zudem Trimipramin oder Doxepin.

5.4.3 Antikonvulsiva

Carbamazepin kann in niedriger Dosis als Alternative zu Antipsychotika bei Agitation und Aggression im Rahmen der Alzheimer-Demenz versucht werden. Zu beachten ist das Auftreten einer kognitiven Verschlechterung insbesondere ab Tagesdosen von 600 mg und die Gefahr einer Hyponatriämie bei älteren Menschen. Valproinsäure ist aufgrund einer hohen Nebenwirkungsrate (u. a. erhöhte Sturzneigung, Verschlechterung der Kognition) nicht zu empfehlen. Beide Substanzen sind zudem wegen ihres Interaktionspotenzials ungünstig.

Der Einsatz von Gabapentin und Lamotrigin als Off-label-Behandlung kann in Einzelfällen erwogen werden. Lithium und Topiramat sind aufgrund des ungünstigen Nutzen-Risiko-Verhältnisses nicht zu empfehlen.

5.4.4 Antipsychotika

Antipsychotika oder Neuroleptika gehören zu den meistverschriebenen Medikamenten zur Behandlung von neuropsychiatrischen Symptomen bei Demenzerkrankungen. Sie werden insbesondere bei agitiertem Verhalten, Aggressivität und psychotischen Symptomen wie Wahn und Halluzinationen eingesetzt. Es sollte allerdings bei jedem Einsatz klar sein, dass durch einen Einsatz von Neuroleptika die Gesamtmortalität steigt und Komplikationen wie das Sturzrisiko und kardiovaskuläre Erkrankungen zunehmen. Dabei zeigen neuere atypische Neuroleptika wie Quetiapin oder Risperidon ein etwas günstigeres Nebenwirkungsprofil als beispielsweise Haloperidol [6].

Typische Antipsychotika

Haloperidol sollte nur unter strenger Indikationsstellung und niedrig dosiert in der Akutbehandlung der Aggressivität und psychotischer Symptomatik und bei Übergängen zum Delir eingesetzt werden. Haloperidol hat seine Einsatzberechtigung insbesondere noch in Situationen, in denen eine orale Medikation nicht möglich ist. Jedoch muss gerade bei parenteraler Applikation eine engmaschige Überwachung des Patienten sichergestellt sein.

Pipamperon kann unter Berücksichtigung der Nebenwirkungen bei Agitation und Aggressivität eingesetzt werden. Es hat einen stärkeren sedierenden Effekt.

Atypische Antipsychotika

Risperidon kann als zeitlich limitierte Therapie einer schweren Aggressivität oder schwerer psychotischer Symptome bei Demenz eingesetzt werden. Alternativ kann Aripiprazol erwogen werden, wobei die Zulassung je nach Land verschieden ist. Quetiapin kann unter Berücksichtigung der Nebenwirkungen und der Vorgaben für einen Off-label-Einsatz eingesetzt werden.

5.4.5 Benzodiazepine/Hypnotika

Benzodiazepine und andere Hypnotika werden bei älteren Menschen in der Praxis häufig eingesetzt, wenngleich das Nebenwirkungspotenzial erheblich ist. Zu den Indikationen zählen insbesondere Schlafstörungen und Angstsymptome. Letztere sind oft Ausdruck einer psychiatrischen Komorbidität und sollten dementsprechend abgeklärt und möglichst anderweitig behandelt werden. Eine pflanzliche Alternative wären z. B. Lavendel-Präparate, die einen guten angstlösenden Effekt ohne relevantes Nebenwirkungspotenzial haben können.

Schlafstörungen treten häufiger bei Patienten mit Demenz als bei gleichaltrigen kognitiv Gesunden auf. Primäre schlafassoziierte Störungen wie

- Restless-Legs-Syndrom,
- Schlafapnoe-Syndrom oder
- REM-Schlaf-Verhaltensstörungen (v. a. bei Lewy-Body-Demenz und Demenz bei Morbus Parkinson)

kommen oft vor. Ebenfalls häufig sind Ein- und Durchschlafstörungen sowie Störungen des Schlaf-Wach-Rhythmus.

CAVE

- Erhöhte Sturzgefahr durch Benzodiazepine
- Entwicklung eines Delirs sowohl bei Entzug als auch bei Überdosierung
- Benzodiazepine allenfalls zeitlich limitiert einsetzen (höchstens 4 Wochen)

Benzodiazepine Kurz wirksame Benzodiazepine wie z. B. Lorazepam oder Oxazepam sind in Krisensituationen und zeitlich limitiert möglich. Das Nutzen-Risiko-Verhältnis ist für Benzodiazepin-Analoga (z. B. Zolpidem, Zopiclon, Zaleplon) ungünstig, weshalb sie nicht empfohlen werden.
Melatonin Eine gewisse Wirkung von Melatonin bei zirkadian bedingten Schlafstörungen wird beschrieben, jedoch sind die Ergebnisse bei Menschen mit Demenz sehr gemischt. Eine Anwendung in diesem Rahmen wird nicht empfohlen.

5.4.6 Weitere Substanzen

Chloralhydrat, Diphenhydramin und Chlormethiazol (atemdepressive Wirkung) sind nicht empfohlen.

Ein individueller Therapieversuch mit Phytotherapeutika (z. B. Baldrian oder Lavendel) kann aufgrund der geringen Toxizität und des geringen Auftretens von Nebenwirkungen (in Ausnahmefällen gastrointestinale Effekte und Hautreaktionen) erwogen werden.

Eine Schlafentzugstherapie, wie sie manchmal bei Depressionen zum Einsatz kommt, wird bei Vorliegen von kognitiven Störungen nicht empfohlen.

5.4.7 Spezielle Indikationen

Vaskuläre Demenz

Antidementiva werden bei der reinen vaskulären Demenz nicht empfohlen. Neuroleptika werden nur bei genauer Indikationsstellung empfohlen, aufgrund des dadurch erhöhten Risikos für zerebrovaskuläre Ereignisse und der erhöhten Mortalität sowie der schnelleren Krankheitsprogression. Antidepressiva (v. a. SSRI, Trazodon) sind nur unter engmaschiger klinischer Kontrolle (Elektrolytstörungen, Antriebssteigerung) einzusetzen.

Lewy-Body-Demenz

Grundsätzlich wird der Einsatz der klassischen Neuroleptika nicht empfohlen, da sie schwere Fluktuationen von Bewusstsein und Kognition hervorrufen können. Der Acetylcholinesterasehemmer Rivastigmin ist als Medikament der ersten Wahl bei Auftreten von Halluzinationen einzusetzen; es handelt sich aber auch hier um eine Off-label-Behandlung. Quetiapin und Clozapin können bei genauer Indikationsstellung als Medikamente der zweiten Wahl eingesetzt werden. Die Handlungsanweisungen bezüglich hämatologischer Kontrollen bei Therapie mit Clozapin sind unbedingt zu beachten. Die Anfangsdosis sollte bei beiden Medikamenten sehr niedrig mit 6,25 mg bis höchstens 12,5 mg gewählt werden.

Parkinson-Demenz

Ähnlich wie bei der Lewy-Body-Erkrankung kann Rivastigmin zur Behandlung von Halluzinationen versucht werden. Medikamente mit anticholinerger Wirkung sollen vermieden werden. Dies ist u. a. bei Einsatz von Clozapin zu beachten, da Clozapin bei steigender Dosierung ausgeprägte anticholinerge Nebenwirkungen hat. Bei Auftreten von Verhaltensauffälligkeiten sollen Levodopa und die anderen Parkinson-Medikamente auf eine minimale wirksame Dosierung reduziert werden, da diese Psychosen verstärken können.

Frontotemporale Demenz

Auch wenn zugelassene Therapieoptionen bei der frontotemporalen Demenz leider fehlen, stellt sich gerade hier häufig die Frage nach einer medikamentösen Beeinflussung von BPSD. Die Therapie unterliegt einem individuellen Risiko-Nutzen-Verhältnis unter Einbezug der Betreuer, da die Verhaltensstörungen ein Risiko für Patienten und deren Betreuer darstellen können. Medikamente, welche die Verhaltensstörungen akzentuieren können, sollen vermieden werden (z. B. Sedativa, Anxiolytika, Stimulantien, aber auch Alkohol, Nikotin und Koffein).

Die symptomatische Therapie und die nichtmedikamentösen Interventionen stehen im Vordergrund. Die Betreuer müssen verstehen, dass die BPSD ein Teil der Erkrankung sind und eine medikamentöse Behandlung allenfalls vorübergehend gewisse störende Symptome lindern kann. Acetylcholinesterasehemmer und Memantin sind nicht zu empfehlen.

5.5 Schmerz und Demenz

Tatjana Meyer-Heim und Irene Bopp-Kistler

Gemäß Schätzungen sind 80 % aller Bewohner von Pflegeinstitutionen und bis 50 % der im häuslichen Umfeld wohnenden älteren Menschen von regelmäßigen Schmerzen betroffen.

Schmerzen treffen keineswegs nur kognitiv gesunde Personen. Dabei sind das Schmerzempfinden wie auch die damit zusammenhängende Lebensqualität sehr subjektiv und von biografischen Umständen, Lebenssituationen und Bedürfnissen geprägt.

EVIDENZ

Menschen mit Demenzerkrankung bleiben nicht von Schmerzen verschont und eine Demenzerkrankung wirkt nicht schmerzstillend. Trotzdem erhalten gemäß einer Studie von Morrison und Siu [7] an Demenz erkrankte Patienten postoperativ deutlich weniger Analgetika als ihre kognitiv gesunden Mitpatienten.

Schmerz bei Menschen mit Demenz ist deutlich unterdiagnostiziert und unterbehandelt. Die Gründe dafür sind vielfältig:

- Patienten vergessen möglicherweise während der Visite, dass sie Schmerzen verspürt haben.
- Patienten können ihren Schmerz nicht einordnen und entsprechend kommunizieren. Oft reagieren sie mit Unruhe oder anderen unspezifischen Symptomen.
- Die gängigen Schmerzassessments sind zu komplex.
- Therapeuten vergessen, eine Schmerzsymptomatik in Erwägung zu ziehen.
- Aufgrund der Multimorbidität sind Schmerzäußerungen nicht immer klar zuzuordnen.

5.5.1 Schmerzen bei verschiedenen Demenzformen

De Hypothese, dass die Schmerztoleranz bei Menschen mit **Demenz vom Alzheimer-Typ** erhöht sei, konnte aufgrund von EEG- und funktionalen MRI-Untersuchungen nicht bestätigt werden.

Bei der **vaskulären Demenz** kommt es möglicherweise im Rahmen der Deafferenzierung zu einer verstärkten Wahrnehmung von Schmerzen im Sinne eines zentralen neuropathischen Schmerzes. Da sowohl bei der **Lewy-Body-Demenz** als auch der **Parkinson-Demenz** der schmerzhemmende Effekt von Dopamin reduziert ist, treten Schmerzen gehäuft auf.

Bezüglich der **frontotemporalen Demenz** existieren wenige Studien. Einige Autoren gehen davon aus, dass bei den Betroffenen eine höhere Schmerztoleranz im Vergleich zu gesunden Gleichaltrigen vorliegt. Diese Annahme begründet sich dadurch, dass die physiologische endogene Schmerzhemmung im frontalen Kortex beeinträchtigt ist. Bei der **Creutzfeld-Jakob-Erkrankung** gehören Schmerzen fast obligat zum Krankheitsbild.

Es gilt zu berücksichtigen, dass es nicht *den* an Demenz erkrankten Menschen gibt: Jeder bleibt ein Individuum, das Schmerzempfinden bleibt subjektiv gefärbt. Bei Menschen mit Demenz dürfte der Placeboeffekt bei eingeschränktem prospektivem Gedächtnis abgeschwächt sein. Auch der seelische Schmerz, der durch die verschiedenen Verlusterlebnisse ausgelöst wird, darf keinesfalls vernachlässigt werden.

5.5.2 Schmerzassessment

Ein optimales Schmerzassessment ist Voraussetzung für eine optimale Schmerzbehandlung. Gängige Schmerzassessmentinstrumente wie z. B. die verbreitete Visuelle Analog-Skala (VAS) eignen sich vor allem zur Erfassung von akuten Schmerzen bei kognitiv Gesunden ohne Beeinträchtigung des Seh- und Hörvermögens. Bei Menschen mit Demenz können die üblichen Assessmentinstrumente je nach Stadium nur noch eingeschränkt valide eingesetzt werden:

- Bereits bei einer leichten Demenz besteht oft eine Sprachstörung, was dazu führt, dass Schmerzen nicht mehr verständlich kommuniziert werden können. Ebenso erschweren nicht erkannte Sprachverständnisschwierigkeiten die Schmerzerfassung.
- Die Wahrnehmung des Körperschemas verändert sich. Patienten vergessen das Berichten von Schmerzen.
- Gängige Schmerzassessmentinstrumente setzen ein erhaltenes Abstraktionsvermögen voraus. Dieses ist je nach Stadium und Demenztyp nicht mehr gegeben.

Da Menschen mit einer Demenzerkrankung Schmerzen oft nicht kommunizieren können, ist die alleinige Verordnung einer Reservemedikation nicht sinnvoll, da sie nicht angefordert wird. Unbehandelte Schmerzen manifestieren sich häufig als Veränderung des Verhaltens. Dabei kann eine Schmerzsymptomatik Ursache von verstärktem Schwitzen, Agitation, motorischer Unruhe und Aggressivität, aber auch von Apathie, sozialem Rückzug und Immobilisation, Niedergeschlagenheit, Veränderung des Schlaf- und Essverhaltens, eines Delirs oder einer allgemeinen Verschlechterung der Kognition sein. Hingegen sind Halluzinationen selten Ausdruck von Schmerzen.

Anstelle einer subjektiven Schmerzeinschätzung durch den Patienten rücken im Verlauf der Demenzerkrankung (Verhaltens-)Beobachtungen durch Angehörige oder Therapeuten in den Vordergrund. Typische Veränderungen gemäß American Geriatric Society [8] sind:

- Gesichtsausdruck: Grimassieren, trauriger Ausdruck, Stirnrunzeln, geschlossene oder zusammengepresste Augen, schmerzverzerrter Ausdruck, Blinzeln
- Verbalisation/Vokalisation: Seufzen, Grunzen, Rufen, Stöhnen, Singen, lautes Atmen, verbal inadäquate Äußerungen, nach Hilfe schreien
- Motorik: starre Körperhaltung, Herumzappeln, vermehrter Bewegungsbedarf, Hin- und Herschaukeln, verminderte Mobilität, Veränderung des Gangbildes
- Zwischenmenschlicher Kontakt: aggressives Verhalten, Widerstand gegenüber pflegerischen Handlungen, verminderte soziale Interaktion, sozial unangepasstes Verhalten
- Aktivität, Verhaltensmuster: Verweigerung der Nahrungsaufnahme, Veränderung des Appetits, erhöhter Ruhebedarf, verändertes Schlafmuster, vermehrtes Umhergehen, Abweichung von üblicher Routine
- Kognition/Emotion: Weinen, Tränen, Verwirrung, Reizbarkeit

Inzwischen existieren mehrere, auf Beobachtung gestützte Schmerzassessmenttools für Patienten mit Demenzerkrankung. Häufig eingesetzte Instrumente sind das ECPA, ein aus Frankreich stammendes Instrument, DOLO-Plus, oder PAINAD (Pain Assessment in Advanced Dementia Scale). Im deutschen Sprachraum ist es bekannt unter BESD (Beurteilung von Schmerzen bei Demenz).

Für die Durchführung des BESD sollen die Patienten durch das Personal während mindestens zwei Minuten beobachtet werden, idealerweise immer in der gleichen Situation: immer beim Transfer, immer beim Ankleiden, immer beim Gang auf die Toilette etc. Pro Item der Skala werden Punkte vergeben:

- 0 = kein Schmerzverhalten erkennbar – Schmerz ist aber nicht ausgeschlossen
- 1 = erhöhte Aufmerksamkeit für mögliche Schmerzursachen und weitere Schmerzzeichen
- 2 = Schmerzen sind wahrscheinlich

5.5.3 Schmerztherapie

Wenn Unsicherheit bezüglich der Schmerzsituation besteht, soll unter genauer Beobachtung ein Therapieversuch mit einem Analgetikum vorgenommen werden.

Gibt es Hinweise, dass die demenzerkrankte Person an Schmerzen leidet, soll primär nach der spezifischen Ursache gesucht und anschließend ein Therapieziel formuliert werden. Absolute Schmerzfreiheit ist oftmals kein realistisches Therapieziel, während bereits eine Verbesserung der Schmerzsituation zu einer deutlichen Steigerung der Lebensqualität beitragen kann.

Wie bei kognitiv gesunden Menschen sollen primär nichtmedikamentöse Maßnahmen ergriffen werden. Wärme- oder Kälteanwendungen oder eine veränderte Körperhaltung können neben anderen physiotherapeutischen Maßnahmen zur Schmerzlinderung beitragen.

Bei leichten Stadien einer Demenzerkrankung kann der Patient eventuell von einem psychotherapeutischen Vorgehen profitieren: Dabei können depressive Episoden oder Angstzustände, die oft mit chronischen Schmerzen assoziiert sind, angegangen und Copingstrategien erlernt werden.

Medikamentöse Therapie

Analog zur Therapie bei kognitiv gesunden älteren Personen ist es sinnvoll, sich an die Devise „*start low, go slow*" zu halten. Bei vorbestehender Kognitionsstörung soll eine erhöhte Suszeptibilität für unerwünschte ZNS-Wirkungen in die Entscheidungen zur medikamentösen Therapie miteinbezogen werden [9, 10].

Prinzipiell kann gemäß dem WHO-Stufenschema vorgegangen werden. Aus der Stufe 1 werden Paracetamol, NSAR und Metamizol unter Kontrolle des Blutbilds bevorzugt. Bei ungenügendem Ansprechen auf Medikamente aus der Stufe 1 werden häufig Analgetika aus der Stufe 3 eingesetzt, da Tramadol (Stufe 2) wegen vermehrter zentraler Nebenwirkungen (Senkung der Krampfschwelle, Schwindel, Serotoninsyndrom), schwacher analgetischer Potenz und unvorhersehbarem Effekt im Rahmen der Metabolisierung über ein ungünstiges Nutzen-Risiko-Profil bei Patienten mit Demenz verfügt.

Aus der Stufe 3 der WHO Empfehlungen können beispielsweise anfänglich alle vier Stunden fünf Tropfen 2 % Morphin eingesetzt (1 Tropfen entspricht 1 mg) und nach klinischem Ansprechen gesteigert werden. Alternativ ist eine Dosierung von 2 × täglich 10 mg Morphin oral möglich.

Bei unzureichender Analgesie bzw. inakzeptablen Nebenwirkungen kann eine Opiatrotation auf Hydromorphon (ca. 7-fach potenter als Morphin) oder Oxycodon (ca. 2-fach potenter als Morphin) erfolgen. Bei stärksten Schmerzen wird auf eine transkutane Applikation gewechselt. Dabei kommen Buprenorphin (35 µg/h = 60–100 mg orales Morphin/d) oder Fentanyl-Pflaster (25 µg/h = 60–100 mg orales Morphin/d) zum Einsatz. Dabei muss dem verzögerten Wirkungseintritt Rechnung getragen werden. Bei Niereninsuffizienz sind Hydromorphon und Buprenorphin ideale Substanzen, da sie nicht kumulieren. Antidepressiva mit noradrenerger Wirkung können als Komedikation eingesetzt werden.

Die Adhärenz an die Medikation kann durch eine frühzeitige Supervision der Einnahme durch Angehörige oder durch Pflegedienste verbessert werden. Bei zu Hause lebenden Patienten mit einer leichten Demenz (ohne externe Hilfe) sind weder Tropfen noch eine perkutane Applikationsform sinnvoll. Letztere werden wegen mnestischen Problemen häufig nicht gewechselt, Tropfen können nicht zuverlässig abgezählt werden.

Im Gegensatz dazu stellt die perkutane Medikamentenanwendung bei Patienten, die durch Fachkräfte zu Hause betreut werden, eine ideale Applikationsform bei starken Schmerzen dar.

5.6 Komorbidität

Suzie Diener

Komorbiditäten sind bei Menschen mit Demenz viel mehr die Regel als die Ausnahme. Diese teils beeinflussbaren Faktoren sind deshalb von großer Bedeutung. Leider bleiben sie im Alltag oft unbemerkt, weil sie von den Erkrankten nicht direkt als solche beklagt werden. Wenn beispielsweise ein Patient, der bislang agitiert war, auf einmal ohne Änderung der Medikation still und ruhig wird, sollte genau hingeschaut und nicht einfach angenommen werden, dass alles in Ordnung ist.

Im Gegensatz dazu stellt die Multimorbidität die Koexistenz mehrerer chronischer Erkrankungen bei einer Person dar und ist häufig gerade bei älteren Personen anzutreffen.

5.6.1 Anamnese und klinische Untersuchung

Eine dezidierte, sorgfältige Anamnese mit einfachen und klaren Fragen kann von Nutzen sein. Anhand der Mimik im Rahmen der klinischen Untersuchung können z. B. die betroffenen Körperregionen lokalisiert werden. Eine Einschränkung der Beweglichkeit oder extreme Unruhe können Ausdruck von Schmerzen sein, wie im Rahmen eines Harnwegsinfekts. Die Erhebung des Körpergewichts soll ein integrierter Bestandteil der klinischen Untersuchung sein.

Die meisten Demenzerkrankungen führen nicht direkt zum Tode. Es sind die Komorbiditäten, an denen die Patienten letztlich versterben. Zu den häufigsten Todesursachen bei Demenz zählen:

- Pneumonie
- Sonstige Lungenerkrankungen
- Myokardinfarkt
- Herzinsuffizienz
- Mangelernährung

Patienten mit Demenz werden dreimal häufiger als andere ältere Patienten auf eine Notfallstation eingewiesen. Häufigste Einweisungsgründe sind:

- Synkope, Sturz und Fraktur
- Herz-Kreislauf-Erkrankungen
- Erkrankungen des Gastrointestinaltrakts
- Pneumonie
- Delir
- Andere Gründe

Eine Risiko-Nutzen-Abwägung soll sorgfältig vor jedweder Abklärung erfolgen. Ein Harnwegsinfekt beispielsweise kann in der gewohnten Umgebung therapiert werden und bedarf keiner notfallmäßigen Zuweisung.

Die häufigsten Komorbiditäten bei Demenz sind:

- Arterielle Hypertonie
- Depression
- Harnwegsinfekte
- Muskuloskelettale Erkrankungen
- Karzinome
- Herzinsuffizienz
- Diabetes mellitus
- Koronare Herzerkrankung
- Schlaganfall
- Chronisch-obstruktive Lungenerkrankung

5.6.2 Demenz, Delir und Depression

Die Demenzerkrankung und jede weitere Komorbidität begünstigen die Entwicklung eines Delirs (➤ Abb. 5.3).

Die Depression ist eine der häufigsten Differenzialdiagnosen bei der Abklärung einer beginnenden Demenzerkrankung, denn sie geht ebenfalls mit kognitiven Leistungseinbußen einher (➤ Kap. 4.9). Ebenso stellt sie einen Risikofaktor zur Entwicklung eines Delirs dar. Es wird von einer Überlappung von Depression und Delir gesprochen (➤ Abb. 5.4).

5.6.3 Polypharmazie

Die Polypharmazie wird durch die Multimorbidität begünstigt und hat oft negative Folgen für die Kognition:

- Fast die Hälfte der Patienten über 70 Jahre erhält fünf oder mehr unterschiedliche Medikamente.
- Altersassoziierte physiologische Veränderungen steigern das Risiko des Auftretens von Nebenwirkungen infolge von Interaktionen.
- Die ärztliche Aufgabe besteht darin, die Medikamentenliste kritisch zu evaluieren, insbesondere auch nach Krankenhausaufenthalten.

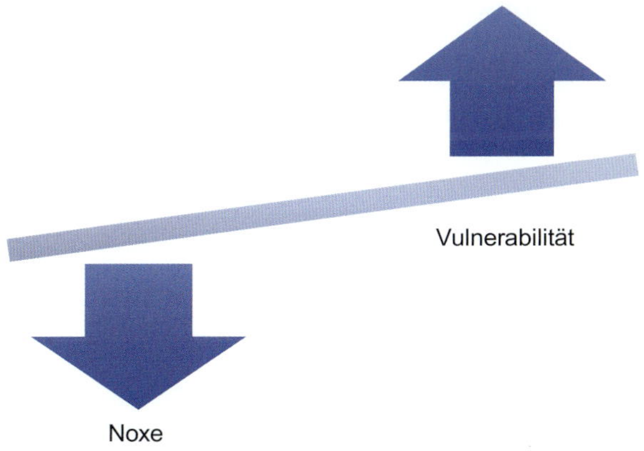

Abb. 5.3 Verhältnis Noxe vs. Vulnerabilität (Prädisposition) zur Entwicklung eines Delirs im Rahmen einer Demenzerkrankung; je höher die Vulnerabilität, umso geringer die benötigte Noxe zur Entwicklung eines Delirs [P505]

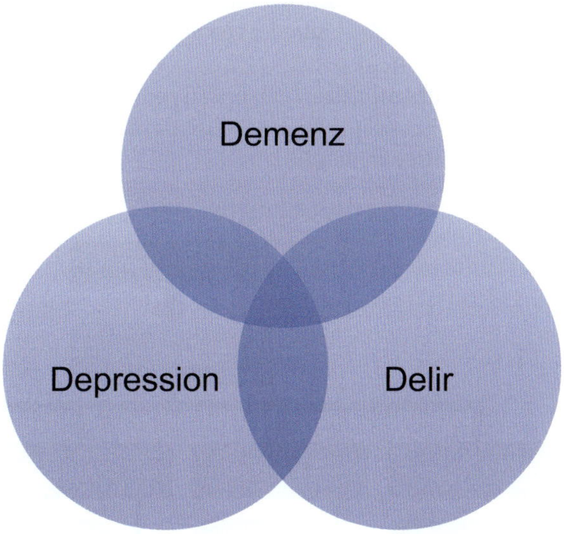

Abb. 5.4 Überlappung von Demenz mit Depression und Delir [P505]

- Bei Auftreten von Verhaltensstörungen muss immer differenzialdiagnostisch an ein Delir gedacht werden.
- Auf anticholinerge Wirkstoffe muss geachtet werden (➤ Kap. 5.4).

CAVE

Hyponatriämie: Bereits leichte Hyponatriämien sollen ausgeglichen werden.

5.7 Aktuelle Forschung

Suzie Diener und Ansgar Felbecker

Wie schon bei den aktuell verfügbaren Therapien konzentriert sich auch die aktuelle Forschung im Demenzbereich ganz überwiegend auf die Demenz vom Alzheimer-Typ. Andere Demenzformen wie die frontotemporale Demenz sind ätiologisch noch viel heterogener und stellen die Wissenschaft damit vor bisher ungelöste Probleme. Einzelne Subgruppen könnten durchaus aber auch dort bald zugänglich für neue Therapien sein, z. B. falls eine bekannte krankheitsverursachende Genmutation und damit ein klarer pathologischer Prozess vorliegt.

Dennoch konzentriert sich dieses Kapitel im Folgenden überwiegend auf die Forschung im Bereich der Alzheimer-Erkrankung. Sie ist im klinischen Alltag nach den ICD-10-Kriterien bis zum jetzigen Zeitpunkt rein syndromal festgelegt. Auf Forschungsebene hingegen werden Biomarker insbesondere im Bereich der Bildgebung in Kombination mit dem klinischen Syndrom in die Definition einbezogen. Es werden hauptsächlich zwei biologische Marker unterschieden:

- Amyloid-Marker
  - Erniedrigung von Amyloid-beta 1–42 im Liquor
  - Amyloid-Nachweis mittels PET
- Marker für neuronale Schädigung
  - Erhöhung von Tau und/oder von phosphoryliertem Tau im Liquor
  - Atrophie des medialen Temporallappens im MRI
  - Parietotemporaler Hypometabolismus im FDG-PET
  - Tau-Nachweis mittels PET

Das Amyloid-PET hat eine Sensitivität von über 90 %, sodass damit das Vorliegen von zerebralem Amyloid weitgehend ausgeschlossen werden kann. Dies ist in der Differenzierung einer Alzheimer-Krankheit von einer frontotemporalen Degeneration oder von kognitiven Störungen im Rahmen einer Depression für die Prognose und die ätiologische Zuordnung von großer Bedeutung. Das Amyloid-PET wird aktuell primär für Forschungszwecke eingesetzt und ist nur in bestimmten Zentren durchführbar und auswertbar. Amyloid-Positivität bei jungen Patienten (unter 65 Jahre) ist ein Hinweis für das mögliche Vorliegen einer Demenz oder ein starker prädiktiver Marker für die Entwicklung einer Demenz in den Folgejahren.

CAVE

Amyloid-Positivität ist nicht gleich Alzheimer-Erkrankung, denn die Amyloid-Ablagerungen beginnen Jahre vor der klinischen Symptomatik und der Nachweis von zerebralem Amyloid steigt mit zunehmendem Alter auch ohne Demenzdiagnose an!

Eine frühzeitige Diagnosestellung, noch bevor die ersten Symptome vorliegen, ist für viele aktuelle Forschungsansätze von zentraler Bedeutung. Diese zielen meist auf einen möglichst frühen Beginn einer Behandlung – idealerweise noch im präsymptomatischen Stadium.

5.7.1 Pharmakotherapeutische Ansätze bei Demenz

Der Bedarf an neuen diagnostischen und vor allem therapeutischen Möglichkeiten zur Heilung, Prävention, Verzögerung des Krankheitsprozesses und Verbesserung der Symptome ist sowohl für die Patienten als auch für das Behandlungsteam sehr groß. Auf Forschungsebene läuft zurzeit eine beachtliche Anzahl an Studien in unterschiedlichen Phasen und mit verschiedenen Ansätzen (➤ Abb. 5.5). Die therapeutischen Ansätze (die Prozentzahlen basieren auf Daten von 2017) sind:

- Symptomatisch, mit dem Ziel einer Verbesserung der Kognition (14 %)
- Symptomatisch, auf neuropsychiatrische und Verhaltensstörungen gerichtet (13 %)

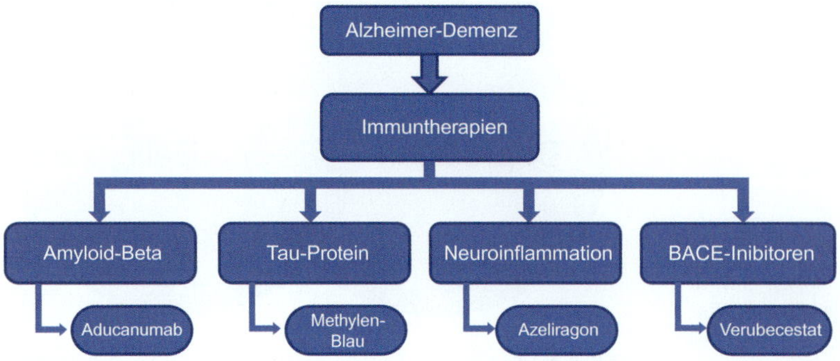

Abb. 5.5 In der Alzheimer-Forschung werden viele verschiedene Ansätze und Zielpunkte verfolgt: Beispiele für Therapieansätze (aus [11]). [P505]

- Krankheitsmodifizierend (Disease Modifying Therapies, DMT; 70 %), basierend auf
  - Amyloid-Wirkmechanismus
  - Tau-Wirkmechanismus
  - Anderen Mechanismen (entzündungshemmend, metabolisch, Wachstumsfaktoren, Stammzelltherapie)
- Unbekannter Wirkmechanismus (2 %)

Symptomatische Ansätze arbeiten überwiegend auf Neurotransmitter-Ebene (z. B. Acetylcholin, NMDA-Rezeptor). DMT sind Präparate, die zur Prävention, Verzögerung oder Verlangsamung der Krankheitsprogression entwickelt werden mit dem Ziel, die zugrunde liegenden Pathomechanismen der Alzheimer-Erkrankung zu verändern.

Hypothesen der Alzheimer-Entstehung

Über Jahre hinweg war die Forschung auf die **Amyloid-Hypothese** konzentriert, die besagt, dass die Störung des Amyloidstoffwechsels die Entstehung der Amyloidablagerungen im Gehirn fördert, wodurch inflammatorische Prozesse in Gang gesetzt werden, die letztendlich zur Bildung von neurofibrillären Tangles (NFT, Tau-Fibrillen) führen.

Im Gegensatz dazu geht die **Tau-Hypothese** von einer Axonopathie als zugrunde liegendem Pathomechanismus der Alzheimer-Erkrankung aus. Hierbei führt eine Störung des axonalen Transports gleichzeitig zu Veränderungen der Tau-Proteine (Phosphorylierung) und zur Störung des gesamten Proteinstoffwechsels, wodurch letztendlich die Ablagerung von Beta-Amyloid im Gehirn gefördert wird.

Unter Tauopathien werden neurodegenerative Erkrankungen zusammengefasst, die als Gemeinsamkeit das Auftreten von neurofibrillären Bündeln (NFT) aus aggregiertem Tau-Protein haben. Zu den Tauopathien gehören:

- Frontotemporale Demenz (teilweise)
- Progressive supranukleäre Parese
- Kortikobasale Degeneration
- Argyrophile Körner-Krankheit

Dass die Amyloid- und Tau-Hypothese in Verbindung zueinander stehen, ist unbestritten. Worin die Verbindung genau besteht und ob nicht am Ende eine oder sogar beide Pathologien nur Surrogatmarker eines bisher unverstandenen Prozesses sind, steht noch zur Diskussion.

Neue Strategien

In Anlehnung an die Amyloid-Hypothese waren die ersten krankheitsmodifizierenden Präparate gegen Beta-Amyloid gerichtet. Zwar fand sich in mehreren Studien nachweislich eine Reduktion der Amyloidablagerungen, jedoch war klinisch keine Besserung der Kognition zu erreichen. Die Frage, die sich alle stellten, war, ob auf das falsche Ziel gesetzt wurde oder ob der gewählte Zeitpunkt für die Therapie-Einleitung einfach zu spät war. Die meisten Forscher gingen von der zweiten Annahme aus. Denn es ist bekannt, dass zwischen dem Beginn der ersten klinischen Zeichen und dem Beginn der Veränderung auf zellulärer Ebene mehr als 10 Jahre liegen können. Aus diesem Grunde setzen die aktuellen Studien teilweise auf Vorstufen der Alzheimer-Erkrankung mit Einschluss von Patienten in

- präklinischem Stadium, d. h. kognitiv normal mit Nachweis von Biomarkern für die Alzheimer-Erkrankung,
- Prodromalstadium, d. h. Patienten mit Mild Cognitive Impairment (MCI) und Nachweis von Biomarkern für die Alzheimer-Erkrankung,
- sehr frühem klinischem Stadium, d. h. mit bereits diagnostizierter Alzheimer-Erkrankung.

Viele der aktuellen Studien bei den krankheitsmodifizierenden Präparaten stützen sich auf Biomarker, um Risikopatienten möglichst früh einschließen zu können. Noch Anfang des Jahres 2017 befanden sich ca. 105 Präparate in klinischen Studien. In der Zwischenzeit wurden einige Studien aufgrund fehlenden Ansprechens bzw. nicht erreichten primären Endpunkten gestoppt. Aus den gescheiterten Versuchen sind neue Ansätze entwickelt bzw. am Gerüst der Moleküle (z. B. von chimären zu voll humanisierten Antikörpern) Änderungen vorgenommen worden. Ziel dabei ist, eine bessere Verträglichkeit und Spezifität zu erreichen.

Immuntherapie mit Fokus auf Amyloid-Beta

Es handelt sich um monoklonale IgG-Antikörper, die an unterschiedliche Stellen (Fc-Fragment) von Beta-Amyloid binden [12]. Insgesamt gibt es vier IgG-Subtypen, je nach Fc-Fragment. Drei Ansätze werden unterschieden:

- Passive Immunisierung (u. a.)
  - Bapineuzumab (gestoppt wegen mangelnden klinischen Effekts)
  - Solanezumab (kein nachweisbarer Nutzen bei Patienten im Prodromalstadium, weiter laufende Phase-3-Studien bei familiärer Alzheimer-Erkrankung, bei älteren Menschen mit Alzheimer-Risiko und bei kognitiv Gesunden mit Amyloid-Nachweis im PET)
  - Aducanumab
    - Bessere Spezifität für die Alzheimer-typischen Amyloid-Oligomere als die anderen Präparate
    - Voll humanisierter Antikörper im Vergleich zu anderen (chimären) Antikörpern
    - Laufende Phase-3-Studie (Prodromalstadium)
  - Gantenerumab
    - Voll humanisierter Antikörper
    - Laufende Phase-3-Studien
  - Crenezumab
- Aktive Immunisierung
  - CAD 106: Prävention der Alzheimer-Erkrankung
- Inhibition der Beta-Sekretase
  - AZD3293 „Amaranth" (u. a.)

Immuntherapie mit Fokus auf Tau-Proteine

Das Tau-Protein ist an der Bildung des Stützskeletts der Neurone beteiligt. Extrazelluläre Tau-Proteine können im Liquor nachgewiesen werden. Im Gegensatz zu den Amyloid-Ansätzen ist hier die Entwicklung langsam vorangeschritten, da sich die Forschung zunächst fast komplett auf die Amyloid-Hypothese gestützt hatte. Das Besondere bei diesem Forschungsansatz ist, dass es hier nicht nur um die Alzheimer-Demenz geht, sondern möglicherweise auch Patienten mit anderen Tauopathien von den Erkenntnissen profitieren könnten [12, 13]. Einige Wirkmechanismen sind:

- Anti-Tau-Immuntherapie
  - Passive Immunisierung
    - BIIB092: humanisierter monoklonaler IgG4-Antikörper
  - Aktive Immunisierung
- Tau-Aggregation-Blocker
  - Methylen-Blau
    - Laufende Phase-3-Studie
- Gentherapie
  - Bei nachgewiesener Mutation, insbesondere im MAPT-Gen (MAPT = Microtubule Associated Protein Tau)

Therapie von Inflammation und Stoffwechsel

Relativ früh in der Entstehung sowie auch im ganzen weiteren Verlauf der Alzheimer-Erkrankung spielen inflammatorische Prozesse eine große Rolle. Die Aktivierung von Mikroglia im Bereich der Amyloidplaques könnte einen wesentlichen Beitrag dazu leisten, dass sich der pathologische Prozess auf weitere Hirnregionen ausdehnt. Insofern macht es Sinn, dass sich neuere Therapieansätze der Kontrolle von inflammatorischen Prozessen zuwenden. Das Problem hierbei ist allerdings, dass bei einem unspezifischen Ansatz auch Prozesse beeinflusst werden, welche die körpereigenen Abwehrprozesse fördern.

Neben einer Inflammation spielt insbesondere ein pathologischer Glukosestoffwechsel in den betroffenen Hirnregionen eine Rolle. Aufgrund dieser Erkenntnisse zielen einige Studienpräparate auf eine Normalisierung des intrazerebralen Glukosestoffwechsels. Ein kritischer Punkt hierbei ist insbesondere die selektive Therapie zerebraler Strukturen, um systemische Nebenwirkungen möglichst zu reduzieren.

BACE-Inhibitoren

BACE steht für β-Site Amyloid Precursor Protein Cleaving Enzyme. Die Hemmung dieses Enzyms kann die Bildung und weitere Aggregation von Amyloid-Monomeren verhindern und greift damit relativ früh in die Kaskade ein, die zu einer pathologischen Amyloid-Akkumulation im Gehirn führt. Zahlreiche Substanzen werden mit diesem Ansatz untersucht, doch leider haben erste Phase-3-Studien mit dem Präparat Verubecestat den klinischen Endpunkt verfehlt. Da sich die Ansätze im Detail jedoch stark unterscheiden und es von kritischer Bedeutung sein kann, wie gut die Moleküle die Blut-Hirn-Schranke überwinden und wie spezifisch sie am richtigen Punkt ansetzen, werden die Ergebnisse der weiteren Studien in diesem Bereich immer noch mit Spannung erwartet.

5.7.2 Ausblick

Zum aktuellen Zeitpunkt laufen zahlreiche Studien mit weiteren, hier teils nicht erwähnten Ansätzen, die vielversprechend sind und neue Wege eröffnen könnten. Mit zunehmender Alterung der Bevölkerung werden die Demenzerkrankungen eine immer größere Rolle in unserer Gesellschaft spielen. Umso mehr ist die Erwartung hinsichtlich neuer Forschungsergebnisse groß.

Ob jedoch eine der beschriebenen Therapien in klinischen Studien erfolgreich sein wird oder sich die Forschung nochmals auf ganz andere Ansätze ausrichten wird, ist zum aktuellen Zeitpunkt völlig offen.

Falls es gelingen sollte, effektive Therapien für Demenzerkrankungen zu entwickeln, wird dies die Gesundheitssysteme weltweit vor große Herausforderungen stellen. Angesichts der immensen Geldmittel, welche die Pharmaindustrie in den letzten Jahren in den Bereich der Demenzforschung investiert hat, ist zu erwarten, dass jede erfolgreiche Therapie mit einem hohen Preis verbunden sein wird. Im Angesicht einer Erkrankung, die ganz überwiegend ältere Menschen betrifft, vor der aber gleichzeitig viele Menschen große Angst haben, wird dies voraussichtlich ethische Diskussionen auslösen. Es würde sich vermutlich lohnen, sich auf politischer Ebene bereits heute mit dem Thema auseinanderzusetzen und grundsätzlich einige Fragen zu diskutieren:

- Wer soll eine teure Demenztherapie erhalten?
- Gibt es ein Alterslimit, ab dem eine teure Demenztherapie keinen Sinn mehr macht?
- Gibt es Komorbiditäten, bei denen eine teure Demenztherapie keinen Sinn mehr macht?
- Wer entscheidet über derartige Fragen? Brauchen wir gesetzliche Regelungen oder ethische Entscheidungsgremien?
- Kann eine Demenztherapie Kosten in anderen Bereichen wie z. B. in Pflegeheimen vielleicht sogar reduzieren?
- Wie viel ist uns eine optimale Demenztherapie wert?

Die Beantwortung dieser Fragen wird Jahre dauern. Wenn die Gesellschaft erst mit der Diskussion beginnt, sobald effektive Therapien zur Verfügung stehen, sind hinsichtlich der Finanzierung und dem Zugang zu Therapien in den ersten Jahren große Unsicherheiten zu erwarten.

KAPITEL

6 Prävention

Barbara Tettenborn und Ansgar Felbecker

Kernaussagen

- Regelmäßige sportliche Betätigung hat demenzprotektive Effekte.
- Das Demenzrisiko kann hiermit um 25–50 % vermindert werden.
- Sport kann sich positiv auf kognitive Leistungen auswirken.
- Regelmäßig körperlich aktive Menschen leben im Durchschnitt 3–4 Jahre länger als die nicht aktiven Vergleichspersonen.
- Fehlende körperliche Aktivität stellt vor allem in Industrienationen einen der wichtigsten potenziell beeinflussbaren Risikofaktoren von Demenzerkrankungen dar.
- Regelmäßige körperliche Aktivität kann neuroprotektiv wirken.
- Sport kann auch bei leichten bis mäßigen kognitiven Einschränkungen den Fortschritt der kognitiven Leistungseinbußen verzögern.
- Neben der vaskulären Demenz ist insbesondere die Alzheimer-Demenz vom Vorliegen vaskulärer Risikofaktoren abhängig.
- Risikofaktoren wirken synergistisch bei der Demenzentstehung.
- Die Beeinflussung von Risikofaktoren kann wesentlich zur Prävention von Demenzerkrankungen beitragen.
- Präventive Maßnahmen sollten früh im Leben starten, da der Beginn von Veränderungen im Gehirn weit vor Ausbruch der Demenz liegt.

6.1 Einführung

Barbara Tettenborn

Mit zunehmender Lebenserwartung der Weltbevölkerung ist eine Zunahme demenzieller Erkrankungen zu erwarten. Weltweit betrug die Zahl der Demenzkranken im Jahr 2000 etwa 25 Millionen; diese Zahl wird sich bis 2050 voraussichtlich verdoppeln bis verdreifachen. Schätzungsweise leiden zwischen 6 und 9 % der Bevölkerung im Alter von über 65 Jahren an einem demenziellen Prozess (➤ Kap. 2.1).

Da die therapeutischen Möglichkeiten bei der Demenz bis heute sehr begrenzt sind, kommt der Prävention eine besondere Bedeutung zu. Eine Verzögerung des Beginns einer Demenz hätte neben den patientenbezogenen Vorteilen auch enorme gesundheitsökonomische Konsequenzen.

Nicht nur bei den vaskulär bedingten Demenzen, sondern auch bei der Alzheimer-Erkrankung sind die zahlreichen Risikofaktoren für vaskuläre Erkrankungen ausschlaggebend, die jeder Mensch selbst bereits ab der Jugend positiv oder negativ beeinflussen kann. In erster Linie sind hier ein aktiver Lebensstil, Nikotinabstinenz, Vermeidung von Alkoholmissbrauch, Vermeidung von Übergewicht und eine gesunde Ernährung im Sinne einer mediterranen Diät zu erwähnen. Auch regelmäßiges Gedächtnistraining und vielfältige und abwechslungsreiche soziale Aktivitäten können zusätzlich helfen, das Risiko einer Alzheimer-Erkrankung oder einer anderen Demenzform zu reduzieren.

Besonders spannend ist aktuell der Umstand, dass verschiedene Studien der letzten Jahre Hinweise darauf geben, dass regelmäßige und durchaus intensive körperliche Aktivität einem kognitiven Abbau entgegenwirkt und damit einen protektiven Effekt für die Entwicklung einer Demenz hat.

Es ist die Aufgabe jedes Einzelnen, selbst Maßnahmen zu ergreifen, die einer Demenz vorbeugen können. Natürlich gibt es aktuell nicht beeinflussbare Faktoren, die für eine demenzielle Entwicklung verantwortlich sein können. Hier sind in erster Linie die genetischen Anlagen zu nennen. Aber es gibt auch eine ganze Reihe von beeinflussbaren Faktoren, wie im Folgenden aufgezeigt wird. Wichtig ist hier eine möglichst breite Information nicht nur der Fachpersonen, sondern vor allem auch der allgemeinen Bevölkerung.

6.2 Sport

Barbara Tettenborn

Der Stellenwert sportlicher Aktivität zur Krankheitsprävention gewinnt vor dem Hintergrund des demografischen Wandels und der ständig knapper werdenden Ressourcen für die öffentliche Gesundheitsfürsorge zunehmend an Bedeutung.

EVIDENZ

Zahlreiche epidemiologische Studien belegen inzwischen, dass körperliche Aktivität günstige gesundheitliche Effekte hat.

Schätzungen gehen davon aus, dass weltweit ca. 9–10 % aller Todesfälle direkt oder indirekt Folge körperlicher Inaktivität sind. Regelmäßig körperlich aktive Menschen leben im Durchschnitt 3–4 Jahre länger als die nicht aktiven Vergleichspersonen – dies gilt für Männer wie für Frauen. Körperliche Inaktivität ist bezüglich kardiovaskulärer Erkrankungen etwa so gesundheitsschädigend wie das Rauchen einer Schachtel Zigaretten pro Tag.

Von besonderer Bedeutung ist aber, die statistisch immer länger werdende Lebenszeit in einem möglichst gesunden, körperlich und geistig fitten Zustand verbringen zu können. Gerade in dieser Hinsicht scheint dem Sport eine besonders wichtige Bedeutung zuzukommen.

6.2.1 Mechanismen der Demenzprävention

Aufgrund vor allem tierexperimenteller Befunde werden folgende physiologische Effekte als mögliche Mechanismen von Sport, die einen positiven Einfluss auf kognitive Fähigkeiten haben könnten, diskutiert:

- Erhöhter zerebraler Blutfluss und Metabolismus.
- Verminderter oxydativer Stress im Gehirn.
- Tierexperimentelle Befunde zeigen, dass die Bildung von Aβ-Amyloid gedrosselt und dessen Abbau gefördert werden könnte.
- Tierexperimentelle Daten weisen darauf hin, dass körperliche Aktivität zu metabolischen Reaktionen auch jenseits der unmittelbar an der Bewegung beteiligten Hirnregionen führt *(Molecular Crosstalk)*.
- Im Gehirn werden Neurotrophine und Wachstumsfaktoren wie Insulin-like Growth Factor-1 (IGF-1), Brain-derived Neurotrophic Factor (BDNF) und Nerve Growth Factor (NGF) freigesetzt, welche die zerebrale Neuro- und Angiogenese stimulieren. Studien an adulten Mäusen ergaben, dass während körperlicher Aktivität das Blutvolumen im Gyrus dentatus zunimmt, also in genau der Hirnregion, in der die adulte Neurogenese stattfindet. Und tatsächlich konnte gezeigt werden, dass durch körperliche Aktivität die Neurogenese im Gyrus dentatus stimuliert wird. Bei Menschen lassen sich ebenfalls durch ein intensives Trainingsprogramm signifikante Anstiege des BDNF nachweisen, die mit einer vermehrten Aktivität im vorderen Hippocampusbereich korrelieren.
- Chronischer Stress kann zu einer Dysfunktion der hypothalamisch-hypophysär-adrenalen Achse führen, was wiederum einen negativen Einfluss auf die kognitive Leistungsfähigkeit hat und vermehrte Ablagerungen von β-Amyloidplaques und Protein-Tau-Tangles zur Folge hat, den neuropathologischen Merkmalen der Alzheimer-Demenz. Körperliche Aktivität hat einen restaurativen Effekt auf dieses Stress-neuroendokrine System, führt also zu einem Stressabbau. Auf diese Weise könnte regelmäßige körperliche Aktivität ebenfalls demenzprotektiv wirken.
- Sport hat einen Einfluss auf zerebrale Neurotransmittersysteme wie Serotonin, Noradrenalin, Dopamin und Acetylcholin, die sich positiv auf die kognitiven Funktionen ebenso wie auf die Stimmungslage auswirken können.

Eine systematische Metaanalyse der zu diesem Thema vorhandenen Studien weist darauf hin, dass körperliches Training antidepressiv wirkt, möglicherweise sogar effektiver als eine antidepressive Medikation. Es ist daher wahrscheinlich, dass die tatsächliche Minderung des Demenzrisikos durch regelmäßige körperliche Aktivität deutlicher ausfällt, als es die Ergebnisse der multivariaten Analysen ausweisen, die ausschließlich die direkten Effekte körperlicher Aktivität auf das Demenzrisiko wiedergeben.

6.2.2 Einfluss körperlicher Aktivität auf kognitive Leistungen

Kurzzeit-Effekte

Aerobe Belastungen auf submaximalem Belastungsniveau bis zu einer Stunde Dauer verbessern die Informationsverarbeitung und verkürzen die Reaktionszeit im Anschluss an die Belastung. Längere Belastungen, die zu einer Dehydrierung führen, hingegen verschlechtern die Informationsverarbeitung und Merkfähigkeit.

Langzeit-Effekte

Aerobes Training hat mäßige Verbesserungen der Aufmerksamkeit, Verarbeitungsgeschwindigkeit, exekutiven Funktionen und Merkfähigkeit zur Folge.

Einfluss von Sport auf die kognitiven Leistungen gesunder Erwachsener im mittleren und höheren Lebensalter

Mehrere Interventionsstudien an gesunden Erwachsenen im mittleren und höheren Lebensalter haben signifikante Verbesserungen der kognitiven Leistungen ergeben. Die durch regelmäßiges Training bedingte Verbesserung der kardiorespiratorischen Fitness bei Personen über 55 Jahre ohne kognitive Defizite geht mit einer Verbesserung der kognitiven Leistungsfähigkeit einher.

6.2.3 Demenzprävention durch Sport?

Nach den Ergebnissen der bisher vorliegenden tierexperimentellen und epidemiologischen Studien scheint körperliche Aktivität neuroprotektiv zu wirken. Es gibt Hinweise dafür, dass Sport sowohl primär dem Abbau kognitiver Leistungen entgegenwirkt als auch bei bereits vorhandenen leichten bis mäßigen kognitiven Einschränkungen den Fortschritt der kognitiven Leistungseinbußen verzögern kann [1, 2].

Untersuchungen an älteren Erwachsenen haben zeigen können, dass regelmäßige aerobe Aktivität von dreimal einer Stunde pro Woche über 6 Monate bei 60- bis 79-Jährigen zu einem signifikant erhöhten Volumen grauer und weißer Hirnsubstanz führt. Anaerobes Training scheint diesbezüglich weniger effektiv zu sein. Ältere Menschen mit größerer aerober Fitness haben einen verminderten Verlust an Hirngewebe im Vergleich zu gleichaltrigen, weniger fitten Kontrollpersonen.

Eine Langzeitverlaufsuntersuchung über 21 Jahre hat zeigen können, dass körperlich aktive Menschen im mittleren Lebensalter zwischen 40 und 60 Jahren einen geringeren Verlust grauer Hirnsubstanz aufweisen als körperlich inaktive Menschen [3]. Andere Untersuchungen bestätigten eine stärkere frontale Hirnvolumenminderung bei körperlich inaktiven Menschen mittleren Lebensalters im Vergleich zu körperlich aktiven. Sie wiesen nach, dass körperlich aktive Personen weniger Einbußen ihrer hippocampalen, insbesondere kognitiven Funktionen hinnehmen müssen als körperlich inaktive Personen.

Zur Klärung der Frage, ob sich ein demenzpräventiver Effekt körperlicher Aktivität tatsächlich epidemiologisch belegen lässt, wurde eine systematische Metaanalyse der vorliegenden prospektiven Kohortenstudien durchgeführt [4]. Bezüglich der Art der körperlichen Aktivität wurden keine Differenzierungen vorgenommen. Für alle Demenzformen wie auch für den leichteren kognitiven Abbau zeigte sich eine Risikoreduktion bei den Menschen mit regelmäßiger körperlicher Aktivität. Dieser Effekt ist bei der Alzheimer-Demenz statistisch in den aktuell verfügbaren Studien besonders ausgeprägt und teilweise bei Männern stärker als bei Frauen. Hier sind aber sicher weitere Studien mit höheren Personenzahlen erforderlich, um eine definitive Aussage treffen zu können.

CAVE

- Die bisher vorliegenden Studien lassen keine definitiven Aussagen über das Ausmaß der präventiven Wirkung von Sport für die Entwicklung einer Demenz zu.
- Es kann bisher nicht gesagt werden, ob es geschlechtsspezifische Unterschiede in der präventiven Wirkung körperlicher Aktivität gibt.
- Art und Ausmaß verschiedener sportlicher Aktivitäten müssen noch hinsichtlich ihrer möglicherweise unterschiedlichen präventiven Effekte untersucht werden.

Insgesamt gibt es somit nach dem aktuellen Wissensstand deutliche Hinweise darauf, dass sportliche Betätigung einen demenzprotektiven Effekt hat. Der Effekt ist auch noch bei Personen im sehr hohen Erwachsenenalter von über 85 Jahren nachweisbar. Während eine kausale Therapie im Frühstadium der Alzheimer-Demenz noch nicht verfügbar ist, erscheint körperliche Aktivität aufgrund vorliegender biologischer Modelle und der Ergebnisse zahlreicher Kohortenstudien als aussichtsreiche krankheitsmodifizierende Intervention.

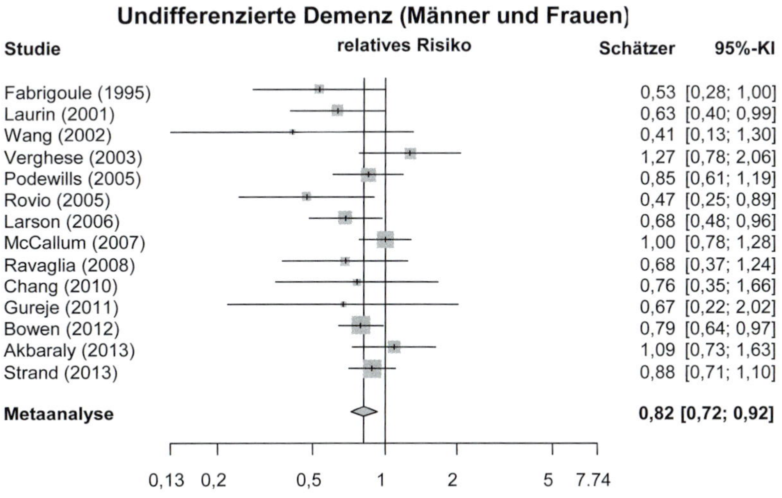

Abb. 6.1 Relatives Risiko einer Demenz vom Alzheimer-Typ bei Männern und Frauen bei körperlicher Aktivität (in der zeitlichen Reihenfolge der Publikationen; aus [1]). [M643]

Regelmäßige körperliche Aktivität kann sich unabhängig vom Lebensalter sowohl kurz- als auch langfristig positiv auf kognitive Leistungen auswirken. Klinisch besonders relevant ist ein aufgrund der vorliegenden Metaanalysen wahrscheinlicher protektiver Effekt sowohl für leichte kognitive Defizite als auch für Demenzen. Das Risiko lässt sich sowohl bei Männern als auch bei Frauen um etwa 25–50 % vermindern, wobei ausreichende Daten für Frauen noch nicht vorliegen (➢ Abb. 6.1, ➢ Abb. 6.2). Bei bereits eingetretener Demenz sind therapeutische Effekte körperlicher Aktivität allenfalls gering.

6.2.4 Art und Dauer der sportlichen Aktivität

Eine sportliche Aktivität zur Demenzprävention sollte mindestens 4–6 Einheiten körperlicher Aktivität pro Woche mit einer Dauer von mindestens 30 Minuten umfassen, wobei sich aus den vorhandenen Studien keine klaren Empfehlungen zu Art und Intensität des Trainings ableiten lassen. Neuere Studien fokussieren auf kombinierte Therapien, z. B. einer Kombination aus körperlichem und kognitivem Training [5, 6]. Mit einem solchen Ansatz scheinen sich stärkere Effekte in der Demenztherapie erzielen zu lassen als mit isolierten Therapien.

Art und Ausmaß der zu empfehlenden körperlichen Aktivität hängen sehr vom Stadium der demenziellen Erkrankung ab. In den Frühstadien kann sicherlich noch ein Training in Gruppen sowohl im Fitness-Studio als auch im Freien durchgeführt werden. Ideal ist die Kombination von 3 × pro Woche Ausdauertraining von mindestens einer Stunde Dauer, 2 × pro Woche Krafttraining von ca. 30 Minuten Dauer sowie 2 × pro Woche Gleichgewichts- und Geschicklichkeitstraining von ca. 30 Minuten Dauer. Als Ausdauertraining bieten sich je nach vorbestehender Fitness des Patienten Jogging, Walking, Radfahren, Kanu oder Rudern, Schwimmen oder Skilanglauf an.

Auch Mannschaftssportarten stellen eine gute Möglichkeit dar, die noch dazu soziales Verhalten mindestens partiell aufrechterhalten lassen. Je weiter der demenzielle Prozess fortgeschritten ist, desto mehr wird eine persönliche Betreuung während der körperlichen Betätigung erforderlich. Hier müssen dann Einzelfallempfehlungen abgegeben werden.

PATIENTENINFO

- Die Aktivitäten sollten mindestens 4–6 Einheiten körperlicher Aktivität pro Woche mit einer Dauer von mindestens 30 Minuten umfassen, wobei sich aus den vorhandenen Studien keine klaren Empfehlungen zu Art und Intensität des Trainings ableiten lassen.
- Ideal ist die Kombination von 3 × pro Woche Ausdauertraining von mindestens einer Stunde Dauer, 2 × pro Woche Krafttraining von ca. 30 Minuten Dauer sowie 2 × pro Woche Gleichgewichts- und Geschicklichkeitstraining von ca. 30 Minuten Dauer.
- Neuere Studien fokussieren auf kombinierte Therapien, z. B. einer Kombination aus körperlichem und kognitivem Training.
- Als Ausdauertraining bieten sich je nach vorbestehender Fitness des Patienten Jogging, Walking, Radfahren, Kanu oder Rudern, Schwimmen oder Skilanglauf an.

6.3 Vaskuläre Risikofaktoren und Demenz

Ansgar Felbecker

Vaskuläre Risikofaktoren spielen eine zentrale Rolle bei der Entstehung und Progression von Demenzerkrankungen. Nicht nur bei der vaskulären Demenz, wo der Zusammenhang naheliegend zu sein scheint, sondern insbesondere auch bei der Demenz vom Alzheimer-Typ können vaskuläre Risikofaktoren dazu beitragen, dass eine Demenz früher und stärker auftritt als bei Personen ohne Risikofaktoren [7].

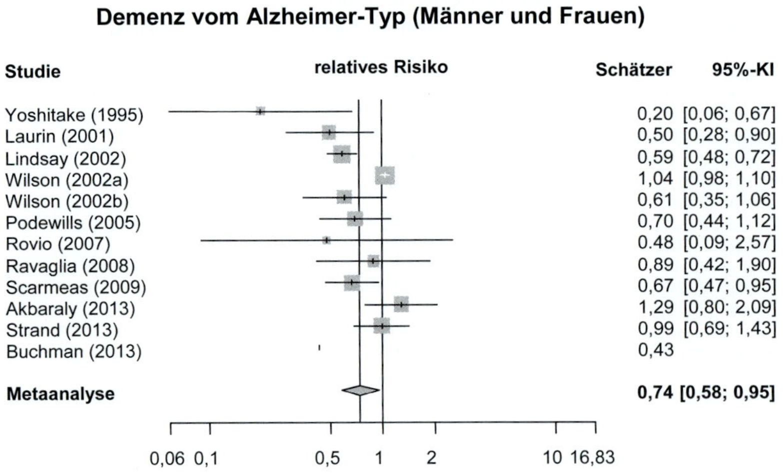

Abb. 6.2 Relatives Risiko einer vaskulären Demenz bei Männern und Frauen bei körperlicher Aktivität (in der zeitlichen Reihenfolge der Publikationen; aus [1]). [M643]

Verschiedene Risikofaktoren sind neben genetischen Faktoren und möglichen Umweltfaktoren als synergistische Faktoren in der Demenzentstehung anzusehen. Sie entscheiden in der Summe darüber, ob, wann und mit welch rascher Progredienz eine Demenz auftritt. Als wichtigste nicht modifizierbare Risikofaktoren sind das Alter und eine genetische Prädisposition wie der Apolipoprotein-E-Genotyp zu nennen. Demgegenüber stehen modifizierbare vaskuläre Risikofaktoren (➤ Tab. 6.1). Bezüglich Alkoholkonsum bestehen widersprüchliche Studienergebnisse: Während einem leichten bis moderaten Alkoholkonsum eher ein protektiver Effekt gegen Demenz zugeschrieben wird, sehen die meisten Studien einen stark übermäßigen Alkoholkonsum als Risikofaktor für eine Demenz.

Aktuelle Daten aus großen Interventionsstudien zeigen, dass das Konzept eines multimodalen Ansatzes mit konsequenter Behandlung möglichst aller modifizierbaren Risikofaktoren durchaus Erfolge zeigen kann. Dabei zielen die aktuellen Studien sogar auf relativ späte Interventionszeitpunkte, die schneller messbare Ergebnisse versprechen. Es bleibt zum gegenwärtigen Zeitpunkt Spekulation, ob die Effekte nicht noch viel größer wären, wenn die Intervention bereits viel früher im Leben ansetzen würde. Immerhin ist bekannt, dass beispielsweise Bluthochdruck und fehlende körperliche Aktivität schon im mittleren Lebensalter einen Risikofaktor für die spätere Entwicklung einer Demenz darstellen.

6.3.1 Synergistische Effekte

Das Zusammentreffen verschiedener Risikofaktoren kann man als synergistischen Effekt in der Demenzentstehung bezeichnen: Eine Pathologie allein reicht nicht aus, um eine klinisch relevante Demenzerkrankung hervorzurufen. Kommt eine andere Pathologie hinzu, wird die Schwelle zur klinisch manifesten Demenz früher überschritten. Selbstverständlich können neben einer Alzheimer-Pathologie und vaskulären Veränderungen auch noch weitere Faktoren wie z. B. nutritive oder ein durchgemachtes Schädel-Hirn-Trauma hinzukommen, die alle synergistisch wirken und die Schwelle zur Demenzentstehung senken bzw. den Manifestationszeitpunkt der Demenz nach vorne verschieben können. Ein zurückliegender Schlaganfall kann im Sinne dieses Konzeptes ebenfalls ein wichtiger Faktor sein, der den Zeitpunkt der Demenzentstehung zumindest nach vorne verschiebt.

Tab. 6.1 Modifizierbare Risikofaktoren einer Demenz

Vaskuläre Risikofaktoren	Andere Risikofaktoren
Arterielle Hypertonie	Niedriges Bildungsniveau
Diabetes mellitus	Depression
Hypercholesterinämie	
Rauchen	
Fehlende körperliche Aktivität	

Wenn man dieses Konzept synergistischer Effekte bei der Demenzentstehung zugrunde legt, wird klar, welche Bedeutung vaskulären Risikofaktoren bei der Demenzentstehung zukommen kann: Allein haben sie kaum das Potenzial, eine neurodegenerative Demenz hervorzurufen. Liegen sie aber kombiniert vor, können sie die Wahrscheinlichkeit, gerade im höheren Lebensalter an einer Demenz zu erkranken, deutlich erhöhen.

6.3.2 Verschiedene vaskuläre Risikofaktoren und Demenz

Diabetes mellitus Patienten mit einem langjährigen Diabetes haben ein deutlich erhöhtes Risiko für einen kognitiven Abbau und eine Demenz [8].

Arterielle Hypertonie Ergebnisse aus großen prospektiven Kohortenstudien zeigen, dass eine arterielle Hypertonie mit einem erhöhten Risiko, an einer Demenz zu erkranken, assoziiert ist. Dabei besteht das größte Risiko, wenn der Blutdruck bereits im mittleren Lebensalter erhöht ist [9].

Dyslipidämie Die Ergebnisse vieler Studien machen einen Zusammenhang zwischen einer Hypercholesterinämie und dem Risiko, eine Demenz zu entwickeln, sehr wahrscheinlich. Angesichts dieser Tatsache überrascht es auf den ersten Blick, dass bisher keine überzeugenden Effekte mit der Behandlung dieses Risikofaktors erzielt werden konnten. Insgesamt scheint die Korrelation schwächer zu sein als bei anderen vaskulären Risikofaktoren.

Rauchen Dies stellt einen wesentlichen modifizierbaren Risikofaktor für die Entwicklung einer Demenz dar, obwohl ein direkter Effekt des Rauchens, nämlich die cholinerge Stimulation, eigentlich positive Ergebnisse auf die Kognition erwarten lassen könnte. Zwar liefern einige Kohortenstudien widersprüchliche Ergebnisse, aber die große Mehrheit der verfügbaren Studien sieht einen klaren, teils auch mengenabhängigen Effekt von Rauchen auf die Entwicklung einer Demenz [10].

6.3.3 Effekte durch Kontrolle vaskulärer Risikofaktoren

In einer Metaanalyse wurden von Wu et al. fünf große europäische Studien zusammengefasst, die sich mit der Veränderung der Epidemiologie von Demenzerkrankungen über einen Beobachtungszeitraum von bis zu 30 Jahren beschäftigten [11]. Dabei zeigte sich in den westlichen Ländern ein leichter Rückgang der erwarteten Demenzprävalenz. Zwar waren diese Studien nicht explizit darauf ausgelegt, Effekte durch die flächendeckende Optimierung der Behandlung von vaskulären Risikofaktoren zu zeigen. Viele andere Faktoren wie ein verbesserter Zugang zu Bildung für breite Schichten in der späteren Generation mögen ebenso eine Rolle spielen. Gleichzeitig ist aber belegt, dass in den verglichenen

Zeiträumen die öffentliche Wahrnehmung der Rolle vaskulärer Risikofaktoren für verschiedene Erkrankungen sowohl in der Allgemeinbevölkerung als auch z. B. bei Hausärzten verbessert wurde und verschiedene kardiovaskuläre Erkrankungen hierdurch rückläufig sind. Somit können diese Daten sehr wahrscheinlich als Hinweis darauf gewertet werden, dass moderne Behandlungsstrategien von vaskulären Risikofaktoren greifen und einen präventiven Effekt auf die Entwicklung von Demenzerkrankungen haben.

6.3.4 Therapie

Bisher gibt es kaum gezielte Interventionsstudien, die über einen ausreichend langen Beobachtungszeitraum spezifische Behandlungen von vaskulären Risikofaktoren hinsichtlich einer Demenzprävention untersuchen. Deshalb bleiben therapeutische Empfehlungen zum heutigen Zeitpunkt relativ allgemein und sind kaum evidenzbasiert.

Insbesondere lässt sich zum heutigen Zeitpunkt keine Empfehlung für einzelne Substanzen geben, die beispielsweise in der Behandlung der arteriellen Hypertonie oder des Diabetes mellitus Vorteile hinsichtlich der Demenzprävention hätten. Wichtig ist vielmehr, dass überhaupt frühzeitig behandelt wird.

Thrombozytenaggregationshemmer Eine Behandlung mit z. B. Aspirin oder Clopidogrel mit dem Ziel einer Reduktion des Demenzrisikos kann nach heutigem Stand weder in der Prävention noch in der Therapie neurodegenerativer Demenzen empfohlen werden.

6.3.5 Potenzial

Schon eine leichtgradige Reduktion der Demenzprävalenz wie um 1,8 % in der CFAS-Studie in England kann viel bewegen. Übertragen auf Deutschland, würde es aktuell eine Abnahme um gut 300 000 Demenzpatienten oder in der Schweiz und Österreich um etwa 30 000 bedeuten.

In der Literatur finden sich noch detailliertere Berechnungen, welche Reduktionen der Demenzinzidenz und -prävalenz mit einer besseren Kontrolle vaskulärer Risikofaktoren zu erreichen wären [12, 13]. Für einzelne Risikofaktoren lässt sich ihr Anteil an Demenzfällen in einer Population berechnen. Danach können mit einer Reduktion der Prävalenz von sieben modifizierbaren Risikofaktoren (Diabetes mellitus, arterielle Hypertonie und Übergewicht im mittleren Lebensalter, körperliche Inaktivität, Depression, Rauchen, niedriges Bildungsniveau) um 10 % 1,1 Millionen Demenzerkrankungen weltweit verhindert werden. Eine Reduktion der Prävalenz dieser Risikofaktoren um 25 % hätte gar eine Reduktion der weltweiten Demenzfälle um 3 Millionen zur Folge.

Zukünftige Ansätze in der Prävention von Demenzerkrankungen zielen auf eine multimodale Strategie, die neben einer Modifikation vaskulärer Risikofaktoren auch andere bekannte demenzpräventive Interventionen einschließt. Ein solches Konzept verfolgte beispielsweise die FINGER-Studie, die in einem randomisierten kontrollierten Ansatz prospektiv über 2 Jahre das Potenzial eines multimodalen Ansatzes aus der Behandlung vaskulärer Risikofaktoren, Ernährungsberatung, körperlichem Training und kognitivem Training zeigen konnte [6]. Eine solche Strategie ist auch deshalb interessant, da sie auf modifizierbare Risikofaktoren zielt, die nicht nur ein Risiko für das Auftreten kognitiver Störungen, sondern auch für Herz-Kreislauf-Erkrankungen und Tumorerkrankungen darstellen.

Ohne Zweifel lassen sich mit einer besseren Kontrolle vaskulärer Risikofaktoren Demenzerkrankungen nie zuverlässig verhindern und von einer wirklich effektiven Therapie oder Prävention ist man nach wie vor weit entfernt. Aber im Angesicht zahlreicher negativer Therapiestudien im Demenzbereich lohnt es sich, die verfügbaren Mittel in der Prävention zunächst einmal auszuschöpfen.

KAPITEL

7

Ansgar Felbecker, Volker Limmroth, Irene Bopp-Kistler, Tatjana Meyer-Heim, Georg Bosshard, Rolf Seeger, Dieter Welz und Uwe Herwig

Leben mit Demenz

Kernaussagen

Diagnosestellung

- Eine rechtzeitige Diagnosestellung führt zu Klarheit, Verminderung von Leid sowie einem bestmöglichen Umgang und Case Management.
- Die empathische Diagnoseübermittlung ist ein zentraler erster Schritt in der langfristigen Begleitung von Patienten mit einer Demenz.
- Trotz der existenziellen Bedrohung individueller Werte durch die Diagnose einer Demenz können durch die Diagnoseeröffnung auch positive Effekte erzielt werden.

Ethische Aspekte

- Menschen mit Demenz sollten bei der Ausübung der Selbstbestimmung und bei der Teilhabe am sozialen Leben nach individuellem Bedarf unterstützt werden.
- In der Kommunikation mit Menschen mit Demenz bewährt sich eine akzeptierende, nicht korrigierende Sprache (sog. Validation).
- Freiheitseinschränkende Maßnahmen sind ein schwerer Eingriff in die Persönlichkeit eines Menschen und sind oftmals gefährlich.
- Freiheitseinschränkende Maßnahmen sollten möglichst durch weniger einschränkende Alternativen ersetzt werden.
- Misshandlungen von Menschen mit Demenz sind nicht selten. Ärzte müssen mögliche Risikokonstellationen und Anzeichen einer Misshandlung erkennen.

Palliativbehandlung und Entscheidungen in der Endphase einer Demenz

- Eine fortgeschrittene Demenzerkrankung ist eine Palliativsituation. Entsprechend hat sich die Behandlung und Betreuung an den Prinzipen der Palliative Care zu orientieren: Fokus auf der Lebensqualität, Interprofessionalität, offene und vorausschauende Kommunikation, Unterstützung von Bezugspersonen, gut vernetzte Versorgungsstrukturen.
- Der natürliche Endverlauf der Demenz geht regelmäßig mit Störungen der Ernährung einher. Es kommt gehäuft zu rezidivierenden Infektionen (z. B. Pneumonien).
- Eine PEG-Sonde bei fortgeschrittener Demenz ist kontraindiziert.
- Der explizite oder (im Falle von nicht mehr vorhandener Urteilsfähigkeit) mutmaßliche Wille muss für ärztliche Entscheidungen handlungsleitend sein.
- Patientenverfügungen sind ein juristisch wichtiges Element der gesundheitlichen Vorsorgeplanung.
- Advance Care Planning ist ein neues Konzept, das mehr auf einen Dialog zwischen Patienten, Angehörigen, Arzt und Betreuungsteam als auf einseitige Verordnungen von Patientenseite setzt.

Fahreignung

- Die verkehrsrelevanten Auswirkungen einer Demenz treten oft in einem frühen Stadium auf und lassen sich nicht kompensieren.
- Die Fahreignung kann bei einer leichten Demenz in gewissen Fällen noch gegeben sein, bei einer mittelschweren oder schweren Demenz ist die Fahreignung klar nicht mehr gegeben.
- Bei Auffälligkeiten und Verdachtsmomenten können einfache Kurztests (Mini-Mental-Status, Uhrentest, Trail-Making-Test A/B) den Verdacht einer Hirnleistungsstörung bestätigen.
- Kurztests alleine sind nicht geeignet, zuverlässige Aussagen über die Fahreignung zu machen.
- Ziel nach einer Demenzdiagnose sollte es sein, den Patienten zur freiwilligen Abgabe des Führerscheins zu bewegen.
- Jeder Arzt hat das Recht (nicht aber die Pflicht), Personen mit fraglicher oder nicht mehr gegebener Fahreignung dem Straßenverkehrsamt zu melden. Die sonst geltende ärztliche Schweigepflicht ist hier in Abwägung „höherwertiger Rechtsgüter" (= allgemeine Verkehrssicherheit) aufgehoben.

Urteils- und Geschäftsfähigkeit

- Der Begriff der Urteilsfähigkeit/Handlungsfähigkeit spielt eine zentrale Rolle im Schweizer Recht, die Begriffe der Geschäfts- bzw. Testierfähigkeit sind juristische Begriffe des deutschen Rechts.
- Häufig wird vom behandelnden Arzt eine Einschätzung der Urteils-, Geschäfts- oder Testierfähigkeit erwartet.
- Bei Menschen mit Demenz gehen die Urteils-, Geschäfts- bzw. Testierfähigkeit im Verlauf der Erkrankung regelmäßig verloren.
- Der genaue Zeitpunkt des Verlustes von Urteils-, Geschäfts- oder Testierfähigkeit ist sehr variabel; orientierend kann jedoch davon ausgegangen werden, dass sie in frühen Stadien der Demenz noch gegeben, in mittelschweren Stadien meist aufgehoben und späten Stadien immer aufgehoben sind.
- Im deutschen Recht wird die Testierfähigkeit als Sonderform der Geschäftsfähigkeit gesehen. Während eine partielle Geschäftsfähigkeit durchaus bestehen kann, wird eine partielle Testierfähigkeit in der deutschen Rechtsprechung weitgehend abgelehnt.
- Die Einrichtung einer Betreuung (deutsches Recht) konstituiert nicht automatisch eine Geschäftsunfähigkeit oder Testierunfähigkeit.
- Ein Notar soll bei offensichtlicher Testierunfähigkeit von der Beurkundung eines Rechtsgeschäftes absehen. Die gutachterliche Beurteilung der Urteils-, Geschäfts- oder Testierfähigkeit erfolgt in Deutschland ausschließlich durch Psychiater oder Neurologen.
- In der Medizin ist insbesondere die Frage der Einwilligungsfähigkeit zu medizinischen Behandlungen von Bedeutung.

7.1 Einführung

Ansgar Felbecker, Volker Limmroth und Irene Bopp-Kistler

Das Leben mit einer Demenz stellt für den Betroffenen und seine Bezugspersonen eine große Herausforderung dar. Natürlich trifft diese Aussage für alle unheilbaren chronischen Erkrankungen zu, aber die Diagnose einer Demenz ist insofern besonders, als mit dem kontinuierlichen Verlust der kognitiven Fähigkeiten viele Dinge verloren gehen, die den Menschen bisher ausgemacht haben. Parallel wird durch diese Diagnose meist eine kontinuierliche Anpassung der Versorgungsstrukturen erforderlich.

Diese Wahrnehmung ist auch dem Laien stark bewusst, und so beginnt die Auseinandersetzung damit bereits bei der Diagnoseübermittlung. Es ist eine große ärztliche Kompetenz, die Untersuchungsergebnisse so zu vermitteln, dass einerseits Klarheit hinsichtlich der Diagnose besteht, andererseits aber bereits bei der Diagnoseübermittlung Wege zum Umgang mit der Erkrankung aufgezeigt werden.

Dabei stehen von Anfang an nicht nur die Bedürfnisse des Betroffenen, sondern auch die der Angehörigen im Fokus. Sie sind es, die unter einer Demenzdiagnose im Verlauf der Erkrankung häufig am meisten leiden. Hingegen ist die Lebensqualität der Betroffenen oft erstaunlich gut, solange die sozialen Netzwerke funktionieren und der Mensch mit Demenz in einem vertrauten und optimal angepassten Umfeld leben kann. Zentral für die Lebensqualität ist, dass Betroffene trotz der Diagnose einer Demenz möglichst normal weiterhin am Sozialleben partizipieren können. Hier leisten Selbsthilfegruppen und diverse regionale Initiativen eine große Arbeit.

Ethische Aspekte spielen im weiteren Krankheitsverlauf einer Demenz oft eine große Rolle. Das Leben mit Demenz ist nicht mehr das gleiche wie zuvor. Entscheidungen, die früher selbstverständlich und autonom getroffen wurden, können bald nicht mehr vollständig selbst übernommen werden. Bei abnehmender Urteils- bzw. Geschäfts-/Handlungsfähigkeit müssen immer mehr Entscheidungen an die Familie oder einen Beistand übertragen werden. Für diese kann es aus ethischer Sicht schwierig zu beurteilen sein, ob der vermutete Wille des Menschen mit Demenz z. B. hinsichtlich medizinischer Eingriffe immer noch dem entspricht wie vor der Diagnose einer Demenz.

Mit Fortschreiten der Demenz stellen sich vermehrt Fragen der Palliativmedizin. Irgendwann im späteren Verlauf einer Demenz wird sich das Behandlungsziel in den meisten Fällen zunehmend in Richtung einer optimalen palliativmedizinischen Behandlung verschieben. Damit die Entscheidungen in dieser Lebensphase im Sinne des Betroffenen getroffen werden können, ist möglichst früh im Erkrankungsverlauf das Thema einer Patientenverfügung mit den Betroffenen zu thematisieren. So lange die Urteils- bzw. Geschäftsfähigkeit noch gegeben ist, können Entscheidungen zu derartigen zentralen Themen selbst getroffen werden.

Oftmals stellt das Thema der Fahreignung eine Herausforderung für die weitere Arzt-Patient-Beziehung dar. Für viele Patienten bedeutet das Autofahren einen Teil ihrer persönlichen Autonomie. Ein Eingriff in diesen Bereich wird als sehr verletzend empfunden. Dennoch gilt es hier, eine Abwägung zwischen persönlichen Interessen und dem Gemeinwohl zu treffen und gesetzliche Regelungen zu beachten. Insofern gehört die Überprüfung der Fahreignung in der Regel zu einer Demenzabklärung und der weiteren klinischen Betreuung.

7.2 Diagnoseübermittlung

Tatjana Meyer-Heim und Irene Bopp-Kistler

Eine Demenzabklärung sollte dann durchgeführt werden, wenn Betroffene durch Fehlleistungen verunsichert oder verängstigt werden oder wenn Angehörige, Freunde oder Mitarbeiter Auffälligkeiten wahrnehmen. Ein Demenzscreening in der Bevölkerung macht hingegen kaum Sinn.

Der Zeitpunkt einer Demenzabklärung richtet sich nach den Bedürfnissen der Betroffenen und ihres Umfelds. Hinsichtlich der Verarbeitung der Diagnose und der notwendigen Anpassungen im Leben, aber auch hinsichtlich der sich stetig verbessernden therapeutischen Möglichkeiten ist eine frühe Abklärung sinnvoller als eine Abklärung bei weit fortgeschrittenen Symptomen.

7.2.1 Zeitpunkt

Es gibt zahlreiche Vorteile einer rechtzeitigen Diagnoseeröffnung:

- Verminderung von Konflikten in der Paarbeziehung, Familie und im Beziehungsnetz
- Rechtzeitige Klärung von beruflichen und versicherungstechnischen Fragen
- Entwicklung von Coping-Strategien, Ermöglichung des Abschiednehmens und Zulassen von Trauer
- Rechtzeitige Entlastung und Unterstützung der Angehörigen, auch seelischer Art
- Beendigung der Phase der Unsicherheit
- Einordnung der Probleme, Erhöhung des Verständnisses und Schaffung von Klarheit
- Rechtzeitige eigenständige Entscheidungsfindung bezüglich Zukunft (Wünsche bezüglich Pflege, „End of Life"-Wünsche, Patientenverfügung, Vorsorgevollmacht u. a.)
- Rechtzeitige Thematisierung der Fahreignung

Die Diagnosestellung ist der Anfang eines ganzheitlichen Therapieansatzes. Obschon die meisten Menschen wünschen, im Falle einer Demenzerkrankung darüber aufgeklärt zu werden, wird die Diagnose oft nicht gestellt oder kommuniziert. Die Gründe dafür sind vielfältig.

Obwohl Menschen mit einer beginnenden Demenzerkrankung häufig früh Veränderungen im Alltag bemerken – sei es im familiären oder aber auch beruflichen Umfeld –, können Monate bis Jahre verstreichen, bis eine Diagnostik erfolgt. Dies hat mehrere Gründe:

- Betroffene versuchen, ihre Symptome zu kaschieren.
- Betroffene haben eine veränderte Wahrnehmung ihrer Situation.
- Eine Abklärung wird oft als nicht notwendig erachtet, da es nur beschränkt medikamentöse Therapien gibt.

7.2.2 Mehr als Demenz

Durch Fehlleistungen können Missverständnisse und **Konflikte** entstehen; nicht selten stehen Paarkonflikte bei der Erstabklärung im Vordergrund [1]. Im Berufsalltag kann es aufgrund der Schwierigkeiten zu Mobbing, Burnout und Überforderungssituationen, gefolgt von Kündigungen kommen. Die Menschen mit einer nicht diagnostizierten frühen Demenzerkrankung fühlen sich weder von der Familie noch im Berufsalltag verstanden und sind zutiefst verunsichert. Es kommt zu sozialem Rückzug und Isolation als Folge von Überforderung, aber auch einer Antriebsminderung im Rahmen der beginnenden Demenz. Die Menschen befinden sich in einem ständigen Kampf um das Verstecken der Symptome, was Stress auslöst. Schamgefühle und Angst vor einer möglichen Stigmatisierung können der Grund sein, weshalb die Betroffenen gegenüber einer Abklärung zurückhaltend sind.

Eine besondere Herausforderung ist die **Anosognosie** (fehlende Krankheitseinsicht) der Betroffenen. Dies ist ein typisches Symptom der Erkrankung, vielfach auch im Frühstadium. Sie erschwert es den Angehörigen zusätzlich, die Betroffenen zu einer Diagnostik zu motivieren, da der Leidensdruck oft mehr auf den Angehörigen als auf der betroffenen Person lastet. Die Patienten nehmen ihre Schwierigkeiten in geringerem Maße als ihre Umgebung wahr; die unterschiedliche Selbst- und Fremdwahrnehmung kann zu wiederholten Eskalationen und Kränkungen führen. Es ist wichtig, dieses Spannungsfeld im Rahmen des Diagnosegesprächs im Beisein aller unmittelbar Beteiligten zu thematisieren.

Die Verarbeitung der Erkrankung wird zudem durch den **soziokulturellen Hintergrund** beeinflusst: Ein Abbau der Hirnleistung wird in gewissen Kulturen als Teil des normalen Alterungsprozesses betrachtet. Die Schwierigkeiten im Alltag, die sich durch eine Verschlechterung der Hirnleistungsfunktion ergeben, werden – je nach familiärem Umfeld – ganz von der Familie kompensiert und somit vom Umfeld häufig kaum wahrgenommen. Die Betreuung durch Angehörige ist für viele Menschen mit Migrationshintergrund eine Selbstverständlichkeit, was eine enorme Belastung bis hin zur Selbstaufopferung zur Folge haben kann.

Bei alleinstehenden Menschen mit Demenz ist die Diagnostik besonders erschwert. Einerseits nehmen diese die Demenzerkrankung mit zunehmendem Versorgungsdefizit oft nicht wahr, andererseits fehlt das Bezugsnetz, das aktiv wird. Es ist eher eine Ausnahme, dass eine Krankheitseinsicht da ist, sodass nur wenige Alleinstehende aktiv eine Abklärung wünschen. Umso wichtiger ist die Awareness des sozialen Umfeldes und der Grundversorger. Einfach zugängliche Beratungs- und Abklärungsangebote und demenzspezifische Pflegedienst-Angebote spielen zunehmend eine zentrale Rolle.

Die Abgrenzung einer **Depression** von einer neurodegenerativen Erkrankung kann sich in der hausärztlichen Praxis häufig als schwierig erweisen. Insbesondere bei Menschen im Berufsleben kann eine Demenzerkrankung initial verpasst werden, da der soziale Rückzug und die Niedergestimmtheit, wie sie oft mit einer Demenzerkrankung einhergehen, im Rahmen einer Depression, bzw. eines Burnouts, interpretiert werden.

Auch die **ärztliche Haltung** kann dazu beitragen, dass keine Diagnose gestellt oder übermittelt wird. Eine Verharmlosung der Beschwerden ist nicht hilfreich. Ein flächendeckendes Kognitionsscreening ist zwar nicht sinnvoll – dies bedeutet aber nicht, dass sich eine Abklärung bei vorhandenen Symptomen nicht lohnt, nur weil kein kurativer Therapieansatz zur Verfügung steht. Bedenken, dass sich die Diagnose negativ auf die betroffene Person auswirken könnte, sind meistens nicht begründet und entsprechen auch nicht der Erfahrung der Autoren. Unausgesprochenes, Unklares führt zu Depression und möglicher Suizidalität. Eindrücklich beschrieben hat dies die Witwe des an einer Lewy-Body-Demenz erkrankten Schauspielers Robin Williams, der vor Diagnosestellung mit Suizid aus dem Leben geschieden ist.

Klarheit führt zu Erleichterung und Abnahme der seelischen Not. Die verschiedenen **Emotionen** wie Trauer, Angst, Scham oder Wut sollen angesprochen und thematisiert werden. Betroffene und ihre Angehörigen reagieren zwar oft betroffen, gleichzeitig aber erleichtert, weil ihre Schwierigkeiten endlich zugeordnet werden können. Durch eine ganzheitliche Begleitung auch nach der Diagnosestellung kann verhindert werden, dass es zu erhöhtem Depressions- und Suizidrisiko kommt.

7.2.3 Das Diagnosegespräch

Eine Demenz ist eine progrediente, letztlich zum Tode führende Erkrankung. Ziel der interprofessionellen Betreuung soll die Bewahrung einer möglichst hohen Lebensqualität sowohl der Betroffenen als auch der Angehörigen sein. Dazu gehören wiederholte Gespräche über die Erkrankung und die Gefühle von Angst, Trauer, Unsicherheit, aber auch Wut und Ohnmacht. Bereits im Diagnosegespräch soll genügend Platz sein für diese so zentralen Themen. Oft können bereits durch ein klärendes Diagnosegespräch gegenseitige Anschuldigungen, Versteckspielen und allgemeine Verunsicherung positiv beeinflusst werden. Eine frühe Diagnosestellung ermöglicht es den Beteiligten zudem, eine aktive Rolle in der Zukunftsplanung einzunehmen. Gerade vor dem Hintergrund des drohenden Autonomieverlusts ist es wichtig, dass frühzeitig Gespräche über Advance Care Planning geführt werden. Palliation beginnt mit der Diagnosestellung.

Die Übermittlung der Diagnose „Demenz“ stellt auch eine große Herausforderung für das Behandlungsteam dar [2]. Es bewährt sich, ein gemeinsames Diagnosegespräch mit dem

Betroffenen und seinen Angehörigen und idealerweise möglichst allen wichtigen Bezugspersonen zu führen, wobei der Patient immer die primäre Ansprechperson sein soll. Idealerweise wird das Gespräch in einer Memory Clinic interprofessionell gemeinsam von Neuropsychologen und behandelnden Ärzten geführt.

Eine klar vorgegebene Struktur der Gesprächsführung kann hilfreich sein, wobei auch immer genügend Raum vorhanden sein sollte für individuelle Themen der Betroffenen. Eine sorgsame Vorbereitung ist hier sehr hilfreich. Dabei sind nicht nur die Kenntnisse der medizinischen Daten, sondern auch der Biografie, der kulturellen Wertvorstellungen, der Ressourcen und der sozialen Situation unabdingbar für das Gelingen des Diagnosegesprächs.

Aus langjährigen Erfahrungen hat sich folgendes Vorgehen in vielen Fällen bewährt:

- Begrüßung aller Anwesenden.
- Auf eine optimale Sitzordnung (Patient flankiert von Angehörigen) sowie ruhige Umgebung achten (keine elektronischen Devices). Das Gespräch richtet sich direkt an den Betroffenen.
- Getränke anbieten.
- Ablauf und Dauer des Gesprächs festlegen.
- Erfragen, ob eine Kopie des Berichtes auch an den Patienten verschickt werden soll.
- Zu Beginn des Gesprächs wertschätzend an biografische Daten anknüpfen.
- Medizinische Befunde kurz in verständlicher Weise erläutern.
- Auf Wunsch Bildgebung erklären, sonst nur erwähnen.
- Neuropsychologische Befunde in Korrelation zur Alltagsaktivität erklären, dabei auf alters-, geschlechts- und ausbildungsadaptierte Auswertung hinweisen.
- Klare, eindeutige Übermittlung der Diagnose: „Zusammenfassend gehen wir von einer Erkrankung als Ursache für Ihre Schwierigkeiten aus. (Pause) Es handelt sich um eine Demenz vom xxxx-Typ“ (z. B. Alzheimer-Typ).
- Nach dem Aussprechen der Diagnose viel Zeit verstreichen lassen, nicht sofort trösten oder beschwichtigen.
- Raum für Emotionen zulassen. Emotionen spiegeln. Dies ist Grundlage dafür, dass die Behandelnden wissen, was die Betroffenen bewegt!
- Zu diesem Zeitpunkt sollen noch keine Therapieempfehlungen abgegeben werden, auch nicht an Angehörige. Erst in einem nächsten Schritt sollen Therapieoptionen angesprochen werden.
- Evtl. zweites Gespräch vereinbaren. Es können nicht zu viele Themen in einem Gespräch angesprochen werden.
- Kurzes Feedback am Schluss.

Viele Fragen werden sich die Betroffenen, aber auch die Angehörigen erst einige Tage nach dem Gespräch stellen. Es ist sinnvoll, eine Verlaufskontrolle nach einigen Monaten zu vereinbaren, aber auch die Möglichkeit anzubieten für weitere Gespräche kurz nach der Diagnoseeröffnung.

Fallbeispiel

Die 76-jährige, verwitwete Patientin wurde vom Hausarzt zur Kognitionsabklärung zugewiesen. Dieser Schritt war durch die Töchter initiiert worden, die eine zunehmende Vergesslichkeit der Mutter bemerkt hatten. Auch die Patientin selbst berichtete von Gedächtnisstörungen, vieles sei ihr auch nicht mehr gleich wichtig wie früher. Sie müsse viel mehr Notizen als früher machen.

Die drei Töchter berichteten, dass die Patientin zunehmend Mühe habe, Termine einzuhalten, auch das Kochen bereite ihr Schwierigkeiten. Mit dem Auto fahre die Mutter an Orte, an die man normalerweise nicht fahre, z. B. unter eine Arkade. Leider habe die Patientin in den letzten Monaten wiederholt Blechschäden verursacht und es sei wohl unverantwortlich, dass die Patientin noch Auto fahre. Ihre weiterhin großzügige Art habe sie in der jüngsten Vergangenheit dazu verleitet, viele Hilfsorganisationen zu unterstützen, aber auch unnötige Verträge abzuschließen. In näherer Zukunft stehe der Verkauf von Eigentum an.

Das Gesamtbild der klinischen Untersuchung, der Bildgebung des Gehirns und der neuropsychologischen Untersuchung entsprach dem Bild einer leichten Demenz vom Alzheimer-Typ.

Trotz großer Bedenken vonseiten des Hausarztes, die Patientin mit dem Begriff einer Demenzerkrankung zu konfrontieren, haben wir im Diagnosegespräch offen über die erhobenen Befunde und das Vorliegen einer Demenzerkrankung gesprochen. Weder für die Patientin noch für die drei anwesenden Töchter kam die Diagnose überraschend. Auf die Frage der jüngsten Tochter bezüglich Terminologie gab die Patientin selbst die Antwort, dass „Demenz“ der Überbegriff und die „Demenz vom Alzheimer-Typ“ die häufigste Form einer Demenz sei. Die Patientin hatte sich somit bereits seit Längerem mit einer möglichen Demenzerkrankung auseinandergesetzt.

Betroffene und Angehörige reagieren nach der Diagnoseeröffnung oft erleichtert, auch wenn Wut, Angst und Trauer gleichzeitig erlebt werden [3]. Eine offene und empathische Diagnoseübermittlung ermöglicht es, gemeinsam weitere Schritte zu besprechen und zu planen.

7.3 Die Angehörigen im Fokus

Tatjana Meyer-Heim, Irene Bopp-Kistler und Volker Limmroth

Eine Demenzerkrankung schüttelt ganze Familiensysteme durcheinander: Nicht nur die Betroffenen leiden, sondern auch die Angehörigen. Das Depressionsrisiko ist deutlich erhöht, sie verlieren soziale Kontakte und die Alltags- und Freizeitgestaltung ändert sich stark. Sie haben Zukunftsängste, erleben starke Gefühle der Ohnmacht und Wut, sie fühlen sich allein gelassen in ihrer Trauer um ständiges Loslassen.

Die Partnerschaft ändert sich, eine Kommunikation wie vor der Erkrankung ist zunehmend nicht mehr möglich: Pauline Boss beschreibt diesen Zustand als uneindeutigen Verlust (Ambiguous Loss), die erkrankten Partner sind da und doch so fern [4]. Die gesunden Partner müssen zunehmend neue Rollen einnehmen; es kommt oft zu einem Rollenwechsel in der Partnerschaft: Neben der Verantwortung für administrative Angelegenheiten fallen noch zahlreiche andere Aufgaben an, sei dies die mittelfristige Zukunftsplanung oder aber auch die alltägliche Supervision der Medikamenteneinnahme oder Einhaltung von Terminen. Eine weitere Aufgabe besteht darin, soziale Kontakte aufrechtzuerhalten und dem Patienten eine Partizipation in der Gesellschaft und eine gute Lebensqualität zu ermöglichen.

Dies bedeutet aber nicht, dass emotional verbindende Momente wie Lachen, Glücksmomente und Erinnerungen an gute Zeiten nicht mehr erlebt werden können. Angesichts der mnestischen Defizite mit einer Fragmentierung der Biografie können aber gewisse Erinnerungen nicht mehr gemeinsam abgerufen werden. Fotografien können beispielsweise nicht mehr richtig zugeordnet werden, was auch wieder schmerzlich erlebt werden kann. Die Gegenwart mit immer wiederkehrenden Glücksmomenten tritt in den Vordergrund. Es ist ein Abschiednehmen in Raten, ein Abschiednehmen der gemeinsamen Erinnerung und von der Person, die man kannte.

Entlastungsangebote

Es besteht die Gefahr, dass die Betreuungsperson ihren eigenen Bedürfnissen nicht mehr nachgehen kann. Damit die Angehörigen nicht auf die Rolle der Betreuungsperson reduziert werden, müssen möglichst früh Entlastungsmöglichkeiten organisiert werden. Dabei geht es nicht nur um Ferien oder tageweise oder stundenweise Entlastung. Zur Entlastung gehört ebenso die emotionale Entlastung, sei dies in einer Selbsthilfegruppe oder auch in einem persönlichen Gespräch mit Professionellen. In therapeutischen Gesprächen können auch Tabuthemen wie Sexualität, Scham, Wut und Wunsch nach dem Ende der ausweglos erscheinenden Situation angesprochen werden. In Angehörigengruppen erleben die betroffenen Angehörigen zudem, dass sie in ihrer Situation nicht alleine sind. Sie können Copingstrategien erlernen und austauschen und sich der Ressourcen bewusst werden.

Es gibt zahlreiche Angebote zur Entlastung der Angehörigen von Menschen mit Demenz. Diese unterscheiden sich stark von Land zu Land und von Region zu Region, sodass in diesem Buch weniger konkrete Angebote als vielmehr allgemeine Empfehlungen vorgestellt werden sollen. Einige Möglichkeiten zur Entlastung von Angehörigen sind in ➤ Abb. 7.1 zusammengefasst.

Bei der Entlastung von administrativen Aufgaben kommen zunächst weitere Angehörige zum Zuge, welche die primär Betreuenden in diesen Bereichen entlasten können. Dies sind häufig die Kinder. Aber auch öffentliche oder private Treuhanddienste können in diesen Bereichen Entlastung an-

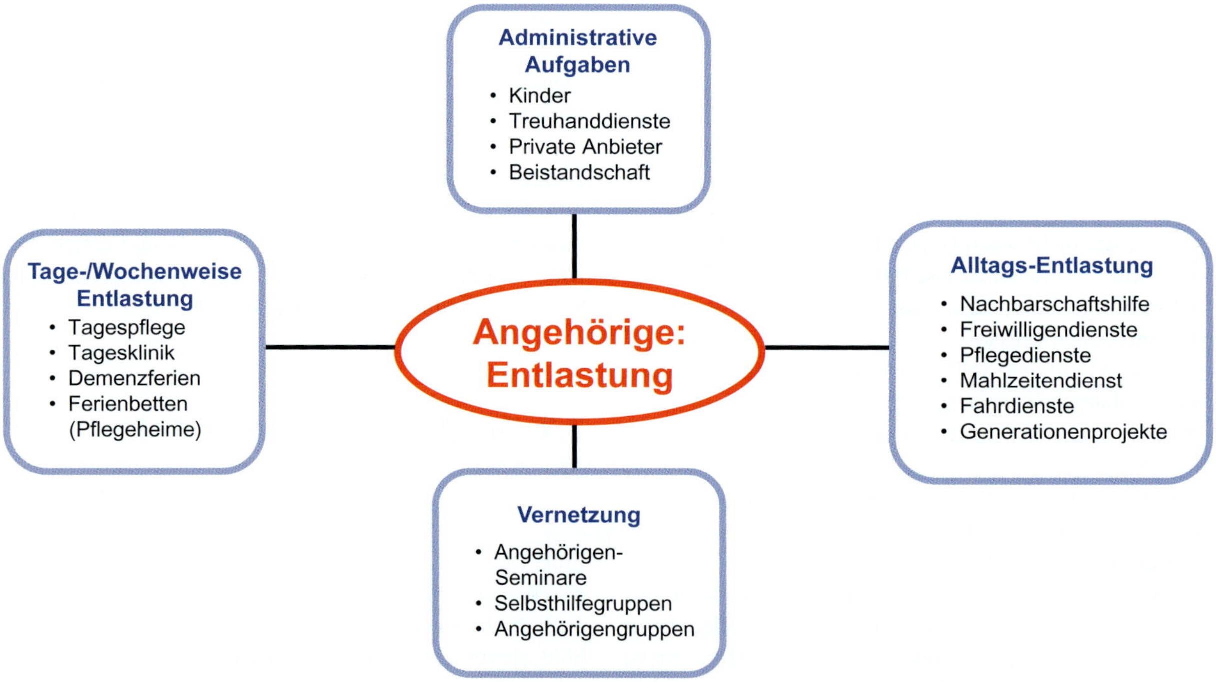

Abb. 7.1 Die verschiedenen Angebote zur Entlastung von Angehörigen sind je nach Region unterschiedlich verfügbar. [P506]

bieten. Dies ist aber in der Regel nur so lange möglich, wie der Betroffene hierzu noch sein Einverständnis geben kann. Ansonsten sollte gerade bei finanziellen Angelegenheiten frühzeitig eine juristisch saubere Lösung in Form einer Beistandschaft bzw. Betreuung in Betracht gezogen werden.

Für die Entlastung im Alltag stehen je nach Region sehr verschiedene Projekte wie Freiwilligendienste oder Nachbarschaftshilfe zur Verfügung. Sie werden oft ehrenamtlich geführt und sind deshalb häufig kostenlos. Pflegedienste können neben rein pflegerischen Aufgaben je nach Versorgungsauftrag weitere Aufgaben übernehmen und so insgesamt zu einer großen Entlastung für die Angehörigen beitragen. Mahlzeitendienste können die Angehörigen von der täglichen Routine der Nahrungszubereitung etwas entlasten und sorgen mit mindestens einer warmen Mahlzeit täglich dafür, dass eine ausreichende und ausgewogene Ernährung sichergestellt wird. Schließlich können Angehörige auch durch Fahrdienste entlastet werden, insbesondere falls der Betroffene wegen seiner Demenz nicht mehr selbst Autofahren kann und der pflegende Angehörige nicht selbst fährt.

Bei fortschreitender Demenz gilt es, den Angehörigen die Vorteile einer professionellen Pflege zunehmend klar zu machen. Regional unterschiedlich existieren oft individualisierbare Angebote von stundenweisen Betreuungen über tagesklinische Strukturen bis hin zu einer 24-h-Betreuung zu Hause. Alternativ können Entlastungsangebote von Pflegeheimen ein Weg sein, einen ersten Kontakt zu einer Pflege-Institution herzustellen. Oft wird so ein Angebot zunächst tage- oder wochenweise genutzt (Kurzzeitpflege), z. B. bei Ferienwunsch oder Krankenhausaufenthalten der Angehörigen. Es kann dann aber manchmal auch der Türöffner für einen dauerhaften Wechsel in eine institutionelle Wohnform sein.

Externe Entlastungsangebote Diese werden leider oft erst zu spät in Anspruch genommen. Dabei spielen einerseits finanzielle Gründe eine wichtige Rolle, andererseits haben die Betreuenden Schuldgefühle und das Gefühl, in der Betreuung versagt zu haben. Nach Möglichkeit sollen betreuende Angehörige in ihrer Absicht, Hilfe anzufordern, vom betreuenden Arzt oder anderen Fachpersonen bestärkt und unterstützt werden.

Partnerschaft Eine tragfähige Beziehung stellt eine wichtige Ressource in der Betreuung einer demenzkranken Person dar. Damit eine mittel- und längerfristige Paarbeziehung trotz Demenz möglich ist, sind jedoch nicht nur Entlastungsangebote wesentlich. Wichtig ist die langfristige Begleitung der Angehörigen, in der sie sich aufgehoben und getragen fühlen. Die Normalisierung und ein systemischer Ansatz sind gefragt, damit gemeinsam die bestmögliche Lösung gefunden werden kann.

Generationenaufgabe Auf eine generationenübergreifende Unterstützung und Entlastung kann aufgrund der Berufstätigkeit und allenfalls eigener Kinderbetreuung und/oder aufgrund der Wohnorte in der heutigen globalisierten Welt häufig nicht zurückgegriffen werden. Oft engagieren sich aber auch Kinder in der Betreuung eines erkrankten Elternteiles schier unermüdlich. Neben der Belastung wird die Betreuung aber häufig auch als Chance erlebt, mit einer neuen und bereichernden Beziehung zum betroffenen Elternteil.

Während die alleinige Enkelbetreuung durch erkrankte Menschen bereits in frühen Stadien zu einer Überforderungssituation führen und auch gefährlich sein kann und entsprechend thematisiert werden sollte, tragen gerade die gemeinsamen Momente mit den Enkelkindern häufig wesentlich zur Lebensqualität der Betroffenen bei.

Gemeinsame Betreuung von Menschen mit einer Demenzerkrankung und Kindern im Vorschulalter durch entsprechend geschultes Personal im Sinne einer Tagesklinik/Tagesstätte kann für beide Altersgruppen sehr bereichernd sein. Zurzeit bestehen im deutschsprachigen Raum nur vereinzelt entsprechende Angebote.

Durch Gespräche und Beobachten der Eltern im Umgang mit demenzerkrankten Menschen können sich bereits Kinder im (Vor-)Schulalter Verständnis für die Erkrankung aneignen. Es stehen auch verschiedene Medien zur Verfügung, um Kindern die Thematik näherzubringen.

Finanzielle Aspekte Die WHO definiert verschiedene Dimensionen der Gesundheit. Der ökonomischen Dimension der Gesundheit wird zu wenig Beachtung geschenkt, denn gerade die Sorge um die finanzielle Zukunft kann äußerst belastend sein. Unser aktuelles Versicherungswesen schenkt den Menschen mit Demenz zu wenig Beachtung. Deshalb ist es wichtig, dass die Fachpersonen über Kenntnisse der wichtigsten sozialrechtlichen Aspekte verfügen und die Familien dementsprechend beraten können.

PATIENTENINFO

Unterstützungsangebote in der Schweiz

Hilflosenentschädigung [5]

Eine Person gilt als hilflos, wenn sie wegen der Beeinträchtigung der Gesundheit für alltägliche Lebensverrichtungen (Ankleiden, Auskleiden, Aufstehen, Absitzen, Essen usw.) dauernd der Hilfe Dritter oder der persönlichen Überwachung bedarf.

Die Entschädigung wird nur ausgerichtet an Personen,

- die ihren Wohnsitz in der Schweiz haben,
- die eine leichte, mittelschwere oder schwere Hilflosigkeit seit mindestens einem Jahr haben,
- die keine Hilflosenentschädigung der Unfall- oder Militärversicherung beziehen.

Assistenzbeitrag

Ein Assistenzbeitrag wird gewährt für demenzerkrankte Personen im erwerbsfähigen Alter, die eine Hilflosenentschädigung haben und nicht in einer Institution leben.

AHV-Betreuungsgutschrift

Betreut eine erwerbstätige Person einen kranken Angehörigen (mindestens Hilflosigkeit mittleren Grades) im gleichen (oder nahen) Haushalt, so besteht unter bestimmten Bedingungen der Anspruch für ihre eigene AHV-Betreuungsgutschrift. Bei der Berechnung der

Altersrente der Betreuungsperson wird also zu einem allfälligen Erwerbseinkommen ein zusätzlicher Betrag hinzugezählt, für jedes Jahr, in welchem der entsprechende Antrag (der jährlich bei der kantonalen Ausgleichskasse angemeldet werden muss) gestellt worden ist.

Ergänzungsleistungen

Anspruch auf Ergänzungsleistungen hat,

- wer seinen Wohnsitz in der Schweiz hat,
- wer bereits Anspruch auf eine AHV- oder IV-Rente oder eine Hilflosenentschädigung hat,
- wer während mindestens sechs Monaten ununterbrochen ein IV-Taggeld bezieht,
- wer aufgrund eines Staatsabkommens einen Anspruch auf eine außerordentliche Rente der AHV oder IV hätte, wenn die Mindestbeitragsdauer erfüllt wäre,
- wenn die anerkannten Ausgaben die anrechenbaren Einnahmen übersteigen

PATIENTENINFO

Unterstützungsangebote in Deutschland

Pflegegeld nach §§ 35 bis 45 SGB XI

Pflegegeld ist für Versicherte gedacht, die zu Hause von Angehörigen, Freunden oder Bekannten ehrenamtlich gepflegt werden. Beratungsbesuche der Pflegefachkräfte sollen dieses Angebot unterstützen, um sicherzustellen, dass der Versicherte angemessen versorgt wird. Das Pflegegeld kann außerdem mit sogenannten Pflegesachleistungen kombiniert werden und ist grundsätzlich steuerfrei. Die Höhe des Pflegegelds richtet sich nach dem Pflegegrad bzw. Pflegebedarf. Die Pflegegrade des Pflegestärkungsgesetzes (PSG) lösen die ehemaligen Pflegestufen ab.

Schwerbehindertenrecht nach SGB V

Auch ohne körperliche Einschränkungen haben Demenzpatienten mit einem Behinderungsgrad von mindestens 50 (mittelgradige Demenz) ein Anrecht auf einen Schwerbehindertenausweis. Darüber hinaus sind Patienten mit einer mittleren oder schweren Demenz meist auf Hilfe und/oder ständige Begleitung angewiesen. Auch das fällt bei der Beurteilung, ob der Kranke als schwerbehindert gilt oder nicht, ins Gewicht. Patienten und Angehörigen haben mit einem Schwerbehindertenausweis verschiedene Vorteile, die ihnen das Leben erleichtern:

- Begleitperson kann im öffentlichen Nah- und Fernverkehr kostenlos mitfahren
- Preisminderung in öffentlichen Verkehrsmitteln
- Nutzung von Behindertenparkplätzen
- Steuerermäßigungen für zusätzliche, durch die Demenzbehandlung entstandene Aufwendungen
- Ermäßigung der Kfz-Steuer
- Befreiung von Rundfunk- und Fernsehgebühren
- Zuschüsse zur Wohnraumanpassung
- Kostenlose Sitzplatzreservierung bei der Deutschen Bahn für Schwerbehinderte mit Begleitperson

Für die Einstufung nach Schwerbehindertenrecht gilt für die Demenz:

- Geringe Leistungsbeeinträchtigung: 30–40
- Mittelschwere Leistungsbeeinträchtigung: 50–60
- Schwere Leistungsbeeinträchtigung: 70–100

Beratungsstellen

Zahlreiche Beratungsstellen der Caritas, Einrichtungen konfessioneller Träger, aber auch das Bürgertelefon des Bundessozialministeriums bieten umfangreiche Informationsmöglichkeiten.

Oft können Angehörige von Menschen mit Demenz je nach nationalen oder regionalen Bestimmungen einen Anspruch auf Rückerstattung der Kosten von verschiedenen Hilfsmitteln geltend machen. Ebenso wie sehbehinderte Personen können Menschen, die aufgrund einer Demenzerkrankung den öffentlichen Verkehr nicht mehr ohne Begleitperson nutzen können, teilweise kostenlos eine Begleiterkarte für den öffentlichen Nahverkehr beantragen [6].

Personen mit Verdacht auf eine Kognitionsstörung sollen bei beruflichen Schwierigkeiten dahingehend beraten werden, einer Abklärung zuzustimmen und ihre Arbeitsstelle nicht zu kündigen, da sie sonst eventuell den Anspruch auf Versicherungsleistungen verlieren können. Bei bestätigter Demenzerkrankung im erwerbsfähigen Alter ist eine frühzeitige Anmeldung der Berufsunfähigkeit vorzunehmen.

7.4 Umgang mit Menschen mit Demenz

Tatjana Meyer-Heim und Irene Bopp-Kistler

Die Grundlage für einen optimalen Umgang mit Menschen mit Demenz stellt das Wissen bezüglich der Erkrankung dar. Dies bedingt einerseits eine klare Diagnose, andererseits auch die Informationsübermittlung durch das therapeutische Team. Die mediale Aufarbeitung des Themas Demenz alleine reicht nicht aus, da diese oft nicht umfassend ist.

Die Lebenspartner und ihre Kinder sowie weitere Angehörige sind am häufigsten in die Betreuung demenzerkrankter Personen involviert. Die Betreuung eines demenzkranken Menschen stellt eine riesige Herausforderung dar. Gemäß mehreren Studien ist die Betreuung demenzkranker Menschen stärker belastend als die Betreuung einer Person mit einer physischen Einschränkung. Es besteht die Gefahr, dass die Betreuungsperson selbst (gelegentlich auch „unsichtbarer zweiter Patient" genannt) durch die anhaltende Belastungssituation erkrankt. Neben Depressionen, Angsterkrankungen, Suchterkrankungen und Schlafproblemen besteht bei Betreuungspersonen auch ein erhöhtes Risiko, an Herz-Kreislauf-Erkrankungen zu erkranken. Insgesamt können sie ihrer eigenen Gesundheitsförderung oft nicht genügend Beachtung schenken.

Dennoch ist es immer wieder erstaunlich, wie viele Angehörige gerade in dieser Situation ungeahnte Ressourcen zu mobilisieren vermögen und an der Aufgabe wachsen.

Mit dem Fortschreiten der Erkrankung rücken bei über der Hälfte aller Betroffenen zunehmend nichtkognitive Einschränkungen in den Vordergrund, die für die erkrankte Person und für das Umfeld schwerwiegende Folgen haben und oft als belastender empfunden werden als das Nachlassen der kognitiven Fähigkeiten. Diese Verhaltensauffälligkeiten sind mit hohen Kosten, noch stärkerer Einschränkung

Tab. 7.1 Verhaltenssymptome und psychologische Symptome einer Demenz

Verhaltenssymptome	Psychologische Symptome
Unruhe	Depressivität
Hyperaktivität	Ängstlichkeit
Umherwandern	Reizbarkeit
Shadowing	Emotionale Labilität
Agitation	Apathie
Aggressivität	Wahn
Schlafstörung	Verkennungen
Stereotype Handlungen	Halluzinationen
Verweigerung	
Störung der Nahrungsaufnahme	

der Alltagsfunktionalität, sozialem Rückzug und einer frühzeitigen Institutionalisierung verbunden. In der Literatur werden diese Veränderungen unter dem Begriff BPSD (behaviorale und psychologische Symptome der Demenz) zusammengefasst (➤ Tab. 7.1).

Es ist verständlich, dass Angehörige sich in der für sie so belastenden Situation nach einer Medikation erkundigen (➤ Kap. 5.4) [7]. An erster Stelle steht jedoch nicht die Rezeptierung eines Neuroleptikums, sondern die Adaptation der Umwelt (bis hin zur Institutionalisierung) und die Aufklärung und die Begleitung der Angehörigen. Dabei ist es hilfreich, dass die Angehörigen die BPSD als Teil der Erkrankung betrachten und die störenden Verhaltensweisen externalisieren können.

Primär sollen nichtmedikamentöse Interventionen angewandt werden. Es sollten möglichst auslösende Faktoren des auffälligen Verhaltens ergründet werden, da dieses oft ein Spiegel von nicht erfüllten Bedürfnissen oder Enttäuschungen ist, die der Betroffene nicht kommunizieren kann (Need-driven Compromised Behavior Model). Dabei soll ein spezielles Augenmerk auch auf Schmerzen, Hunger, Durst und Reizüberflutung gelegt werden. Häufige Auslöser von BPSD sind zudem Angst, Scham, Trauer, Überforderungssituationen, innere Orientierungslosigkeit (insbesondere bei alleinlebenden Menschen) und eine veränderte Wahrnehmung der Umwelt. Ein defizitorientierter Umgang der Bezugsperson kann ebenfalls eine Verhaltensstörung auslösen. Menschen mit Demenz sind das Spiegelbild ihres Umfeldes.

Bei sozial nicht angepasstem Verhalten kann versucht werden, den Patienten abzulenken, z. B. durch einen Spaziergang. Argumentation sollte vermieden werden; wichtig ist ein validierender verständnisvoller Umgang mit den Betroffenen.

Es ist wesentlich, somatische Begleiterkrankungen als Ursache des veränderten Verhaltens zu ergründen bzw. zu behandeln. Dabei sollte akribisch nach medikamentösen Nebenwirkungen, Infektionen, entzündlichen Prozessen, kardialer Dekompensation, Stoffwechselstörungen und fehlendem sensorischem Input gesucht werden. Sehr häufig stellen unerkannte Schmerzen einen auslösenden Faktor des veränderten Verhaltens dar.

Leider entfaltet keine der beschriebenen Therapien einen positiven Einfluss auf eine der am stärksten belastenden Veränderung: auf die Anosognosie.

Diese veränderte Wahrnehmung der eigenen Krankheit ist Teil der Demenzerkrankung und entspricht nicht einer Verdrängung der Krankheit durch die Betroffenen [8]. Wie bereits erwähnt, ist es wichtig, diese veränderte Wahrnehmung mit den Betreuungspersonen zu thematisieren. Die unterschiedliche Wahrnehmungsweise kann weder durch wiederholte Argumente noch durch Hinweise auf Defizite korrigiert werden. Dies würde nur zu Eskalation und Kränkung der Betroffenen führen, weil sie in ihrer eigenen Wirklichkeit leben.

In schwierigen Situationen kann es hilfreich sein, zu ergründen, was der Patient wirklich sagen will. Ziel des Zuhörens ist es, den Standpunkt des Gegenübers zu verstehen und ihm das Gefühl zu vermitteln, dass seine Wahrnehmung beachtet wird (Validation). Dabei soll das Gesagte nicht wertend oder argumentierend gespiegelt werden. Es soll aber auch nicht bestätigt, sondern im Kontext der Erkrankung nur verstanden werden. Konkret kann dies bedeuten:

- Bei einem Demenzbetroffenen, der das Gefühl hat, bestohlen zu werden (weil er seine Sachen nicht mehr findet), ist es wenig zielführend zu bekräftigen, dass kein Diebstahl vorgefallen ist
- Alternativ könnte gesagt werden: „Ich würde mich auch ärgern, wenn ich das Gefühl hätte, dass ich bestohlen werde …"
- Wenn ein Patient zu seiner Mutter möchte, obwohl er schon sehr betagt ist, liegt eine Zeitgitterstörung vor: Der Patient hat das Gefühl, dass seine Mutter noch lebt. Eine Argumentation, dass seine Mutter schon lange gestorben sein muss, wird als Provokation empfunden. Alternativ könnte gesagt werden: „Scheinbar bist du so verunsichert und verloren, dass du dich nach der Geborgenheit der Mutter sehnst."
- Wenn die Tabletteneinnahme abgelehnt wird, könnte versucht werden, eine Argumentation zu finden, die der Patient nachvollziehen kann: „Die Tabletten helfen dir dabei, möglichst lange selbstständig zu bleiben. Genau das ist ja dein Ziel."
- Wenn Unterstützung abgelehnt wird, können Streitigkeiten durch einen strukturierten Alltag bezüglich Aufgaben, Körperpflege und Schlafzeiten vermindert werden.
- Gemeinsame Tätigkeiten können das Gefühl der Partnerschaft verstärken.

Die Stärke der Partnerschaft gewinnt, nicht die Stärke des Arguments.

7.5 Lebensqualität

Tatjana Meyer-Heim und Irene Bopp-Kistler

Menschen mit Demenz können eine gute Lebensqualität erleben, wie folgende Sätze, die im Rahmen einer Mini-Mental-Status-Untersuchung aufgezeichnet wurden, aufzeigen: „Das Leben ist süß", „Meine Frau und meine Tochter sind mir sehr wichtig", „Heute ist ein guter Tag" und „Ich hadere nicht".

Lebensqualität ist eine sehr subjektive Wahrnehmung und hängt nicht nur von intellektuellen Fähigkeiten ab. Sie ist insbesondere auch von emotionalen, ökonomischen, körperlichen, spirituellen und sozialen Faktoren abhängig. Neben vielen individuellen Faktoren, die zu einer guten Lebensqualität beitragen, sind die Wahrung einer größtmöglichen Autonomie und die soziale Partizipation von zentraler Bedeutung. Die Grundbedürfnisse des Menschen nach Zuneigung und Geborgenheit bleiben während des gesamten Verlaufs der Erkrankung unverändert bestehen.

Maßnahmen zur Wahrung einer guten Lebensqualität

Den Erkrankten auf Defizite aufmerksam zu machen, ist in der Regel wenig zielführend. Die betroffenen Personen wollen weiterhin geschätzt und gebraucht werden, Ressourcen sollten optimal genutzt werden.

Durch **validierende Gespräche** kann Vertrauen gewonnen werden. Routine und eine vertraute Umgebung können der erkrankten Person Sicherheit und Geborgenheit vermitteln.

Jeder Mensch ist auf Inspiration angewiesen. Dazu gehören die soziale und kulturelle Teilhabe. **Musik** in allen Formen stimuliert das Gedächtnis, weckt Emotionen und trägt somit wesentlich zu einer Verbesserung der Lebensqualität bei.

Je nach Biografie soll versucht werden, an geliebte frühere Tätigkeiten anzuknüpfen, wobei sich Vorlieben während der Erkrankung ändern können. Menschen mit Demenz können neue kreative Fähigkeiten zeigen (z. B. im Rahmen einer Maltherapie); Haustiere oder Tiere in einem therapeutischen Setting können beruhigend und stimulierend sein.

Sport stellt für viele Menschen mit Demenz eine Möglichkeit dar, das Selbstwertgefühl zu stärken, da die körperlichen Fähigkeiten oftmals viel besser erhalten sind als die kognitiven. Hierbei sollten die Patienten und Angehörigen zum einen dahingehend beraten werden, dass früher praktizierte und geschätzte sportliche Aktivitäten wieder aufgenommen werden, da bei bekannten Sportarten die Fähigkeiten am besten und das Verletzungsrisiko am kleinsten sind. Zum anderen können Sportarten empfohlen werden, bei denen soziale Kontakte gestärkt werden, wie z. B. Tanzen oder Wandern in einer Gruppe. Dies kann, muss aber nicht, im Rahmen von speziellen Angeboten für Menschen mit Demenz erfolgen.

Demenzerkrankte Menschen möchten **sinnvolle Tätigkeiten** ausführen, sei dies Mithilfe im Haushalt oder Garten oder beim gemeinsamen Hüten eines Enkelkindes mit dem gesunden Partner. Es sollte akzeptiert werden, dass die erkrankte Person die Aufgabe nicht mehr perfekt ausüben kann.

Menschen mit Demenz haben oft Schwierigkeiten, **Schmerzen** einzuordnen oder zu artikulieren. Die Diagnose einer Demenzerkrankung schließt Komorbiditäten (z. B. degenerative Veränderung des Bewegungsapparats, Neuralgien, Zahnprobleme etc.) nicht aus. Wenn diese nicht erkannt und behandelt werden, kann dies zu einer Verschlechterung der Lebensqualität führen.

Demenzerkrankte Personen sollen soweit als möglich in Entscheidungen miteinbezogen werden. Dies stärkt das Selbstwertgefühl. Dazu gehört auch die rechtzeitige Planung der Zukunft im Sinne eines Advance Care Planning (➤ Kap. 7.7).

Die Lebensqualität der erkrankten Person ist eng verknüpft mit der Lebensqualität der engsten Bezugspersonen und/oder der Qualität der Betreuung. Nicht selten ziehen sich Freunde aus Unsicherheit im Umgang mit demenzerkrankten Personen zurück, sodass die gesunde Partnerin neben dem Partner weitere Gesprächspartner verliert. Umso wichtiger ist eine Entlastung der Angehörigen, sodass diese Zeit haben für eigene Bedürfnisse. Angehörige haben ebenso das Recht auf Lebensqualität wie Betroffene.

7.6 Ethische Aspekte

Georg Bosshard

7.6.1 Selbstbestimmung und Partizipation

Die Selbstbestimmung ist der zentrale Wert der modernen Medizinethik und ist in unserem Rechtssystem ebenso von fundamentaler Bedeutung [9, 10]. Das Recht auf **Autonomie** gilt auch dann, wenn Menschen in ihrer Autonomiefähigkeit eingeschränkt sind. Ist dies der Fall, müssen sie bei der Ausübung der Selbstbestimmung nach individuellem Bedarf unterstützt werden (sogenannte assistierte Autonomie). Das gilt ebenfalls für Menschen mit Demenz.

Allerdings können bei Weitem nicht alle Bedürfnisse von Demenzpatienten im Bezugsrahmen Autonomie/assistierte Autonomie befriedigend erfasst werden. Menschen sind soziale Wesen, und soziale Interaktionen sind für deren Entfaltung und Wohlbefinden essenziell – Menschen mit Demenz unterscheiden sich in diesem Bedürfnis in keiner Weise von kognitiv Gesunden. Durch die Erkrankung sind aber menschliche Interaktionen erschwert oder können wegen Überforderung und Missverständnissen ganz scheitern.

Betreuungspersonen und Angehörigen sollen darum die Teilnahme von Demenzpatienten am sozialen, gesellschaftlichen und kulturellen Leben (Partizipation) aktiv unterstützen. Bedeutsam ist in diesem Zusammenhang auch eine personenzentrierte Haltung der Betreuungspersonen, die Akzeptanz und Wertschätzung vermittelt.

Anders als bei kognitiv Gesunden, die sich ihr Umfeld selber gestalten können, ist also die Lebensqualität von Menschen mit Demenz ganz entscheidend von der Unterstützung und Betreuung abhängig, die ihnen zuteil wird.

7.6.2 Kommunikation mit Menschen mit Demenz

Die demenzbedingte Beeinträchtigung u. a. des Gedächtnisses, der Wahrnehmung und der sprachlichen Ausdrucksfähigkeit kann die Verständigung mit dem Patienten erheblich erschweren. Im verbalen Austausch mit Menschen mit Demenz sollen kurze, klare Sätze mit nicht mehr als einer Botschaft pro Satz (möglichst wenig Nebensätze) verwendet werden. Ein zu rascher Redefluss ist zu vermeiden und es soll ein Blickkontakt unter den Gesprächspartnern bestehen. Ein Anamnesegespräch dient mindestens ebenso sehr dem Vertrauensaufbau wie der Informationsgewinnung. Um den Patienten nicht zu brüskieren, soll der Fokus des Gespräches deshalb nicht zu stark auf die potenziellen Defizite gerichtet sein, sondern eher auf die noch vorhandenen Ressourcen.

PATIENTENINFO

Eine sehr hilfreiche Technik in der Kommunikation mit Menschen mit Demenz ist die sogenannte **Validation.** Diese wurde von der US-amerikanischen Broadway-Schauspielerin, Gerontologin und Demenzspezialistin Naomi Feil entwickelt [11].

Die validierende Gesprächsführung verwendet eine akzeptierende, nicht korrigierende Sprache gegenüber der demenzbetroffenen Person. Statt falsche Realitätsbezüge zu korrigieren, steuert die Gesprächspartnerin der demenzkranken Person eine Ebene an, in der ein gemeinsames Verständnis möglich ist. Eine validierende Antwort auf die Aussage einer demenzkranken Person, dass sie mit dem Frühstück auf ihre Mutter warten wolle, die demnächst zurückkommen sollte, würde also nicht lauten: „Aber Ihre Mutter ist doch schon seit über zwanzig Jahren tot, das habe ich Ihnen doch gestern schon gesagt." Vielmehr könnte sie beispielsweise lauten: „Ich glaube kaum, dass Ihre Mutter auf das Frühstück hin schon zurück ist. Schauen Sie hier, der Tisch ist schon gedeckt."

Es ist immer wieder erstaunlich, wie erfahrene Betreuungspersonen mit dieser Technik auch in schwierigen Situationen eine Deeskalation zu erreichen vermögen. Es kann auch sehr hilfreich sein, pflegenden Angehörigen in einfachen Worten die Grundzüge dieser Technik zu vermitteln.

Menschen mit einer schweren Demenzerkrankung sind oft gar nicht mehr zu einer sprachlichen Kommunikation fähig. Umso wichtiger wird das Verstehen des nonverbalen Ausdrucksverhaltens der Betroffenen. Deren emotionaler Ausdruck bleibt bis zum Lebensende erhalten. Mimik und Gestik werden aber oft schwächer, sodass die Gefahr besteht, dass die Betreuenden diese übersehen oder fehlinterpretieren.

Menschen mit fortgeschrittener Demenz ihrerseits können selbst bei stark eingeschränkter Kognition nonverbale Äußerungen vonseiten ihrer Mitmenschen erstaunlich lange wahrnehmen und darauf reagieren (z. B. Lächeln, ruhiges Auftreten, Gesten, taktvolle Berührungen).

7.6.3 Freiheitseinschränkende Maßnahmen

Es gibt verschiedene Gründe, warum sich bei der Betreuung von Menschen mit Demenz die Frage nach dem Einsatz von freiheitseinschränkenden Maßnahmen (FeM, ➤ Abb. 7.2) stellen kann. Durch den neurologischen Abbau und eine begleitende Multimorbidität kommt es zu einer erhöhten Sturzneigung und zu anderen Formen von Selbstgefährdung im Rahmen des mangelnden Realitätsbezugs. Diese Faktoren werden verstärkt durch demenzbedingte Störungen der Emotionen und des Verhaltens (BPSD). Bei den FeM unterscheidet man verschiedene Formen:

- **Direkte Fixierungen:** Diese werden eingesetzt, um die betroffene Person am Verlassen des Bettes oder am Aufstehen aus einer Sitzgelegenheit zu hindern. Zum Einsatz gelangen Bettgitter resp. Bettseitenstützen, bewegungseinschränkende Leintücher oder Sitzwesten, Bauchgurte, Extremitätenfixierungen, fixierte Tischbretter etc.
- Von **räumlicher Fixierung** wird gesprochen, wenn eine Person am Verlassen eines Raumes oder eines ganzen Bereichs gehindert wird. Hierzu werden Türen verschlossen oder Türöffnungsmechanismen eingesetzt, die der demenzkranken Person nicht zur Verfügung stehen.
- Im weiteren Sinne werden auch **Überwachungssysteme** (z. B. Sensormatten) und **Personenortungssysteme,** welche die Rückholung einer Person erleichtern, als freiheitseinschränkende Maßnahmen bezeichnet.

Da zumindest für weitreichende freiheitseinschränkende Maßnahmen (FeM) eine ärztliche Verordnung nötig ist und weil

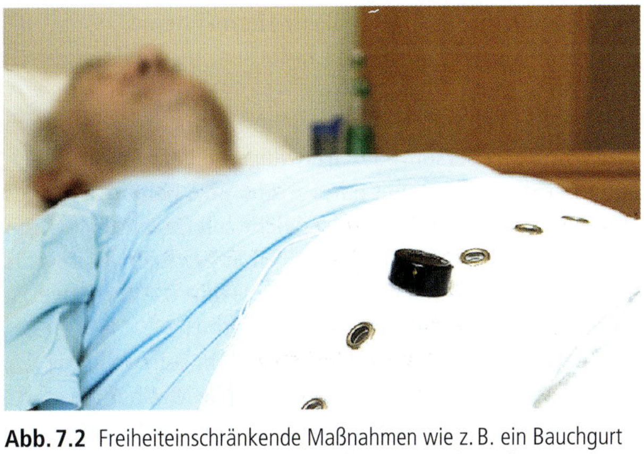

Abb. 7.2 Freiheiteinschränkende Maßnahmen wie z. B. ein Bauchgurt sind gefährlich und erreichen ihr Ziel oftmals nicht. [K157]

Ärzte generell auch über die bei ihren Patienten zum Einsatz gelangenden Pflegemaßnahmen einen Überblick haben sollten, müssen auch Ärzte über dieses Thema Bescheid wissen.

- FeM stellen einen schwerwiegenden Eingriff in die persönliche Freiheit des Betroffenen dar.
- FeM sind nicht ungefährlich. Schädliche Folgen von Fixierungen sind häufig und können im Extremfall bis zum Todeseintritt führen (z. B. durch Ersticken bei Einklemmung).
- FeM erreichen oftmals ihr Ziel nicht. Beispielsweise kommt es beim Einsatz von FeM mit dem Ziel einer Sturzvermeidung häufig trotzdem zu Stürzen, die dann in ihren Folgen oft schwerwiegend sind (Fehlen von Abwehrbewegungen, komplizierte Stürze, dadurch erhöhtes Auftreten von sturzbedingten Verletzungen).
- FeM werden oftmals häufiger als nötig angewandt. Durch systematische Schulung der Betreuungspersonen über die Gefahren von freiheitseinschränkenden Maßnahmen und über mögliche Alternativen kann der Einsatz von FeM aber deutlich reduziert werden.

EVIDENZ

In Rahmen des Redufix-Projekts wurde in insgesamt fünfundvierzig Pflegeheimen in Deutschland in einer Cluster-randomisiert kontrollierten Studie untersucht, ob ein sechsstündiger Trainingskurs über freiheitseinschränkende Maßnahmen (FeM), über deren Gefahren und über mögliche Alternativen die Häufigkeit von freiheitseinschränkenden Maßnahmen reduzieren kann [12]. Es zeigte sich, dass die genannte Intervention bei den über 300 untersuchten Pflegeheimbewohnern unter FeM die Wahrscheinlichkeit verdoppelte, diese wieder abzusetzen. Das vermehrte Absetzen der FeM war nicht mit einer signifikanten Zunahme von Stürzen oder Verhaltensstörungen und nicht mit einer Zunahme der Verschreibung von Beruhigungsmitteln verbunden.

Aufgrund zahlreicher Studien und Erfahrungen gilt inzwischen, dass vor Anordnung einer FeM sorgfältig zu prüfen ist, ob das gewünschte Ziel nicht auch mit einer weniger einschränkenden Maßnahme zu erreichen wäre. Dazu zählen z. B.:

- Halb-Bettgitter, Niedrigbetten, Bodenpflege
- Sensormatten, Lichtschranken, Alarmsysteme
- Hüftprotektoren, Anti-Rutsch-Socken, sturzmildernde Matten

Zu erwägen ist auch die zusätzliche Beaufsichtigung durch eine Pflegefachperson oder freiwillige Helfer. Bei Sturzneigung hat die Etablierung eines Kraft- und Balancetrainings eine starke protektive Wirkung. Nicht zuletzt muss abwogen werden, ob nicht die Inkaufnahme eines gewissen Risikos für den Patienten immer noch die akzeptablere Alternative ist als die freiheitseinschränkende Maßnahme.

Erweist sich die FeM als unumgänglich, sollen die Art der getroffenen Maßnahme, der Grund für die Maßnahme sowie deren Ziel schriftlich protokolliert, in jedem Fall regelmäßig auf ihre Berechtigung hin überprüft und so rasch als möglich wieder aufgehoben werden. Bezugspersonen resp. Vertretungspersonen müssen zeitgerecht informiert werden. Je nach lokalen Bestimmungen muss auch eine richterliche Genehmigung eingeholt werden.

Nicht zu übersehen ist, dass schon die Einweisung in ein Pflegeheim per se selten ganz freiwillig, sondern oft vor dem Hintergrund eines gewissen sozialen Drucks erfolgt. Im Gegensatz zur Einweisung von Menschen mit einer akuten psychischen Störung in eine psychiatrische Klinik werden hier bei offensichtlicher Unfreiwilligkeit nur selten formale fürsorgliche resp. fürsorgerische Unterbringungen ausgesprochen. Wenn die Angehörigen resp. die vertretungsberechtigte Person mit dem Wunsch nach Platzierung nicht im besten Interesse des Patienten zu handeln scheint, sollte aber die zuständige Behörde informiert werden. Das Gleiche gilt auch im umgekehrten Fall, wenn sich Angehörige der Unterbringung einer demenzkranken Person in einem Pflegeheim entgegenstellen, obwohl deren adäquate Betreuung zu Hause offensichtlich nicht mehr möglich ist.

7.6.4 Vorgehen bei Verdacht auf Misshandlung

Misshandlung kann sich als körperliche Gewalt, psychische Gewalt, Vernachlässigung oder als allgemeiner Machtmissbrauch manifestieren. Menschen mit Demenz sind besonders gefährdet, denn sie können sich schlecht zur Wehr setzen oder Hilfe suchen.

Besteht Verdacht auf eine Misshandlung, sollte genau nachgefragt und die entsprechenden objektivierbaren klinischen Befunde (Größe, Lokalisation, Aussehen usw.) sollen sorgfältig dokumentiert werden. Kann der betroffene Patient selbst Auskunft zu den Hintergründen geben, können die Fragen des **Elder Abuse Suspicion Index** (EASI) hilfreich sein [13].

Der häufigste Grund für eine Misshandlung ist eine Überforderung des Umfeldes durch die Betreuungsaufgabe. Im häuslichen Umfeld empfiehlt sich deshalb als erster Schritt oft eine Entlastung der Betreuungsperson, von der vermutet wird, dass sie Gewalt ausübt. Wichtig ist dabei eine Überwindung der oft vorhandenen gemeinsamen sozialen Isolation des Opfers und des Täters. Ist das Maß der Gefährdung erheblich und sind weitere Misshandlungen zu befürchten, soll – nach entsprechender Entbindung vom Berufsgeheimnis – eine Gefährdungsmeldung an die zuständige Behörde gemacht werden.

Besonders schwer wiegen mögliche Misshandlungen durch professionelle Betreuungspersonen. Nicht selten sind hier mehrere Opfer über einen längeren Zeitraum betroffen. Bei entsprechenden Verdachtsfällen müssen rechtzeitig die zuständige Aufsichtsbehörde und gegebenenfalls die Polizei informiert werden.

7.6.5 Beihilfe zum Suizid und Sterbefasten

In Deutschland ist die gewerbsmäßige Förderung der Selbsttötung verboten. Beihilfe zum Suizid durch Ärzte ist in Deutschland standesrechtlich – in Abhängigkeit von der verantwortlichen Landesärztekammer – untersagt. In Österreich ist die Beihilfe zum Suizid gesetzlich verboten. In der Schweiz dagegen ist sie weder gesetzlich noch ärztlich-standesrechtlich verboten und wird offen praktiziert, meist unter Einbeziehung von sogenannten Sterbehilfeorganisationen. Auch in frühen Stadien einer Demenz, solange die Urteilsfähigkeit erhalten ist, ist die Suizidbeihilfe in der Schweiz möglich; sie wird allerdings vergleichsweise selten durchgeführt. In aller Regel wird dazu ein fachärztliches Gutachten von einem Geriater, Neurologen oder Psychiater verlangt. Ist mit fortschreitender Demenz die Urteilsfähigkeit für die Frage der Selbsttötung nicht mehr gegeben, ist auch in der Schweiz keine Suizidbeihilfe mehr möglich.

Im Gegensatz zur Beihilfe zum Suizid ist die ärztliche Unterstützung beim sogenannten freiwilligen Verzicht auf Nahrung und Flüssigkeit (FVNF), auch als Sterbefasten bezeichnet, in keinem deutschsprachigen Land ausdrücklich verboten oder standesrechtlich untersagt. Aber ähnlich wie die Beihilfe zum Suizid ist das eigentliche Sterbefasten nur bei erhaltener Urteilsfähigkeit und einem konstanten Sterbewunsch möglich und damit auf Frühstadien der Demenz beschränkt. Deshalb kann in einer Patientenverfügung weder eine Beihilfe zum Suizid eingefordert werden, noch kann verlangt werden, dass bei schwerer Demenz peroral keine Nahrung und Flüssigkeit mehr angeboten werden sollte, um den Sterbeprozess zu beschleunigen. Zudem existieren inzwischen zahlreiche Leitlinien neurologischer und palliativmedizinischer Fachgesellschaften, die übereinstimmend die Anlage einer PEG zu weiteren enteralen Ernährung bei schwerst erkrankten Patienten mit Demenz ablehnen.

Fallbeispiel

Eine 85-jährige Frau ist seit acht Jahren an einer Demenz erkrankt, seit drei Jahren lebt sie im Pflegeheim. Aktuell ist die Demenz so weit fortgeschritten, dass die Patientin ihre Angehörigen nicht mehr erkennt und kaum mehr aus dem Bett mobilisierbar ist. Sie nimmt nur noch sehr wenig Nahrung und Flüssigkeit zu sich und verliert immer mehr an Gewicht (aktuell wiegt sie noch 38 kg).

Die Pflege bietet der Patientin immer wieder Nahrung in Breiform und eingedickte Flüssigkeit an. Manchmal nimmt sie davon einige Schlucke, manchmal dreht sie den Kopf weg und hält den Mund geschlossen.

Der Sohn der Patientin verlangt nun, dass der Mutter keine weitere Nahrung mehr angeboten werden solle. Er verweist dabei auf eine von der Mutter vor vier Jahren unterzeichnete Patientenverfügung, in der der Verzicht auf lebensverlängernde Maßnahmen und auf künstliche Ernährung bei fortgeschrittener Demenz verlangt wird.

Das Pflegepersonal weigert sich, dieser Forderung nachzukommen. Schließlich wird eine ethische Fallbesprechung unter Leitung eines externen Ethikers einberufen.

In der Fallbesprechung besteht Einigkeit zwischen Pflegeteam, Sohn und Hausarzt, dass keine lebensverlängernden Maßnahmen wie z. B. die Gabe von Antibiotika bei Auftreten einer Lungenentzündung durchgeführt werden sollen. Einigkeit besteht auch darin, dass der Patientin nicht gegen ihren Widerstand Nahrung in den Mund geschoben werden soll.

Das Pflegeteam besteht aber darauf, der Patientin weiterhin Nahrung und Flüssigkeit anzubieten, da die Patientin diese phasenweise immer wieder gerne einnehme. Sie werden in dieser Sichtweise vom Hausarzt und vom Ethiker unterstützt, Letzterer verweist auch auf einschlägige Ethikrichtlinien.

Der Sohn bleibt bei seiner Sichtweise, dass dieses Vorgehen nicht dem entspreche, was seine Mutter gewollt hätte, wäre sie noch urteilsfähig. Er akzeptiert schließlich aber die Haltung des Pflegeteams und spricht diesem sein Vertrauen aus. Die Patientin verstirbt zwei Monate später.

Vom Sterbefasten abzugrenzen ist die verminderte Nahrungs- und Flüssigkeitsaufnahme bei allgemeinem Versiegen der Lebenskräfte im fortgeschrittenen Stadium einer Demenz. Dieser meist langsam progrediente Zustand, in dem der fortgeschritten demente Patient beim Angebot von Nahrung und Flüssigkeit immer häufiger desinteressiert oder aktiv ablehnend reagiert, kann mit medizinischen Maßnahmen (z. B. PEG-Sonde) nicht positiv beeinflusst werden. Auf ein Eingeben der Nahrung gegen den Widerstand des betroffenen Patienten ist zu verzichten (➤ Kap. 7.7.6).

7.6.6 Demenz und gesellschaftliches Wertesystem

Wie die vorangehenden Abschnitte aufgezeigt haben, ist die Betreuung von Demenzpatienten ein hochkomplexes Feld, in dem sich ethische von pflegerisch-medizinischen und sozialen Fragen kaum trennen lassen. Es gibt keine einfachen „Lösungen".

Fast immer sind Angehörige mitbetroffen. Eine Demenzerkrankung verändert nicht selten jede Familiendynamik nachhaltig. Bei allen damit verbundenen Problemen, die hier keinesfalls beschönigt werden sollen, zeigt die Erfahrung auch immer wieder, dass dies in manchen Familien zu ungeahnten Entwicklungs- und Beziehungsmöglichkeiten führen kann.

Nicht zuletzt aber hinterfragen Menschen mit Demenz mit ihrer „Irrationalität" und ihrem elementaren Bedürfnis nach Fürsorge radikal das Wertesystem unserer Gesellschaft mit seiner Betonung von Autonomie, Rationalität, Leistungsfähigkeit und Effizienz. Vor diesem Hintergrund ist es ausdrücklich zu begrüßen, dass die Demenzerkrankung in den letzten Jahren in den Medien, in Literatur und Film, in der gesellschaftlichen Diskussion und nicht zuletzt auch in der Gesundheitspolitik zu einem wichtigen Thema geworden ist.

Vielleicht liegt in der Betreuung dieser Patientengruppe ein Übungs- und Entwicklungsfeld für Fürsorge, das für unsere Gesellschaft als Ganzes bedeutsamer ist, als wir es uns bewusst sind. Die Zukunft wird zeigen, wie unsere Gesellschaft die mit dieser Krankheit verbundenen Herausforderungen meistern wird.

7.7 Palliativbehandlung

Georg Bosshard

7.7.1 Strukturelle Voraussetzungen einer gelingenden Palliative Care bei Demenz

Die Palliativmedizin resp. Palliative Care als die Betreuung und Behandlung von Menschen mit unheilbarbaren, lebensbedrohlichen und/oder fortschreitenden Krankheiten hat sich über lange Zeit auf Krebspatienten konzentriert und in diesem Bereich große Fortschritte erzielt. Seit einigen Jahren setzt sich aber die Einsicht durch, dass auch andere Patientengruppen nach den umfassenden Therapieansätzen der Palliative Care betreut werden sollten. Dies gilt für Patienten mit fortschreitendem Versagen eines lebenswichtigen Organs (Herz, Lunge, Niere), es gilt für multimorbide betagte Patienten und es gilt nicht zuletzt für Menschen mit Demenz.

All diese Patienten könnten ebenso sehr von einer interprofessionellen Betreuung mit Fokus auf der Lebensqualität, von einer offenen und vorausschauenden Kommunikation und von der Unterstützung von Bezugspersonen profitieren. Um aber nachhaltige Erfolge zu erzielen, müssen auch strukturelle Faktoren unseres Gesundheitswesens sowohl im stationären wie im ambulanten Bereich in sich selbst als auch in der Zusammenarbeit der einzelnen Bereiche angepasst werden [14].

Stationäre Behandlung

Gefordert ist hier zum einen das Akutkrankenhaus. Folgeerscheinungen der Demenz wie Stoffwechselentgleisungen infolge falscher Medikamenteneinnahme, Infektionen aufgrund mangelnder Selbstpflege, Dehydratation, Mangelernährung, Frakturen nach Stürzen etc. führen häufig zu akuten medizinischen Problemen und damit verbundenen Notfallbehandlungen. Während aber für diese somatischen Probleme im Krankenhaus in der Regel rasch die nötigen Therapiemaßnahmen eingeleitet werden, fehlt häufig ein adäquater Umgang mit der dahinter stehenden Demenzerkrankung. Oft wird diese gar nicht oder zu spät als solche erkannt. Notwendige Anpassungen in der Kommunikation und der Betreuung werden nicht vorgenommen, sodass sich nicht selten zur Demenz noch ein Delir entwickelt. In dieser Situation ist die Durchführung der geplanten Therapiemaßnahmen erschwert; es kommt zu verlängerten stationären Behandlungen, ungünstigen Verläufen oder raschen Wiederaufnahmen.

Geriatrische, gerontopsychiatrische oder neurologische Konsiliar- oder Liaisondienste, noch besser eigene geriatrische Abteilungen mit einem interprofessionellen Team, können hier unterstützend wirken. Bewährt hat sich auch der Einsatz von spezifisch im Bereich Demenz/Delir sowie im Case Management geschulten Pflegefachpersonen, die den Ein- und Austrittsprozess der demenzkranken Patientin begleiten.

Fallbeispiel

Ein 72-jähriger Patient mit mittelschwerer Demenz (MMSE = 17 Punkte) mit teils schweren Verhaltensstörungen trotz Neuroleptika in hohen Dosen tritt in ein Pflegezentrum ein. Der Patient ist in körperlich gutem Allgemeinzustand und hat keine nennenswerten anderen Vorerkrankungen. Er bewegt sich viel und legt im Garten der geschützten Abteilung für Menschen mit Demenz pro Tag mehrere Kilometer zurück. Auch hier kommt es teilweise zu Zusammenstößen mit Mitbewohnern und Pflegepersonal. Die Betreuungspersonen vermuten einen Zusammenhang der Aggression mit Schmerzen durch eine schwere, destruierende Gonarthrose rechts. Diese zu operieren hatte aber ein niedergelassener Orthopäde „wegen der Demenz" abgelehnt. Der auch sonst sehr schweigsame Patient selbst beklagt keine Schmerzen. Eine forcierte Schmerztherapie mit NSAR und Opiaten führt aber zu einer erheblichen Besserung der Verhaltensstörungen des Patienten.

Der Heimarzt nimmt mit der Orthopädie des Regionalspitals Kontakt auf und schildert die Situation. Nach ambulanter Beurteilung durch den Spitalorthopäden wird die Operation (Knietotalendoprothese) elektiv geplant. Hierfür wird der Patient im Krankenhaus durch eine speziell geschulte Pflegefachfrau vom Eintritt an begleitet und es werden weitere spezifische delirprophylaktische Maßnahmen vorgenommen. Wie geplant kann der Patient bereits am dritten postoperativen Tag ins Pflegeheim zurückverlegt werde.

Wenige Wochen postoperativ gehen die Verhaltensstörungen stark zurück, sodass die Analgetika ausgeschlichen und auch die Neuroleptika deutlich reduziert werden können.

Ambulante Behandlung

Auch der ambulante Bereich ist gefordert. Besonders bedeutsam für die Betreuung und Behandlung von Menschen mit fortgeschrittener Demenz sind dabei die Pflegeheime, die als eigentliche Palliativstationen von Menschen mit Demenz funktionieren. Dies können sie aber nur, wenn sie über die adäquaten finanziellen Mittel und den adäquaten Ausbildungsstand der Betreuungspersonen verfügen. Zentral ist ebenso die Einbindung eines geriatrisch erfahrenen Hausarztes oder eines eigenen Heimarztes [15].

Sind diese strukturellen Voraussetzungen gegeben, dann sollte die Behandlung z. B. einer bestehenden chronischen Herz- oder Lungenkrankheit inklusive deren Exazerbationen auch ohne stationäre Behandlung möglich sein. Ebenso sollte die rechtzeitige Diagnostik und Therapie verschiedener alltäglicher akuter internistischer Erkrankungen (z. B. Lungenentzündung, Harnwegsinfekte, Dehydratation, Erysipel) im Pflegeheim selbst gegeben sein. Dabei ist auch zu bedenken, dass stationäre Behandlungen für Menschen mit Demenz oftmals noch belastender sind als für kognitiv Gesunde. Leider sieht die Realität häufig anders aus – internationale Studien zeigen, dass zwischen 25 und 40 % aller stationären Aufnahmen aus Pflegeheimen medizinisch unnötig, d. h. primär durch Unzulänglichkeiten des Versorgungssystems bedingt sind.

7.7.2 Vorgehen bei der ärztlichen Visite

In der Betreuung und Behandlung von Menschen mit Demenz müssen einige Besonderheiten bei der ärztlichen Visite berücksichtigt werden. Generell sollte Menschen mit Demenz ohne Hektik und in einer ruhigen Atmosphäre begegnet werden. Da Menschen mit Demenz aufgrund ihrer kognitiven Defizite Situationen nicht richtig einschätzen können, besteht die Gefahr, sie zu erschrecken. So sollte beispielsweise ein Herantreten von hinten an die Patienten vermieden werden. Der Arzt soll sich zudem jedes Mal in seiner Funktion vorstellen, auch wenn aus seiner Sicht die Situation ohnehin klar ist – aus Patientensicht ist sie es oft nicht.

Schon bei einer mittelgradigen Demenz, wenn die verbale Ausdrucksfähigkeit nicht selten noch weitgehend erhalten scheint, ist oftmals aufgrund der fehlenden Krankheitseinsicht (Anosognosie) die Anamnese nicht zielführend. Die Betroffenen können z. B. Schmerzen oder Atemnot nicht mehr auf sich selbst beziehen; dadurch werden solche Symptome verneint, obwohl die Patienten darunter leiden (falsch negative Anamnese). Hoch bedeutsam ist deshalb das vorgängige sorgfältige Einholen einer Fremdanamnese bei einer Betreuungsperson, idealerweise einer erfahrenen Pflegefachperson. Der Arzt lässt sich mit Vorteil von dieser Betreuungsperson an die Visite begleiten. Deren Anwesenheit kann auch das für die Durchführung einer körperlichen Untersuchung bei einem Patienten mit Demenz nötige Vertrauen schaffen.

Wenn es darum geht, sich ein allgemeines Bild über den Zustand des Patienten zu verschaffen, lohnt es sich, die Visite auf Schlüsselmomente wie die Mobilisation oder die Essenseinnahme zu terminieren. Gerade Letztere bietet eine Fülle von Informationen über die posturale Kontrolle, die Kognition, die Schluckfähigkeit, manchmal sogar über den allgemeinen Lebenswillen, der bei fortgeschrittener Demenz oft eng mit dem Appetit vergesellschaftet ist (➤ Abb. 7.3).

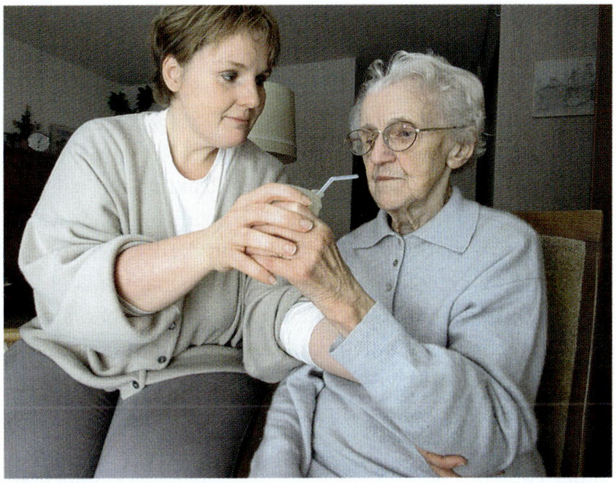

Abb. 7.3 Essenseinnahme bei fortgeschrittener Demenz – eine Schlüsselsituation im Tagesablauf, deren genaue Beobachtung eine Fülle von Informationen über die posturale Kontrolle, die Kognition, die Schluckfähigkeit und nicht zuletzt über den allgemeinen Lebenswillen liefern kann [J751]

Auf die Diagnostik folgt die Entscheidungsfindung. Medizinische Entscheidungen bei Menschen mit Demenz sind hoch individuell. Medizinische Guidelines sind meist wenig hilfreich; vielmehr müssen die zu wählenden Maßnahmen der Diagnostik und Therapie individuell diskutiert und an die jeweilige spezifische Situation angepasst werden. Vor weitreichenden medizinischen Entscheidungen sollte bei fehlender Urteilsfähigkeit des Betroffenen niederschwellig mit der gesetzlichen Vertretungsperson Rücksprache genommen werden.

7.7.3 Multimorbidität und Polypharmazie

Insbesondere bei Menschen in höherem Alter tritt eine Demenz oft zusammen mit anderen chronischen Krankheiten auf (Multimorbidität). In dieser Situation besteht die Behandlung niemals einfach nur in der Addition der Therapie jeder einzelnen vorliegenden Krankheit. Stattdessen muss ein individuelles Vorgehen aufgrund der Gesamtsituation gewählt werden. Der Einsatz der einzelnen Therapiemaßnahmen und Medikamente ist sorgfältig abzuwägen, um eine Übermedikation mit sich potenzierenden Medikamenteninteraktionen und Nebenwirkungen (Polypharmazie) zu vermeiden. Dazu soll der Arzt mit dem Patienten und ggf. dessen Vertretungsperson das Ziel der Behandlung klären. Meist steht bei der leichten und mittelschweren Demenz die möglichst lange Erhaltung der Funktionalität im Vordergrund. Mit weiter fortschreitendem Krankheitsverlauf wird neben dem Erhalt der Lebensqualität die Symptomlinderung immer wichtiger.

Bei Polypharmazie soll den möglichen Medikamentennebenwirkungen und ihren Wechselwirkungen untereinander größte Beachtung geschenkt werden. Sehr oft sind Symptome wie z. B. Schläfrigkeit, Agitiertheit, Sturzneigung, Nausea, Obstipation oder Mundtrockenheit Nebenwirkungen von Medikamenten und die adäquate Reaktion auf entsprechende Symptome besteht nicht im Hinzufügen einer weiteren Substanz, sondern in der Reduktion der Polypharmazie. Unbedingt vermieden werde sollten sogenannte Verordnungskaskaden (z. B. Agitiertheit wegen SSRI → Therapie mit niedrigpotentem Neuroleptikum → extrapyramidalmotorische Nebenwirkungen → Verschreibung von L-Dopa).

Generell gilt, dass unmittelbar symptomlindernde Medikamente (Psyche/Verhaltensstörungen, Schmerz, Atemnot) in der Palliativsituation einen höheren Stellenwert haben als Medikamente, deren Indikation primär in einer allgemeinen statischen Prognoseverbesserung z. B. bezüglich Mortalität besteht, ohne aber unmittelbar funktionsverbessernd oder symptomlindernd zu wirken. Über letztere Substanzen sollte individuell unter Berücksichtigung der möglichen Nebenwirkungen und Medikamenteninteraktionen entschieden werden. Eine möglichst frühzeitige medikamentöse Einstellung der kardiovaskulären Risikofaktoren (arterielle Hypertonie, Diabetes mellitus, Dyslipidämie) stellt zwar eine hoch wirksame primäre Demenzprävention dar, es gibt aber kaum Evidenz über deren Nutzen bei Gebrechlichkeit und fortgeschrittener Demenz.

7.7.4 Der natürliche Endverlauf einer Demenz

Die Demenz ist in den meisten Fällen eine neurodegenerative Krankheit und das Fortschreiten ist letztlich nicht aufzuhalten. Im Stadium einer fortgeschrittenen Demenz haben fast alle Betroffenen in irgendeiner Form Probleme mit der Ernährung und es kommt mit zunehmender Häufigkeit zu Infektionen (Lungenentzündungen, Harnwegsinfektionen). Die Komplikationen führen in absehbarer Frist zum Tod und können durch medizinische Maßnahmen (z. B. Antibiotika) allenfalls hinausgezögert, nicht aber verhindert werden [16]. Studien zeigen, dass ab dem Stadium, in dem nur noch eine minimale verbale Kommunikation möglich ist und gleichzeitig eine vollständige Pflegebedürftigkeit besteht, ein Viertel der Patienten in den folgenden sechs Monaten und fast die Hälfte im folgenden Jahr versterben werden. Ein solcher Zustand ist somit prognostisch keinesfalls besser als ein metastasierendes Krebsleiden oder eine schwere Herzschwäche.

EVIDENZ

Bei Patienten mit fortgeschrittener Demenz (minimale verbale Kommunikation, Angehörige werden nicht mehr erkannt, vollständige Pflegebedürftigkeit, MMSE < 5) beträgt die 6-Monate-Mortalität 25 %, das mittlere Überleben 15 Monate.

86 % der Betroffenen in diesem Stadium leiden an Problemen mit der Ernährung, bei 50 % der Betroffenen kommt es zu Pneumonien. In der Regel führt die Demenzerkrankung via diese Komplikationen (Mangelernährung und/oder rezidivierende Infektionen) zum Tode.

Jüngere Studiendaten belegen gut, dass die letzte Lebensphase von Demenzpatienten oft von zahlreichen Leid verursachenden Symptomen belastet ist. So fand eine Schweizer Studie bei Demenzpatienten in den letzten drei Lebensmonaten ein wiederholtes Auftreten der folgenden Symptome: Probleme mit der Mobilisation (81 %), Schmerzen (71 %), Schlafprobleme (63 %), Verhaltensstörungen (62 %), Ernährungsprobleme (62 %), Unruhe (39 %), Atemprobleme (29 %), Apathie (25 %), Ängstlichkeit (22 %), depressive Symptome (14 %) [17].

7.7.5 Verzicht auf lebensverlängernde Maßnahmen

Vor dem Hintergrund der chronischen Progression und der zunehmenden Polymorbidität mit Abnahme und schließlich Verlust der Mobilität ist der Verzicht auf lebensverlängernde Maßnahmen im Zustand einer fortgeschrittenen Demenz ein häufiges und wichtiges Thema. Insbesondere bei rezidivierenden Lungenentzündungen im Endstadium einer Demenz sollte die Durchführung einer Antibiotikatherapie nicht die Regel sein. Die Antibiotikagabe ist für eine effektive Symptomlinderung (z. B. Therapie einer allfälligen Dyspnoe) unnötig und verlängert zudem nur bei einer Minderheit dieser Patienten das Leben. Die Entscheidung, eine Antibiose ab einem bestimmten Stadium zu unterlassen, sollte mit den Angehörigen in Ruhe besprochen und dokumentiert werden.

Die Frage des Verzichts auf lebensverlängernde Maßnahmen stellt sich aber auch, wenn ein Patient noch nicht das Endstadium der Demenz erreicht hat, zusätzlich aber noch andere lebenslimitierende Krankheiten vorliegen. Wenn es dem expliziten oder häufiger mutmaßlichen (und ggf. zusätzlich in einer Patientenverfügung festgehaltenen) Patientenwillen entspricht, soll auch in solchen Situationen auf lebensverlängernde Maßnahmen, insbesondere auf weitreichende Interventionen wie z. B. auf invasive kardiologische Eingriffe (und damit meist überhaupt schon auf eine stationäre Behandlung), verzichtet werden.

Allerdings sind hier die möglichen Situationen sehr vielfältig und gelegentlich verlangt nur schon die adäquate Diagnostik eine stationäre Abklärung, womit dann gelegentlich eine Kaskade von Maßnahmen ausgelöst wird, die man sich möglicherweise im Nachhinein, nach Kenntnis der verursachenden Diagnose, so nicht gewünscht hätte.

Oft vergessen wird, dass die Demenz ohne das Vorliegen zusätzlicher schwerer internistischer Krankheiten oft über lange Jahre ohne medizinische Komplikationen verläuft, sodass sich hier die Möglichkeit eines Verzichts auf lebensverlängernde Maßnahmen gar nicht erst ergibt.

7.7.6 Ernährung und Flüssigkeit

Zeigen sich im Verlauf einer Demenzerkrankung Zeichen einer Mangelernährung, muss primär nach behandelbaren resp. korrigierbaren Ursachen geforscht werden.

Zwingend ist u. a. eine Untersuchung des Mund-Rachen-Raums, um z. B. einen Soor oder einen Zahnabszess auszuschließen. Bei stark sanierungsbedürftigem oder kariösem Eigengebiss oder schlecht sitzender Prothese ist der Patient einem Zahnarzt vorzustellen.

Des Weiteren soll der Essensvorgang durch den Arzt überprüft werden. Dabei können kognitiv bedingte Probleme der Nahrungsaufnahme festgestellt werden. Oft erkennen Menschen mit Demenz die Speisen nicht mehr als solche, kauen stattdessen auf der Serviette oder schieben die Nahrung im Mund hin und her. Hier kann durch geeignete pflegerische Maßnahmen Abhilfe geschaffen werden. Speichelseen im Mundvorhof oder Rachen sind Hinweis auf eine Schluckstörung, Husten oder Räuspern nach erfolgtem Schluckakt sind Hinweise auf eine Aspiration.

In manchen Fällen ist aber die eingeschränkte Nahrungs- und Flüssigkeitsaufnahme durch ein allgemeines Erlöschen der Lebenskräfte und des Lebenswillens im Rahmen der weit fortgeschrittenen Demenz bedingt. Die Betroffenen signalisieren dies typischerweise durch einen Unwillen und ein Wegdrehen des Kopfes beim Nahrungsangebot. Keinesfalls darf in solchen Situationen die Nahrung mit Druck oder Zwang verabreicht werden z. B. durch Einführen des Löffels in den Mund gegen den Widerstand des Patienten. Nahrung und Flüssigkeit sollen aber immer wieder in unterschiedlicher Form und zu verschiedenen Tageszeiten angeboten werden.

Die Anlage einer PEG-Sonde bei einer fortgeschrittenen Demenz ist als kontraindiziert anzusehen. Studien zeigen, dass in diesem Stadium der Demenz die Überlebenszeit des Patienten nicht verbessert werden kann [18]. Dagegen kommt es nicht selten zu Nebenwirkungen und Komplikationen (z. B. Aufstoßen der zugeführten Nahrung, Gestörtsein durch die Sonde), welche die Lebensqualität des Patienten schwer beeinträchtigen können und zu einer erhöhten Deliranfälligkeit führen.

EVIDENZ

Eine Sondenernährung bei stark fortgeschrittener Demenz führt
- zu einer erhöhten Deliranfälligkeit und
- zu einer erhöhten Dekubitusneigung.

Die Maßnahme erreicht
- keine Verlängerung der Überlebenszeit,
- keine Reduktion von Aspirationspneumonien,
- keine Verbesserung des Wohlbefindens.

7.8 Patientenverfügung und Advance Care Planning

Georg Bosshard

7.8.1 Handeln gemäß dem mutmaßlichen Willen des Patienten

Ärztliche Entscheidungen stützen sich auf wissenschaftlich gesichertes Fachwissen (Evidenz) und Erfahrung. Gleichzeitig spielt aber die Individualität des einzelnen Patienten eine zentrale Rolle. Dessen expliziter oder (im Falle von nicht mehr vorhandener Urteilsfähigkeit) mutmaßlicher Wille muss für den Arzt handlungsleitend sein. Angehörigen und anderen Bezugspersonen kommt dabei insbesondere bei fortgeschrittener Demenz eine wichtige Rolle als Informanten zu, soweit sie nicht überhaupt die gesetzliche Stellvertreterfunktion für den Patienten innehaben.

Wenn der Arzt selber weiß oder von den Betreuungspersonen erfährt, dass es sich beim betroffenen Patienten um einen sehr autonomiebewussten Menschen gehandelt hat, der sich mit Abhängigkeit von anderen immer sehr schwer getan hat und der diese Haltung auch bei noch so guter Pflege und Betreuung nicht ablegen konnte oder wollte, wird das in die ärztliche Entscheidung (z. B. bei der Interpretation einer Patientenverfügung) einfließen. Allerdings kann es auch vorkommen, dass Patienten sich im Laufe eines Erkrankungsprozesses an Einschränkungen adaptiert haben und diese bei Weitem nicht derart belastend erleben wie Außenstehende. Insofern darf die ärztliche und/oder die von den Betreuungspersonen vertretene Vorstellung von Lebensqualität nicht vorschnell auf den Patienten übertragen werden.

Nicht zuletzt aber spielen Beziehungen eine zentrale Rolle. Die Fähigkeit, Gefühle für andere Menschen wahrzunehmen und auszudrücken, bleibt bei der Demenz trotz zunehmender kognitiver Einschränkungen meist sehr lang erhalten. Für manche Patienten und deren Angehörige sind erhaltene Beziehungen Motivation genug, einfache lebensverlängernde Maßnahmen wie z. B. die Behandlung einer Pneumonie mit Antibiotika auch in Zuständen stark fortgeschrittener Krankheit mit an sich schlechter Prognose dennoch einzusetzen.

7.8.2 Vertrauen

Neben der Ermittlung des mutmaßlichen Patientenwillens dient der Austausch mit dem Patienten und seinen Angehörigen aber v. a. auch zum Aufbau einer vertrauensvollen Arzt-Patienten-Beziehung. Es gibt kein allgemeines Rezept, wie Vertrauen aufgebaut werden kann. Es ist aber sicher hilfreich, sich als Arzt neben der Krankheit auch für den Patienten in seiner Individualität zu interessieren und außerhalb einer strukturierten Anamneseerhebung einfach einmal zuhören zu können. Wo Vertrauen aufgebaut werden konnte, da sind schmerzhafte und schwierige Entscheidungen möglich, ohne dass juristische oder ethische Spitzfindigkeiten eine Rolle spielen. Wo umgekehrt Vertrauen fehlt, können sich auch in scheinbar banalen resp. medizinisch klaren Situationen Schwierigkeiten bei der Entscheidungsfindung und -akzeptanz einstellen.

Manchmal kommt es vor, dass Patienten und/oder Angehörige eine Lebensverlängerung um scheinbar jeden Preis anstreben. Gelegentlich ist ein solcher Wunsch durch spezifische religiöse Wertvorstellungen begründet. Viel häufiger, insbesondere bei Patienten mit Migrationshintergrund aus Ländern mit einem weniger hoch entwickelten Gesundheitssystem, steht jedoch hinter einem solchen Wunsch ein generelles Misstrauen gegenüber Gesundheitsfachpersonen und die Angst, diskriminiert zu werden. So irrational diese Angst und das dadurch begründete, oft als anmaßend imponierende Verhalten dieser Patienten und/oder ihrer Angehörigen erscheinen mag – in dem Umfeld, in dem sie sozialisiert wurden, waren die entsprechenden Ängste durchaus begründet. Das Vertrauen dieser Menschen dennoch zu gewinnen, ist eine besondere Herausforderung.

7.8.3 Angst

Die Demenzerkrankung ist mit spezifischen Ängsten und Befürchtungen verbunden, die sich von anderen Krankheitsgruppen wie z. B. Tumorerkrankungen deutlich unterscheiden. Diese Ängste fließen in die Entscheidungsfindung von Patienten mit Demenz mit ein, sie prägen Patientenverfügungen und die Haltung von Angehörigen im Betreuungsgespräch. Es lohnt sich, diese Ängste zu kennen, zu verstehen und ggf. zum richtigen Zeitpunkt auch zu thematisieren.

- **Angst vor anhaltender Abhängigkeit:** Als grobe Faustregel lässt sich festhalten, dass bei einer Krebserkrankung die Phase der schweren körperlichen Abhängigkeit in der Regel wenige Tage bis Wochen dauert. Terminale Organschwächen (Herzinsuffizienz, respiratorische Insuffizienz z. B. bei COPD, Niereninsuffizienz) verlaufen in der Regel schubweise; die Phase der schweren Abhängigkeit bemisst sich in der Regel auf einige Monate. Bei der Demenz dagegen verläuft die Phase des Zerfalls, der körperlichen Abhängigkeit oft protrahiert über mehrere Jahre (➤ Abb. 7.4) [19]. Dieser protrahierte Verlauf bei der Demenzerkrankung wird von den Angehörigen nicht selten als ein „Sterben in Raten“ empfunden und kann erhebliche Ängste auslösen.
- **Angst vor Wesensveränderung:** Da bei der Demenz das Zentralnervensystem das führende Organ des Abbaus darstellt, betrifft dieser Abbau die Menschen mehr in ihrem innersten Wesen als bei einer Krebserkrankung oder dem progredienten Versagen eines anderen Organs. Viele Menschen fürchten neben dem allgemeinen Abbau durch die Demenz ganz besonders auch eine Wesensveränderung durch die Krankheit, die ihren Angehörigen Erinnerungen von sich selbst hinterlassen könnte, die sie lieber vermeiden möchten.
- **Angst, anderen zur Last zu fallen:** Mit den oben genannten Ängsten verbunden ist nicht selten die Angst, anderen zur Last zu fallen. Diese Befürchtung kann sich eher auf die Angehörigen oder auch auf die Gesellschaft als Ganzes beziehen oder sie kann sich auf die allgemeine Belastung durch die Pflege für die Angehörigen oder auch auf spezi-

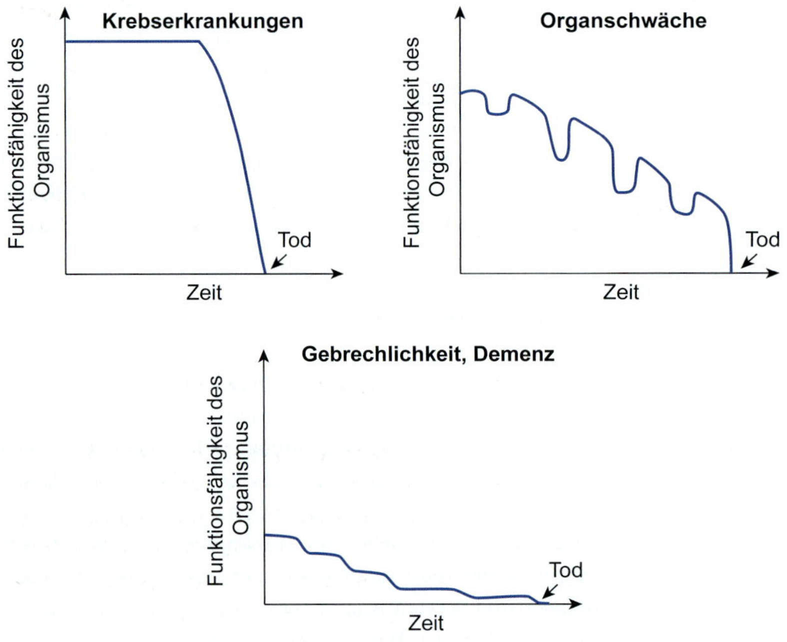

Abb. 7.4 Lebensendverlauf verschiedener Krankheitsgruppen [L143]

fische finanzielle Aspekte beziehen. Gelegentlich werden solche Ängste durch das Verhalten der Umgebung hervorgerufen; sie können aber ohne Weiteres auch aus sich selber heraus entstehen, ohne dass von der Umgebung entsprechende Signale ausgesendet werden.

Glücklicherweise wurde in den letzten Jahren die Demenzerkrankung in der Öffentlichkeit und in den Medien breit thematisiert, sodass in der Regel die Menschen heute recht gut über diese Krankheit Bescheid wissen. Dadurch konnten Tabus teilweise abgebaut und Ängste relativiert werden, sei es auch nur durch die Einsicht, dass man mit dieser Krankheit nicht alleine dasteht.

7.8.4 Patientenverfügung

Die Demenz kann als eine typische Situation betrachtet werden, in der es empfehlenswert ist, rechtzeitig eine Patientenverfügung zu verfassen. Dies zum einen deshalb, weil es bei der Demenz fast sicher zu einer oft länger dauernden Phase der Urteilsunfähigkeit kommen wird. Zum anderen ist es auch so, dass die Krankheit fast exemplarisch eine der oft in den Verfügungen genannten Bedingungen erfüllt, um den Verzicht auf lebensverlängernde Maßnahmen einzufordern, nämlich den irreversiblen Verlust der geistigen Fähigkeiten.

Allerdings ist aus klinischer Sicht festzuhalten, dass bei einer Demenzerkrankung ohne relevante Komorbiditäten (was insbesondere bei jüngeren Betroffenen häufig der Fall ist) die Möglichkeiten des Verzichts auf lebensverlängernde Maßnahmen beschränkt sind und sich meist auf die Komplikationen der weit fortgeschrittenen Demenz beschränken. Viel breiter ist dagegen das Spektrum der möglichen Therapieverzichtsentscheidungen dann, wenn die Demenz begleitet ist von relevanten somatischen Erkrankungen (was insbesondere bei älteren Betroffenen oft zutrifft). So kann beispielsweise bei einer gleichzeitig bestehenden Herzkrankheit angesichts der fortschreitenden Demenz der Entscheid zum Verzicht auf einen invasiven kardialen Eingriff getroffen werden.

Die **Patientenverfügung** als Instrument der medizinischen Vorsorgeplanung erreichte ab den 1980er-Jahren zuerst in den USA, später auch in Europa eine zunehmende Verbreitung. Mittlerweile ist der Status der Patientenverfügung auch durch entsprechende Gesetzestexte in den meisten westlichen Staaten verbindlich geregelt [20]. Im deutschen Sprachraum existiert eine Fülle von entsprechenden Vorlagen, nicht wenige davon kostenpflichtig.

Allerdings wurde die Brauchbarkeit der Patientenverfügung als Vorsorgeinstrument in den letzten Jahren zunehmend in Zweifel gezogen: Stellvertretend für viele andere formulierte es 2010 die Geriatrieprofessorin Muriel Gillick in einem viel beachteten Editorial im New England Journal: *„Despite the prodigious effort to designing, legislating, and studying advance directives, the consensus of medical ethicists, researchers in health care services, and palliative care physicians is that the directives have been a resounding failure“* [21].

Trotz dieser Einschränkungen hat aber die Patientenverfügung nach wie vor ihren Platz als Baustein beim Ermitteln des mutmaßlichen Patientenwillens bei nicht mehr gegebener Urteilsfähigkeit. Zudem kann das Ausfüllen einer Patientenverfügung, eingebettet in ein Beratungsgespräch mit einer medizinisch kompetenten Fachperson, am besten der Hausärztin, ein hilfreicher Ausgangspunkt sein, in Zukunft möglicherweise anstehende medizinische Entscheidungen erstmals anzusprechen und zu diskutieren.

7.8.5 Betreuungsverfügung/Ernennung einer Vertretungsperson

Neben den Anweisungen über erwünschte oder nicht erwünschte Therapien am Lebensende und ggf. Angaben über die diesen Entscheidungen zugrunde liegenden Wertvorstellungen sehen Patientenverfügungen in aller Regel auch vor, dass eine Vertretungsperson in gesundheitlichen Angelegenheiten bestimmt wird. Dies ist ein zentraler Punkt, der sich nicht selten im weiteren Verlauf als der wichtigste Passus der Verfügung überhaupt erweist. Die Vertretungsperson sollte in jedem Fall über diese Aufgabe informiert werden und sollte ihr Einverständnis mit dieser verantwortungsvollen Aufgabe mit Unterschrift dokumentieren.

Wurde keine solche Vertretungsperson benannt, ist die Rechtslage bezüglich Patientenstellvertretung in den deutschsprachigen Ländern leicht unterschiedlich. In gewissen Fällen kommt Angehörigen diese Aufgabe zu, auch wenn sie vom Betroffenen nicht ausdrücklich als Vertretungsperson ernannt wurden. Insbesondere in Deutschland muss aber in der Regel zwingend eine gerichtlich bestellte Betreuungsperson diese Aufgabe übernehmen.

Das Vorhandensein einer offiziellen Vertretungsperson bedeutet nicht, dass nicht auch weitere Angehörige in die Entscheidungsfindung einbezogen werden sollten. In der Alltagsrealität wird man – wenn immer möglich – versuchen, einen Konsens aller wichtigen Beteiligten zu erzielen. In zerstrittenen Familien ist dies leider nicht immer möglich, was zu aufreibenden Situationen führen kann, wobei die genannte Vertretungsregelung auch nicht immer weiterhilft.

7.8.6 Advance Care Planning (ACP)

Vor dem Hintergrund der genannten Schwächen der Patientenverfügung hat sich, ebenfalls ausgehend vom angelsächsischen Raum, ein neues Konzept etabliert, das sogenannte Advance Care Planning (ACP) [22]. Dieser Begriff bezeichnet einen Prozess, in dem Patienten und gegebenenfalls ihre Angehörigen gemeinsam mit den involvierten Gesundheitsfachpersonen Strategien und Behandlungsziele für antizipierte Situationen diskutieren, festlegen und immer wieder dem konkreten Krankheitsverlauf anpassen. Zum ACP gehört, dass das Krankheitsverständnis, die Werte, die Vorstellungen und Behandlungserwartungen sowie die spirituellen Bedürfnisse geklärt werden, bevor Komplikationen und/oder eine akute Verschlechterung des Gesundheits- und des Bewusstseinszustandes die Entscheidungsfindung zusammen mit dem Patienten unmöglich machen. Das Vorgehen in einer Notfallsituation (z. B. Auftreten einer Komplikation) soll ebenfalls besprochen werden. Die Gespräche und die sich daraus ergebenden Beschlüsse sollen schriftlich dokumentiert und den betreuenden Fachpersonen und Angehörigen zugänglich sein.

ACP als Konzept versucht also, gewisse Schwächen des Konzeptes der Patientenverfügung zu kompensieren:

- ACP setzt eher auf einen Dialog zwischen Patienten, Angehörigen, Arzt und Betreuungsteam als auf einseitige Verordnungen von Patientenseite.
- ACP geht eher von einem kontinuierlichen Entscheidungsprozess als von einer punktuellen Festlegung wie in der Patientenverfügung aus.
- Anders als die Patientenverfügung, bei der ab Eintritt der Urteilsunfähigkeit nichts mehr verändert werden kann, kann und soll ACP auch in der Phase der Urteilsunfähigkeit weitergeführt werden.

Nicht zuletzt aufgrund des letzten Punktes gilt Advance Care Planning als besonders geeignet für Patienten mit einer demenziellen Entwicklung. Denn hier dauert die Phase der Urteilsunfähigkeit oft Jahre, während der sich vieles verändern kann, was eine Neubeurteilung der Behandlungsplanung nötig macht.

Sofern man von einer Patientenverfügung nicht eine eindeutige, keinen weiteren Diskussionsbedarf nach sich ziehende Entscheidung zukünftiger medizinischer Problemsituationen analog der finanziellen Nachlassregelung in einem Testament erwartet, stehen Patientenverfügung und ACP keineswegs im Widerspruch zueinander. Vielmehr ist dann Letzteres die ideale Ergänzung der Ersteren, indem das Advance Care Planning hilft, den Text der Patientenverfügung für die sich fortlaufend verändernde Situation im Sinne des mutmaßlichen Patientenwillens zu interpretieren.

Fallbeispiel

Bei einer 72-jährigen Frau wird in einer Memory Clinic die Diagnose einer beginnenden Alzheimer-Demenz gestellt.

Als die Patientin und ihre Familie sich vom ersten Schock der Diagnose erholt haben, wird ein Familiengespräch unter Leitung des Hausarztes durchgeführt. In dem Gespräch äußert die Frau, sie wolle lieber sterben, bevor sie „ganz verblödet" sei. Sie erstellt eine Patientenverfügung, in der sie ankreuzt, dass sie „für den Fall einer lebensbedrohlichen Krankheit, bei der die Wiedererlangung der Urteilsfähigkeit wenig wahrscheinlich und die Gefahr einer länger dauernden Pflegebedürftigkeit hoch" ist, auf lebenserhaltende Maßnahmen verzichten wolle. Auf dem gleichen Dokument ernennt sie ihren Ehemann als ihre Vertretungsperson für medizinische Entscheidungen, obwohl der Ehemann selbst zuerst zögert, diese Rolle zu übernehmen.

Zwei Jahre später ist der Ehemann durch die Pflege seiner Ehefrau derart erschöpft, dass ein Umzug der Ehefrau ins Pflegeheim beschlossen wird. Im Eintrittsgespräch mit Pflege und Hausarzt wird auch die Frage gestellt, wie die genannte Patientenverfügung im aktuellen Kontext zu interpretieren sei. Die Patientin selber bekräftigt, dass sie gerne lebe, kann aber die Einzelheiten der von ihr getroffenen Verfügung kaum mehr verstehen. In Absprache mit dem Ehemann und der Tochter wird die Verfügung so interpretiert, dass einfache lebenserhaltende Therapien wie z. B. die Gabe von Antibiotika-Tabletten bei einer Lungenentzündung durchaus durchgeführt werden sollten, dass aber bei Abklärungen und Therapien, die eine stationäre Behandlung nötig machen würden, Zurückhaltung geübt werden solle.

Die Frau lebt sich gut im Pflegeheim ein, die Demenz schreitet weiter fort. Nach weiteren knapp zwei Jahren erkennt die Patientin ihre Angehörigen nicht mehr, die Mobilisation ist erschwert. Bei der Einnahme des Essens wirkt sie zunehmend unwillig, z. T. scheint sie sich auch zu verschlucken. In den letzten drei Monaten hat sie 4 kg Gewicht verloren.

In dieser Situation wird ein weiteres Familiengespräch organisiert. Der Ehemann und die Tochter sind der Ansicht, dass die Patientin in dieser Situation keinerlei lebensverlängernde Maßnahmen mehr gewünscht hätte. Kurz nach dem Gespräch erkrankt die Patientin an einer Lungenentzündung, möglicherweise in Zusammenhang mit einer Aspiration. Nach erneuter telefonischer Rücksprache mit dem Ehemann wird eine rein symptomatische Therapie ohne den Einsatz von Antibiotika eingeleitet. Die Frau wird zunehmend somnolent und verstirbt eine Woche später.

7.8.7 Behandlungsplanung im Pflegeheim

Eine Patientenverfügung kann jederzeit ausgefüllt werden, auch in der Situation vollständiger Gesundheit. Eine Behandlungsplanung hat dagegen ihre Bedeutung insbesondere dann, wenn das Lebensende nahe, das Setting oft definiert und die möglicherweise auftretenden Komplikationen bis zu einem gewissen Grade absehbar sind.

Patienten mit fortgeschrittener Demenz leben oft im Pflegeheim. Anders als zu Hause sind hier eine regelmäßige Überwachung und etliche Maßnahmen der Diagnostik und Therapie vor Ort möglich. Hier hat sich ein dreistufiges Behandlungsplanschema bewährt, wie es u. a. in den Zürcher Pflegezentren seit vielen Jahren angewendet wird (➤ Tab. 7.2).

Nach Erfahrung des Autors wählt dabei die überwiegende Mehrheit der Patienten bei Pflegeheimeintritt das Behandlungskonzept „Kurativ im Pflegeheim". Im Rahmen des fort-

Tab. 7.2 Vorschlag eines Behandlungsplans im Pflegeheim

Stufe 1: Kurativ im Krankenhaus	Lebenserhaltung und Lebensverlängerung stehen im Vordergrund. Die diagnostischen und therapeutischen Möglichkeiten der modernen Medizin sollen ausgeschöpft werden inkl. stationärer Behandlungen im Akutkrankenhaus.
Stufe 2: Kurativ im Heim	Lebenserhaltung mit wenig eingreifenden Maßnahmen, wie sie im Pflegeheim selbst möglich sind (z. B. Behandlung einer Lungenentzündung mit Antibiotika), steht im Vordergrund.
Stufe 3: Palliativ	Persönliches Wohlbefinden und Leidenslinderung stehen im Vordergrund. Rein der Lebensverlängerung dienende Medikamente sollen nicht mehr eingesetzt resp. abgesetzt werden.

schreitenden Krankheitsprozesses, insbesondere bei fortschreitender Demenz, wird dann aber nicht selten auf ein palliatives Konzept gewechselt. In jedem Fall gilt:

- Behandlungspläne müssen immer wieder an die aktuelle Situation adaptiert werden.
- Immer sollte die Vertretungsperson des Patienten mit unterschreiben, zumindest aber klar in den Behandlungsunterlagen dokumentiert werden.
- Der aktuelle Behandlungsplan sollte für alle wichtigen Betreuungspersonen zugänglich sein.

7.9 Fahreignung

Rolf Seeger

7.9.1 Medizinische Anforderungen bezüglich Hirnleistung bei Motorfahrzeuglenkern

Grundsätzlich muss ein Fahrzeuglenker über intakte Hirnleistungsfunktionen und genügende Leistungsreserven verfügen. Im Anhang 1 der Verkehrszulassungsverordnung (VZV) in der Schweiz sind für Lenker von Fahrzeugen niedriger Kategorien (Personenwagen, Motorräder, Motorfahrräder) folgende Bedingungen aufgeführt: *„Keine Krankheiten oder organisch bedingten Störungen mit bedeutsamer Beeinträchtigung von Bewusstsein, Orientierung, Gedächtnis, Denk- und Reaktionsvermögen. Keine verkehrsrelevanten Verhaltensstörungen. Keine Beeinträchtigung von verkehrsrelevanten Leistungsreserven“* [23]. Für Lenker von Fahrzeugen höherer Kategorien (Lastwagen, Taxi, Bus) sind die Anforderungen noch höher: *„Keine Krankheiten mit Beeinträchtigung der Hirnleistungsfähigkeit. Keine organisch bedingten psychischen Störungen“* [23]. Ähnliche gesetzliche Regelungen gelten auch in Österreich und Deutschland.

7.9.2 Auswirkungen von Demenzerkrankungen auf das Fahrverhalten

Personen mit Demenzerkrankungen zeigen Störungen von Hirnleistungsfunktionen, die das sichere Lenken von Motorfahrzeugen erheblich beeinträchtigen können [24–28]. Verglichen mit einem gleichaltrigen gesunden Kollektiv weisen frühdemente Fahrer eine 2- bis 18-mal erhöhte Wahrscheinlichkeit auf, als Motorfahrzeuglenker in einen Unfall verwickelt zu werden.

Symptome Bereits Gedächtnisstörungen allein können die Fahreignung deutlich beeinflussen. Zusätzlich bestehen aber bei einer Demenz weitere verkehrsmedizinisch relevante Einschränkungen in den Bereichen Denkvermögen, Orientierung, Lernfähigkeit, Auffassung und Entscheidungsfähigkeit. Es können Persönlichkeitsveränderungen und Störungen der Verhaltenssteuerung und der Handlungskontrolle auftreten. Bei allen Demenzformen sind die sogenannten exekutiven Funktionen bereits in einem frühen Stadium deutlich beeinträchtigt. Es handelt sich dabei um Hirnleistungen, mit denen wir unser Verhalten unter Berücksichtigung der jeweils vorhandenen Umgebungsbedingungen steuern. Die exekutiven Funktionen beinhalten somit Aufmerksamkeitssteuerung, Planung, Problemlösen, zielgerichtetes Handeln, Überwachen und Korrigieren von Handlungen.

Auswirkungen Einschränkungen in diesen Bereichen sind in einem hohen Maße verkehrsrelevant, weil Verhaltensweisen und Handlungen, die aus mehreren Schritten oder Sequenzen bestehen, nicht mehr geplant und vollzogen werden können. Autofahren bedeutet aber in erster Linie Problemlösen, Organisieren, Planen und Überwachen. Einschränkungen der exekutiven Funktionen sind in der Regel auch nicht kompensierbar, denn es bestehen Einschränkungen in der Einsichtsfähigkeit, die Lernfähigkeit ist stark vermindert oder aufgehoben und es liegen Störungen der Wahrnehmung, der Informationsverarbeitung und der situationsgerechten Verhaltenssteuerung vor [29].

Fahrverhalten Das typische Fahrverhalten bei beginnender Demenz gleicht demjenigen eines Fahranfängers:

- Schwierigkeiten beim Einhalten der Fahrspur (zeitweise zu weit nach rechts, dann wieder nach links in den Gegenverkehr hinein)
- Kurvenschneiden auch an unübersichtlichen Stellen
- Fehlende Differenzierung der Geschwindigkeit (viel zu schnell im eigenen Quartier, viel zu langsam im Außerortsbereich)
- Zögerndes, unsicheres oder falsches Verhalten an Kreuzungen

- Unfähigkeit zum richtigen Erkennen und Umsetzen von Vorfahrtsregelungen
- Fehlende Wahrnehmung von Einmündungen mit Rechtsvortritt
- Nichtwahrnehmen oder Fehlinterpretieren von Lichtsignalanlagen
- Anhalten an Kreuzungen trotz Grünlicht
- Spurwechsel ohne Beobachtung und Zeichengebung
- Fehlende Beobachtung beim Rechtsabbiegen, insbesondere bei Radstreifen
- Grobes Missachten des Fußgänger-Vortrittsrechts
- Zögerliches Verhalten bei der Einfahrt auf die Autobahn mit Abbremsen bis zum Stillstand oder Spurwechsel mit zu geringer Geschwindigkeit trotz herannahendem Verkehr
- Grobe Manövrierfehler und Herausfahren aus Parkflächen ohne jegliche Beobachtung
- In eher seltenen Fällen sehr schwere Fehlleistungen wie Umfahren von Verkehrsinseln auf der falschen Seite oder Befahren von Kreiseln in der falschen Richtung

In den meisten Fällen werden die zum Teil hochgefährlichen Fahrfehler von den übrigen Verkehrsteilnehmern rechtzeitig erkannt und durch Abbremsen oder Ausweichen entschärft.

Diese Fehlleistungen treten auch unmittelbar am Wohnort der Menschen mit Demenz auf, weshalb eine Fahrerlaubnis innerhalb eines begrenzten Gebietes bei Vorliegen von Hirnleistungsstörungen nicht sinnvoll ist.

7.9.3 Beurteilung der Fahreignung bei Demenz

Demenzschweregrad und Demenzursache

Die Diagnose einer Demenz bedeutet nicht zwingend, dass die betreffende Person nicht mehr fahrgeeignet ist [30]. Bei einer leichten Demenz kann die Fahreignung noch gegeben sein. Etwas weniger als die Hälfte der Personen mit einer leichten Demenz ist zum Zeitpunkt der Diagnosestellung für eine gewisse Zeit, in der Regel 1–3 Jahre, noch fahrgeeignet. Eine mittelschwere Demenz schließt die Fahreignung prinzipiell aus. In analoger Weise kann die Clinical Dementia Rating Scale (CDR), die vor allem zur Beurteilung des Schweregrades bei Alzheimer-Demenz entwickelt wurde, herangezogen werden [31]: Bei einem CDR-Wert von 0,5 bis 1,0 ist die Fahreignung fraglich, bei einem Wert von über 1 in aller Regel nicht mehr gegeben. Verschiedene weitere Faktoren bestimmen den Zeitpunkt der nicht mehr gegebenen Fahreignung: individueller Krankheitsverlauf, Fahrroutine in der Vorgeschichte, Ausgangsintelligenz, Ausmaß der Störung der Exekutivfunktionen sowie Ursache der Demenz.

Bei der Alzheimer-Demenz ist aufgrund der kontinuierlichen Verschlechterung der kognitiven Fähigkeiten die Fahreignung meist nach 1–3 Jahren nach der Diagnosestellung definitiv aufgehoben. Bei der vaskulären Demenz kann der Krankheitsverlauf möglicherweise längere Zeit sehr stabil verlaufen, während bei der Verhaltensvariante der frontotemporalen Demenz die Persönlichkeits- und Verhaltensveränderungen die Fahreignung in einem sehr frühen Stadium aufheben.

Leichte kognitive Einschränkung (Mild Cognitive Impairment, MCI)

Bei einer leichten kognitiven Störung besteht eine Abnahme der kognitiven Funktionen ohne oder mit höchstens geringfügiger Beeinträchtigung der Aktivitäten des täglichen Lebens, sodass die Kriterien einer Demenz (noch) nicht erfüllt sind [32]. Die Fahreignung ist bei diesen Personen in der Regel dann noch gegeben, wenn die Störungen rein mnestischer Art sind. Sobald aber bei einem MCI auch die Exekutivfunktionen betroffen sind – was vor allem im Frühstadium der frontalen Demenz der Fall ist –, muss die Fahreignung erheblich infrage gestellt werden. Da sich bei einem großen Teil der Personen mit MCI eine Demenz entwickelt, muss die Fahreignung spätestens nach einem Jahr erneut überprüft werden.

Klinische Auffälligkeiten und Ergebnisse von Kurztests

CAVE
Die Fahreignung kann nicht allein anhand der Ergebnisse von Kurztests beurteilt werden.

Hinweise auf kognitive Einschränkungen können sich anhand von Anamnese, Fremdanamnese und klinischer Untersuchung ergeben. Gedächtnisstörungen können mit Fragen zur Biografie (z. B. Alter bei der Pensionierung, zuletzt ausgeübte Arbeitstätigkeit usw.), zu den Wohnorten der Kinder oder den Namen der Enkel oder mit Fragen nach aktuellen, wichtigen gesellschaftlichen oder politischen Ereignissen aufgedeckt werden.

Weitere Zeichen einer beginnenden Demenz sind beispielsweise: Verhaltensauffälligkeit (setzt sich auf den Arztstuhl), Zeichen von beginnender Verwahrlosung (z. B. unsaubere Kleidung), ungenaues und ausschweifendes Antworten auf gestellte Fragen, häufiger Gebrauch von Satzschablonen, inadäquate Reaktion auf Anweisungen, „Klebenbleiben" am gleichen Thema, Wortfindungsstörungen und unvollständige Satzbildung, umständliches oder unzweckmäßiges Vorgehen beim Ankleiden.

Kognitive Kurztests Sind Verdachtsmomente für Hirnleistungsstörungen vorhanden, empfiehlt sich die Durchführung von einfachen Kurztests (z. B. Mini-Mental-Status, Uhrentest; ➤ Kap. 3.2) zur Bestätigung oder zum Ausschluss der Diag-

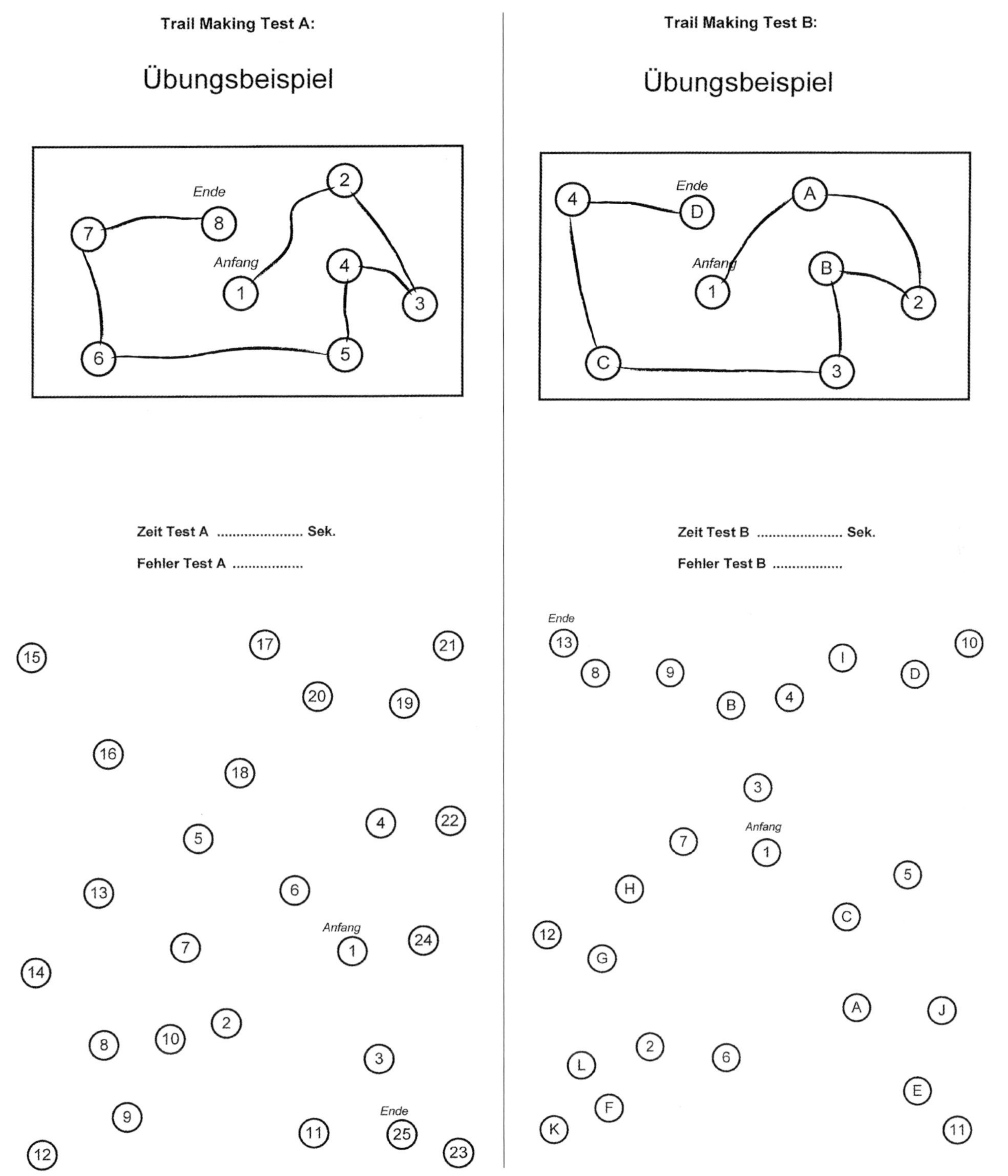

Abb. 7.5 Die Durchführung der Trail-Making-Tests sollte standardisiert in einer ruhigen Umgebung mit ausführlicher Erklärung erfolgen. Es sollte immer eine Version im DIN-A4-Format mit Beispielen beider Tests verwendet werden. Die hier abgebildeten Versionen dienen nur der Veranschaulichung.
a Beim Trail-Making-Test A sollen alle Zahlen in aufsteigender Reihenfolge verbunden werden.
b Beim Trail-Making-Test B sollen abwechselnd Zahlen und Buchstaben in aufsteigender Reihenfolge verbunden werden (1-A-2-B-…). Es werden jeweils die Zeit und die Anzahl Fehler dokumentiert. [H091-001]

nose „kognitive Einschränkungen" [33, 34]. Sinnvoll im Hinblick auf die Fahreignung ist zudem der Trail-Making-Test A und B (➤ Abb. 7.5) [35]. Für die Durchführung der Kurztests kann ein zweiter Konsultationstermin nötig sein, denn unter Zeitdruck oder unsorgfältig durchgeführte Kurztests fallen in der Regel nicht objektiv und immer zu Ungunsten des Patienten aus. Die Testresultate sind immer im Kontext der Biografie der betreffenden Person hinsichtlich Herkunft, Bildung, Beruf und sozialer Stellung zu werten.

Kurztests alleine sind nicht geeignet, zuverlässige Aussagen über die Fahreignung zu machen. Sie sind aber sehr wichtig für die Erstdiagnostik von kognitiven Einschränkungen in der Grundversorgerpraxis und können wegweisend sein für das weitere Vorgehen bezüglich der Fahreignungsabklärung. Außerdem sind sie wertvolle Instrumente zur Verlaufsbeobachtung.

Bei einer Punktzahl unter 21 im **Mini-Mental-Status** (MMS; [36]) ist die Fahreignung in aller Regel nicht mehr gegeben. Das Vorliegen von normalen Resultaten im MMS schließt bei erkennbaren klinischen Hinweisen, v. a. bei hoher Ausgangsintelligenz und hohem sozialem Status, eine beginnende Demenz mit verkehrsrelevanten Auswirkungen nicht aus, und insbesondere Frontalhirnstörungen werden mit dem MMS schlecht erfasst.

Beim **Uhrentest** [36] ist nicht nur die erreichte Punktzahl maßgebend, sondern vielmehr die beobachteten Auffälligkeiten bei der Bearbeitung der Aufgabe. Zu beachten ist, dass dieser Test im Vorfeld der periodischen medizinischen Kontrolluntersuchung für über 75-jährige Lenker zunehmend geübt wird und somit seine ohnehin bereits beschränkte Aussagekraft bezüglich Fahreignung weiter reduziert wird.

Der **Trail-Making-Test (TMT) A und B** (➤ Abb. 7.5) untersucht die für die Fahreignung sehr wichtigen Elemente wie Aufmerksamkeits- und Exekutivfunktionen [25]. Außerdem gibt er als einziger geläufiger Kurztest Auskunft über das „kognitive Tempo" und kann frontotemporale Störungen aufdecken. Die Normwerte sind geschlechts-, alters- und ausbildungsabhängig. Werden beide Tests problemlos im normalen Bereich bewältigt, liegen in der Regel keine verkehrsrelevanten kognitiven Einschränkungen vor. Kann der TMT A von einer Person mit durchschnittlicher Bildung nicht in der Normzeit bewältigt werden, verläuft die ärztlich begleitete Kontrollfahrt in fast allen Fällen negativ. Der TMT B kann bei Personen, die das Alphabet schlecht kennen, nicht angewendet werden. Falls dieser Test in der Normzeit und fehlerfrei ausgeführt wird, verläuft die Kontrollfahrt in aller Regel positiv. Kann der Test nicht in der Normzeit ausgeführt werden, ist bezüglich der Fahreignung keine Aussage möglich. Bestätigen die Kurztests kognitive Einschränkungen, wird man in der Regel eine umfassendere Demenzabklärung beispielsweise an einer Memory Clinic ins Auge fassen.

Beurteilung der Fahreignung anhand der Untersuchungsergebnisse

CAVE

Fahrlehrer nicht in die Fahreignungsbeurteilung einbeziehen!

Die Berücksichtigung der Meinung eines Fahrlehrers bei der medizinischen Abklärung bei kognitiven Defiziten muss klar abgelehnt werden, da hiermit medizinische Beurteilungen an medizinische Laien delegiert werden. Der Fahrlehrer verfügt in der Regel nicht über die nötigen Voraussetzungen, um die Auswirkungen der bestehenden Krankheitszustände auf das sichere Lenken eines Motorfahrzeugs objektiv beurteilen zu können. Die Beurteilung des Fahrlehrers ist überdies auch rechtlich nicht bindend. Bei nachfolgenden Unfallereignissen könnten sich für die beurteilende Arztperson erhebliche rechtliche Probleme ergeben.

Für die Beurteilung der Fahreignung können die Kriterien entsprechend der ➤ Abb. 7.6 als Hilfe hinzugezogen werden.

Kann die Fahreignung bejaht werden, sollte eine Neuevaluation nach 6 bis höchstens 12 Monaten stattfinden.

Ist die Fahreignung weiterhin fraglich, kann dem zuständigen Straßenverkehrsamt mitgeteilt werden, dass eine Fahreignungsabklärung an einer verkehrsmedizinischen Abklärungsstelle durchgeführt werden sollte. Anhand dieser zusätzlichen Untersuchung wird darüber entschieden, ob zusätzlich noch eine ärztlich begleitete Kontrollfahrt durchgeführt werden muss.

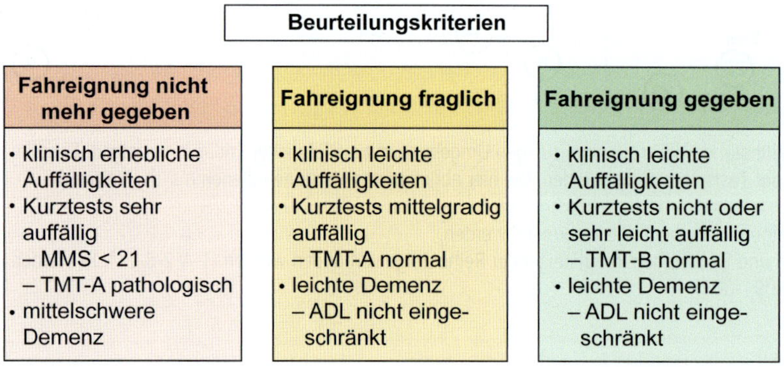

Abb. 7.6 Beurteilungskriterien bezüglich Fahreignung bei beginnender Demenz [L143]

Falls bereits eine mittelschwere Demenz vorliegt oder die Kriterien in ➤ Abb. 7.6 für eine nicht mehr gegebene Fahreignung erfüllt sind, kann die Fahreignung nicht mehr bejaht werden. Wenn immer möglich, sollte ein freiwilliger Verzicht auf den Führerschein angestrebt werden. Dabei ist der Einbezug der Angehörigen unabdingbar, denn einerseits ist deren Einfluss auf den Verzichtsentscheid sehr groß, andererseits müssen angesichts der zukünftig veränderten Möglichkeiten der Mobilität Alternativen gefunden werden.

Ein Teil der demenzkranken Autofahrer zeigt sich gegenüber einem freiwilligen Verzicht krankheitsbedingt uneinsichtig. In diesem Fall besteht die Möglichkeit einer ärztlichen Meldung an die Straßenverkehrsbehörde. Erfolgt die Beurteilung der Fahreignung im Rahmen der in der Schweiz bei über 75-Jährigen gesetzlich vorgeschriebenen ärztlichen Kontrolluntersuchung, muss auf dem entsprechenden Formular angegeben werden, dass die Fahreignung nicht mehr gegeben ist.

7.9.4 Die rechtliche Situation: Aufklärungspflicht, Melderecht und Meldepflicht

Wird im Rahmen der Diagnostik oder Behandlung einer Demenzerkrankung ärztlicherseits festgestellt, dass die Fahreignung nicht mehr gegeben ist, besteht eine Aufklärungspflicht. Die Aufklärung über die nicht mehr gegebene Fahreignung sollte im Beisein von Angehörigen oder anderen Bezugspersonen erfolgen und in der Krankengeschichte kurz dokumentiert werden. Die rechtliche Situation unterscheidet sich in den verschiedenen Ländern teilweise.

Eine Meldung an die Straßenverkehrsbehörde zur amtlichen Anordnung einer verkehrsmedizinischen Abklärung kann auch unter Zustimmung des Betreffenden erfolgen. Bei demenzbedingter Uneinsichtigkeit oder bereits eingeschränkter Urteilsfähigkeit ist aber eine Meldung an die Straßenverkehrsbehörde zum Schutz des Patienten und der anderen Verkehrsteilnehmer sinnvoll. Andererseits besteht in keiner Weise eine Meldepflicht und das Unterlassen einer Meldung hat – anders als bei einer Verletzung der Aufklärungspflichten – bei einem nachfolgenden Unfallereignis für die Ärztin oder den Arzt keine straf- oder zivilrechtlichen Folgen.

Situation in der Schweiz Im normalen Arzt-Patienten-Verhältnis gilt die ärztliche Schweigepflicht grundsätzlich auch bei verkehrsrelevanten Krankheiten und Unfallfolgen. Liegen aber medizinisch bedingte Einschränkungen vor, welche die Fahreignung ernsthaft infrage stellen oder ausschließen, räumt das Straßenverkehrsgesetz den Ärztinnen und Ärzten in der Schweiz ein explizites Melderecht ein (SVG Art. 15d), wobei eine Entbindung von der Schweigepflicht entfällt [37]. Der Artikel 15 SVG besagt Folgendes: *„Bestehen Zweifel an der Fahreignung einer Person, so wird diese einer Fahreignungsuntersuchung unterzogen, namentlich bei Meldung eines Arztes, dass eine Person wegen einer körperlichen oder psychischen Krankheit, wegen eines Gebrechens oder wegen einer Sucht Motorfahrzeuge nicht sicher führen kann. Ärzte sind in Bezug auf solche Meldungen vom Berufsgeheimnis entbunden.“* Damit besteht die Möglichkeit, demente Fahrzeuglenkende mit fraglicher oder nicht mehr gegebener Fahreignung der Straßenverkehrsbehörde zu melden. Vor Erstattung einer solchen Meldung sollte immer versucht werden, die betreffende Person zum freiwilligen Verzicht auf den Ausweis zu motivieren.

Völlig anders verhält es sich bei der Vornahme von verkehrsmedizinischen Kontrolluntersuchungen, die in der Schweiz bei Fahrzeuglenkern ab dem 75. Lebensjahr auf Anordnung der Straßenverkehrsbehörde alle 2 Jahre durchgeführt werden. Die untersuchende Arztperson begibt sich dabei in die Rolle eines Sachverständigen und hat somit die Pflicht, der Behörde über alle verkehrsrelevanten Tatsachen Auskunft zu geben, insbesondere auch über vorliegende kognitive Einschränkungen oder Demenzerkrankungen. Dabei gilt die ärztliche Sorgfaltspflicht ebenso wie bei allen anderen ärztlichen Abklärungen und Behandlungen.

Situation in Deutschland Grundsätzlich wird in Deutschland die Erteilung, aber auch die Entziehung, Beschränkung oder die Erteilung von Auflagen in der Fahrerlaubnisverordnung (FeV) geregelt, derzeit aktualisiert durch die 3. Änderungsverordnung der Fahrerlaubnisverordnung vom 24.5.2018. Entziehungen, Beschränkung und Erteilungen von Auflagen von Fahrerlaubnissen sind hier in § 46 geregelt. Im Hinblick auf die physische und geistige Eignung zum Führen von Kraftfahrzeugen sieht § 2 Abs. 4 der FeV vor:

„Geeignet zum Führen von Kraftfahrzeugen ist, wer die notwendigen körperlichen oder geistigen Anforderungen erfüllt und nicht erheblich oder nicht wiederholt gegen verkehrsrechtliche Vorschriften oder gegen Strafgesetze verstoßen hat. Ist der Bewerber auf Grund körperlicher oder geistiger Mängel nur bedingt zum Führen von Kraftfahrzeugen geeignet, so erteilt die Fahrerlaubnisbehörde die Fahrerlaubnis mit Beschränkungen oder unter Auflagen, wenn dadurch das sichere Führen von Kraftfahrzeugen gewährleistet ist.“

Ist die Fahrerlaubnis jedoch einmal erteilt, stellen die rechtlichen Rahmenbedingungen im Wesentlichen auf die Selbstverantwortung der Führerscheininhaber ab.

Ähnlich wie in der Schweiz besteht keine Meldepflicht von Einschränkungen der Fahreignung. Das schließt jedoch eine inzwischen komplexe rechtliche Situation bei haftrechtlichen Aspekten nicht aus, sofern eine umfassende Aufklärung über mögliche Einschränkungen der Fahreigenschaften der diagnostizierten Erkrankung oder der Behandlung nicht erfolgt ist. Der Kasten gibt einen kurzen Überblick über die derzeitige Rechtsprechung in Deutschland.

PATIENTENINFO

Haftrechtliche Aspekte

- Allgemeinmedizinern, Internisten, Neurologen und Psychiatern werden schon aufgrund der demografischen Entwicklung zunehmend verkehrsmedizinische Grundkenntnisse abverlangt.
- Als Grundsatz gilt: Der Arzt hat Aufklärungspflichten, die sich zivilrechtlich aus dem Behandlungsvertrag mit dem Patienten ergeben. Juristisch ist nach deutscher Rechtsprechung die Verletzung der Aufklärungspflicht ein Behandlungsfehler.
- Ärzte können sich nicht (mehr) auf fehlendes Fachwissen zu den Details der FeV berufen, da die deutsche Rechtsprechung inzwischen davon ausgeht, dass die Kenntnis der FeV und ihrer Anlagen (!) sowie die Begutachtungsleitlinien zur Kraftfahreignung heute zum Standard und damit zur Grundvoraussetzung für eine Behandlung lege artis von Patienten gehören, die am Straßenverkehr teilnehmen. Das schließt sowohl die Aufklärung über fachspezifische Diagnosen als auch mögliche kognitive Einschränkungen durch Therapien und Medikamente ein.
- Ein Arzt haftet u. U. bei Verkehrsunfällen eines Patienten auf Schmerzensgeld und Schadensersatz, wenn er den Patienten nicht ausreichend über die verkehrsmedizinische Relevanz einer Erkrankung oder möglichen kognitiven Beeinflussung einer Therapie oder neuen Medikation aufgeklärt hat.
- Als sogenannte Nebenpflicht besteht eine Pflicht zur ordnungsgemäßen Dokumentation.
- Von der Verwendung „vorformulierter Patientenaufklärungen" sollte abgesehen werden. Juristisch eindeutig sind lediglich gut dokumentierte individuelle Aufklärungen. Das gilt auch für spezifische Neben- und Wechselwirkungen, Kontraindikationen und Unverträglichkeiten neuer Medikamente

7.9.5 Mögliche Alternativen zum Erhalt der Mobilität

CAVE

Eine Rayonbeschränkung (Fahrten nur in der Umgebung des Wohnortes) ist bei Vorliegen von kognitiven Defiziten obsolet, da schwere Fehlleistungen oft unmittelbar am Wohnort auftreten.

Ist die Fahreignung für Motorfahrzeuge nicht mehr gegeben, müssen die Mobilität und die Versorgung mit den Gütern des täglichen Bedarfs anderweitig organisiert werden. In gewissen Fällen ist die Benutzung des öffentlichen Verkehrs noch eine Zeitlang möglich, insbesondere dann, wenn dies in den letzten Jahren zuvor bereits „eingeübt" wurde.

Nötige Autofahrten lassen sich oft nach Absprache in der Familie oder mit anderen Personen aus dem persönlichen Umfeld organisieren.

In vielen Regionen besteht die Möglichkeit, Fahrdienste von professionellen Organisationen oder Freiwilligendiensten in Anspruch zu nehmen. An manchen Orten gewähren Taxiunternehmen Rabatte für regelmäßige kurze Fahrten. Supermärkte liefern Lebensmittel bei Bedarf nach Hause.

Falls nur kürzere und verkehrsarme Strecken zurückgelegt werden müssen, können Elektromobile mit einer Höchstgeschwindigkeit von 20 km/h, für die kein Führerschein benötigt wird, noch für eine beschränkte Zeit zum Einsatz kommen.

Oft besteht der Wunsch, den Führerschein weiterhin behalten zu können mit der Auflage, dass Fahrten nur im unmittelbaren Umkreis des Wohnortes erfolgen dürfen. Eine solche Rayonbeschränkung ist in gesetzlicher Hinsicht theoretisch möglich, soll aber bei Vorliegen von kognitiven Defiziten nicht angewandt werden, weil gefährliche Fahrauffälligkeiten und Fehlleistungen insbesondere unmittelbar am Wohnort der Menschen mit Demenz auftreten.

7.10 Urteils- und Geschäftsfähigkeit

Dieter Welz, Uwe Herwig und Volker Limmroth

7.10.1 Rechtliche Grundlagen

„Urteilsfähigkeit" ist im Schweizer Zivilgesetzbuch neben der Volljährigkeit grundlegend für die Handlungsfähigkeit, also für die Fähigkeit, rechtskräftig Verträge zu unterzeichnen und entsprechende Handlungen durchzuführen. Im deutschen „Bürgerlichen Gesetzbuch" (BGB) wird unter dem § 104 BGB die Geschäftsunfähigkeit näher bestimmt. Nach Petermann entsprechen die Inhalte der deutschen Rechtsbegriffe Geschäftsunfähigkeit (§ 104 Abs. 2 BGB) und Testierunfähigkeit (§ 2229 Abs. 4 BGB) weitgehend dem Begriff der Urteilsfähigkeit, wie im schweizerischen Zivilgesetzbuch (Art. 16 ZGB) beschrieben [38].

Auch der Begriff der Einwilligungsfähigkeit (§ 1904 BGB), z. B. zu medizinischen Eingriffen, ist eng an die Kriterien für die Urteilsfähigkeit angelehnt. In Anlehnung an das Competence Assessment Tool von McArthur werden dabei folgende Fähigkeiten vorausgesetzt:

1. Fähigkeit zum Verständnis der relevanten Informationen
2. Fähigkeit, Informationen rational zu verarbeiten
3. Fähigkeit zur Einsicht in die Situation und die möglichen Konsequenzen
4. Fähigkeit zum Mitteilen einer Entscheidung

Geschäftsfähigkeit ist die Fähigkeit, Rechtsgeschäfte selbstständig vollwirksam vorzunehmen. Das BGB sieht grundsätzlich alle Menschen als geschäftsfähig an und regelt daher nicht die Geschäftsfähigkeit, sondern die Ausnahmefälle Geschäftsunfähigkeit und beschränkte Geschäftsfähigkeit, §§ 104 ff. BGB.

Geschäftsunfähig im Sinne des BGB ist:

1. Wer nicht das siebente Lebensjahr vollendet hat
2. Wer sich in einem die freie Willensbestimmung ausschließenden Zustand krankhafter Störung der Geistestätigkeit befindet, sofern nicht der Zustand seiner Natur nach ein vorübergehender ist

Es gilt dann einerseits, dass die Willenserklärung eines Geschäftsunfähigen nichtig ist, und andererseits, dass auch eine

Willenserklärung, die im Zustand der Bewusstlosigkeit oder vorübergehender Störung der Geistestätigkeit abgegeben wird, nichtig ist. Zu beachten ist an dieser Stelle, dass Geschäftsfähige immer auch einwilligungsfähig sind, aber nicht umgekehrt der Einwilligungsfähige immer auch geschäftsfähig.

Geschäftsunfähige können nicht selbstständig am Rechtsverkehr teilnehmen, d. h. weder Willenserklärungen wirksam abgeben (§ 105 I BGB) noch empfangen (§ 131 I BGB). Ausnahme: Volljährige Geschäftsunfähige i. S. v. § 104 Nr. 2 können Bargeschäfte des täglichen Lebens, die mit geringen Mitteln bewirkt werden, wirksam abschließen (§ 105a BGB).

Geschäftsunfähigkeit wegen Alters (betrifft nur Kinder) und aus gesundheitlichen Gründen § 104 Nr. 1 BGB führt aus, dass der geschäftsunfähig sei, der nicht das siebente Lebensjahr vollendet hat, und wer sich in einem die freie Willensbestimmung ausschließenden Zustand krankhafter Störung der Geistestätigkeit befindet, sofern nicht der Zustand seiner Natur nach ein vorübergehender ist; sowie Geschäftsunfähigkeit wegen krankhafter Störungen, § 104 Nr. 2 BGB (sog. natürliche oder tatsächliche Geschäftsunfähigkeit).

Danach ist geschäftsunfähig, wer aufgrund seines Geisteszustandes außerstande ist, seine Entscheidungen von vernünftigen Erwägungen abhängig zu machen (so der BGH). Allerdings besteht die Möglichkeit, dass solche Personen in einem lichten Moment (lucidum intervallum) wirksam rechtsgeschäftlich handeln (§ 104 Nr. 2 BGB). Aus klinisch-psychiatrischer Sicht wird dieser Begriff allerdings kritisch gesehen und sollte bei mindestens mittelschweren Demenzen nicht in Betracht gezogen werden ([39], S. 489 ff.).

Relative Geschäftsunfähigkeit Eine relative Geschäftsunfähigkeit nur für besonders schwierige Geschäfte wird mit Hinweis auf die Belastung des Rechtsverkehrs mit zu vielen Unsicherheiten und erheblichen Abgrenzungsproblemen von Rechtsprechung und Literatur abgelehnt (vgl. BayObLG NJW 1989, 1678).

Partielle Geschäftsunfähigkeit Partielle Geschäftsunfähigkeit ist (nur) anerkannt für Fälle von Querulantenwahn (für die Prozessführung) und krankhafter Eifersucht (für Fragen der Ehe). Konsequenz: Der Betreffende kann grundsätzlich alle Geschäfte wirksam vornehmen, nichtig gemäß § 105 II BGB sind aber all diejenigen Rechtsgeschäfte, die z. B. zu den Angelegenheiten der Prozessführung gehören (Beauftragung eines Anwalts etc.).

7.10.2 Urteils- und Geschäftsfähigkeit bei Demenz

Das Thema Demenz und Urteilsfähigkeit (Geschäftsfähigkeit, Testierfähigkeit etc.) gewinnt alleine aufgrund der demografischen Entwicklung wie auch steigender rechtlicher Ansprüche in den nächsten Jahrzehnten in Mitteleuropa für den Hausarzt, den Spezialisten und den gutachterlich tätigen Arzt allgemein zunehmend an Bedeutung. Obwohl in aller Munde, sind die Begriffe erklärungsbedürftig. Dabei ist definitorisch wichtig, dass es sich bei den demenziellen Syndromen um erworbene kognitive Beeinträchtigungen handelt. Grundsätzlich ist festzuhalten, dass die meisten mit einer Demenz einhergehenden Erkrankungen durch eine Störung des Gedächtnisses imponieren.

Dies umfasst vor allem:

- Die Aufnahme, das Speichern und die Wiedergabe neuer Information
- Den Verlust von früher gelernter und vertrauter Information

Die Beeinträchtigung des Denkvermögens hat Einfluss auf:

- Die Fähigkeit zum vernünftigen Urteilen
- Den Ideenfluss
- Die Informationsverarbeitung

Eine damit verbundene alltagsrelevante Einschränkung der Lebensführung ist diagnostisch insoweit bedeutsam, als sie das normale Altern nicht pathologisieren soll. Weiter müssen für die Diagnosestellung eines demenziellen Syndroms die erwähnten Symptome seit mindestens sechs Monaten bestehen. Oben genannte Beeinträchtigungen werden im Zusammenhang mit Rechtsgeschäften juristisch relevant.

Eine demenzielle Entwicklung läuft über mehrere Stadien und in Abhängigkeit der spezifischen Erkrankung (Alzheimer, vaskulär etc.) mit unterschiedlichen Dynamiken und Symptomen. Anfangs liegt bei Demenzen wie auch bei anderen Erkrankungen mit Hirnleistungseinschränkung (Morbus Parkinson, metabolische Störungen, Enzephalitiden etc.) oft ein syndromales Mild Cognitive Impairment (MCI) vor.

Demenzielle Syndrome können in ein frühes, mittleres und spätes Stadium unterteilt werden. Viele Patienten sind aber bis ins mittlere Stadium bei oberflächlichem Kontakt nur wenig auffällig, weil sie sich dann oft noch entsprechend den Erwartungen ihrer Umwelt zu verhalten wissen. Die Patienten zeigen die „gute Fassade".

Im mittleren Stadium werden die kognitiven Einschränkungen offensichtlich. Das Gedächtnis ist schwer beeinträchtigt, die zeitliche und räumliche Orientierung meist erheblich vermindert. Problemlösefähigkeiten, das Einschätzen sozialer Interaktionen und die Selbstständigkeit sind massiv herabgesetzt. Zusätzlich können eine Verarmung der eigenen Interessen und eine zunehmend mangelnde Körperpflege beobachtet werden. Diese kognitiven Probleme nehmen mit dem Fortschreiten der Erkrankung zu, bis zur völligen Hilflosigkeit.

Zunehmend stellt sich mit dem Fortschreiten der Erkrankung die Frage, ob der betroffene Mensch noch rechtswirksam Verträge abschließen kann, also ob er urteilsfähig im Sinne des Gesetzes ist. Im deutschen Zivilrecht sind die Begriffe der Geschäftsunfähigkeit (§ 104 Abs. 2 BGB) und der Testierunfähigkeit (§ 2229 Abs. 4 BGB) zentral. Geschäftsunfähigkeit liegt dann nicht vor, wenn der die freie Willensbestimmung ausschließende Zustand krankhafter Störung der Geistestätigkeit nur ein vorübergehender ist. Petermann zitiert § 2229 Abs. 4 BGB, dass testierunfähig derjenige sei, der wegen krankhafter Störung der Geistestätigkeit, wegen Geistesschwäche oder wegen einer Bewusstseinsstörung nicht in der Lage ist, die Bedeutung einer von ihm abgegeben Willenserklärung einzusehen und nach dieser Einsicht zu handeln [41].

Relativität der Urteilsfähigkeit Für die schweren Endzustände der Erkrankung dürfte Urteils- und Geschäftsunfähigkeit meist unstrittig sein. Diskussionen um die Geschäfts- und/oder Urteilsfähigkeit von Erkrankten betreffen meist die Stadien des MCI bis zur mittelschweren Demenz. Dabei gilt im Grundsatz, dass jeder, dem nicht wegen seines Kindesalters oder infolge von Geisteskrankheit, Geistesschwäche, Trunkenheit oder ähnlichen Zustandes die Fähigkeit mangelt, vernunftgemäß zu handeln, urteilsfähig ist.

CAVE

Die Urteilsfähigkeit muss jeweils im Hinblick auf das zu behandelnde Geschäft überprüft werden. Insbesondere im Stadium der mittelschweren Demenz kann es Situationen geben, in denen die Urteilsfähigkeit für komplexe neue Sachverhalte bereits aufgehoben ist, für einfache oder gut bekannte Sachverhalte jedoch noch besteht.

Im schweizerischen Recht gilt der Grundsatz der Relativität der Urteilsfähigkeit, der besagt, dass sie für jede Rechtshandlung gesondert zu prüfen ist. Im Kern des überarbeiteten Schweizerischen Zivilrechtes vom 1.7.2013 steht die Handlungsfähigkeit, die sich aus der Urteilsfähigkeit und der Mündigkeit eines Menschen zusammensetzt. Urteilsfähig im Sinne des Gesetzes ist jede Person, der es nicht wegen ihres Kindesalters, infolge geistiger Behinderung, psychischer Störung, Rausch oder ähnlicher Zustände, an der Fähigkeit mangelt, vernunftgemäß zu handeln.

Grundsätzlich gilt, dass nicht jede Störung der Geistestätigkeit Rechtsfolgen hat, sie bedarf einer gewissen Erheblichkeit. Das heißt, die Störung, z. B. die „demenzielle Erkrankung" (ICD-10) oder „neurokognitive Störung" (DSM-V), sollte zumindest einer Diagnose aus einem dieser Kompendien zugeordnet werden können. Dann gilt es in einem zweiten Schritt zu prüfen, inwieweit die Störung Auswirkungen auf die Rechtswirksamkeit einer Handlung hat. Bei der Prüfung sind zwei kognitive und zwei voluntative Fähigkeiten zu berücksichtigen:

- **Erkenntnisfähigkeit:** Die handelnde Person muss in der Lage sein, die Außenwelt zumindest in ihren Grundzügen richtig zu erkennen und sich ein adäquates Bild der Realität zu verschaffen.
- **Wertungsfähigkeit:** die Fähigkeit zur rationalen Beurteilung und das Vermögen, sich über die Tragweite der infrage stehenden Handlung ein vernünftiges Urteil zu bilden. Die Wertungsfähigkeit beruht auf der Erkenntnisfähigkeit; fehlt bereits Erstere, so sind weitere Überlegungen nicht mehr notwendig, es liegt Urteilsunfähigkeit vor.
- **Willensbildungsfähigkeit:** die Fähigkeit, aufgrund gewonnener Einsicht und eigener Motive einen nach außen wirksamen Willen zu bilden, bei verschiedenen denkbaren Möglichkeiten eine Entscheidung zu treffen.
- **Willenskraft:** die Kraft, gemäß gewonnener Einsicht und eigenem Willen zu handeln, d. h. auch über die Fähigkeit zu verfügen, dem Versuch einer fremden Willensbeeinflussung in normaler Weise Widerstand zu leisten.

Die Frage, ob bei einer demenziellen Erkrankung die Urteilsfähigkeit und die darauf basierende Handlungsfähigkeit in Zweifel zu ziehen sind, ist oft eine große gutachterliche Herausforderung. Es ist zu prüfen, inwieweit bei einer ein Rechtsgeschäft begründenden Handlung eine der o. g. subjektiven Fähigkeiten fehlt. Kann eine kognitive oder voluntative Fähigkeit ausgeschlossen werden, liegt Urteilsunfähigkeit vor.

Dabei ist die Prüfung der Erkenntnisfähigkeit als Voraussetzung der Wertungsfähigkeit zentral. Neben dem klinischen Eindruck sind eine ausführliche Fremdanamnese und neuropsychologische Verfahren von zentraler Bedeutung bei der Begründung der gutachterlichen Empfehlung.

Als etablierte Verfahren gelten u. a.:

- Mini-Mental-Status [40]
- Syndrom-Kurztest [41]
- CERAD-Verfahren [42]
- Alzheimer's Disease Assessment Scale [43]
- DemTect [44]
- Test zur Früherkennung der Demenz [45]
- Reisberg-Skalen [46]

Orientierend kann festgehalten werden, dass prädemenzielle Zustände und leichte Demenzen nur sehr selten zur Urteilsunfähigkeit führen. Allerdings sind besonders bei den leichteren Demenzformen paranoide Realitätsinterpretationen intensiv zu prüfen. Solche produktiv-psychotischen Symptome können dann trotz eines „nur" prädementen oder leicht dementen Zustandsbildes zur Urteilsunfähigkeit führen. Bei Vorliegen einer mittelgradigen Demenz und bei psychopathologischen Auffälligkeiten, die keine eigenständige Lebensführung mehr gestatten, oder bei Desorientierung (zur Zeit, Ort, Person, Situation) liegt meist ein Zustand vor, bei dem sich eine Urteilsfähigkeit im Allgemeinen nicht mehr begründen lässt. Im Einzelnen ist dieser Entscheid bezüglich der spezifischen Fragestellung zu begründen.

Register